Akademie der Landwirtschaftswissenschaften
der Deutschen Demokratischen Republik
Institut für Landwirtschaftliche Information und Dokumentation

agroselekt
reihe 4 • veterinärmedizin

Gegründet als „Landwirtschaftliches Zentralblatt"

Autorenregister 1989

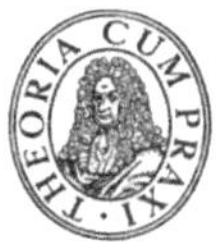

Akademie-Verlag
Berlin

ilid

ISSN 0233-2809 agroselekt, veterinärmedizin, Berlin 34 (1989) Autorenregister

agroselekt — reihe 4 · veterinärmedizin

Im Plan der bibliographischen Vorhaben der Deutschen Bücherei Leipzig 1989 unter der Nr. 118 registriert.

Bezugsmöglichkeiten

Bestellungen sind zu richten

- **in der DDR** an den Postzeitungsvertrieb unter Angabe der Kundennummer des Bestellenden oder an den AKADEMIE-VERLAG BERLIN, Leipziger Str. 3/4, PF-Nr. 1233, DDR-1086 Berlin;
- **in der BRD und Berlin (West)** an eine Buchhandlung oder die Auslieferungsstelle KUNST UND WISSEN, Erich Bieber GmbH. Ein Unternehmen der Faxon-Gruppe, Postfach 102844, D-7000 Stuttgart 10;
- **in den übrigen Ländern** an den internationalen Buch- und Zeitschriftenhandel bzw. an die Auslieferungsstelle KUNST UND WISSEN, Erich Bieber GmbH. Ein Unternehmen der Faxon Gruppe, Stampfenbachstr. 73, Postfach, CH-8035 Zürich, an den zuständigen Postzeitungsvertrieb des Landes bzw. an den AKADEMIE-VERLAG BERLIN, Leipziger Str. 3—4, DDR-1086 Berlin.

agroselekt, reihe 4 · veterinärmedizin

Herausgeber: Akademie der Landwirtschaftswissenschaften der Deutschen Demokratischen Republik, Institut für Landwirtschaftliche Information und Dokumentation.

Verlag: Akademie-Verlag Berlin, Leipziger Str. 3/4, DDR-1086 Berlin; Fernruf: 2236221 oder 2236229; Telex-Nr.: 114420; Bank: Staatsbank der DDR, Berlin, Kto.-Nr.: 6836-26-20712.

Anschrift der Redaktion: Akademie der Landwirtschaftswissenschaften der Deutschen Demokratischen Republik, Institut für Landwirtschaftliche Information und Dokumentation, Krausenstr. 38/39, Postschließfach 1295, DDR-1086 Berlin; Fernruf: 2000951

Lizenz: 202 · 100.

Offsetdruck und buchbinderische Verarbeitung: Druckhaus „Thomas Müntzer" GmbH, DDR-5820 Bad Langensalza.

Erscheinungsweise: Jährlich erscheint 1 Band mit 12 Heften sowie einem Jahres-Autoren- und -Deskriptorensachregister.

Bezugspreis je Band einschließlich Register 420,— DM zuzüglich Versandspesen; Preis je Heft 35,— DM.

Bestellnummer dieses Heftes: 1030/IV-34/AR 89.

AN (EDV) 48033.

Akademie der Landwirtschaftswissenschaften
der Deutschen Demokratischen Republik
Institut für Landwirtschaftliche Information und Dokumentation

agroselekt

reihe 4 • veterinärmedizin

Gegründet als „Landwirtschaftliches Zentralblatt"

AUTORENREGISTER
1989
(Hefte 1—12)

Akademie-Verlag
Berlin

ilid

ISSN 0233-2809 agroselekt, veterinärmedizin, Berlin **34** (1989) Autorenregister

Hinweis zum Autorenregister!

Die hinter den Autorennamen angegebenen Zahlen beziehen sich auf die Heft-Nummer (01 ... 12) und die Referenznummer (laufende Nummer im jeweiligen Heft), z. B. 06-0188. Jede Seite des Autorenregisters wird mit dem Verweis (Zitierleiste) auf Reihe, Jahrgang und Heft-Nummer abgeschlossen.

... 01-0067
01-0137 01-0560
02-0138 02-0269
02-0346 03-0281
03-0375 03-0606
03-0621 04-0169
04-0296 04-0367
05-0014 05-0060
05-0331 05-0413
06-0023 06-0135
06-0223 06-0224
06-0314 06-0659
06-0661 06-0702
07-0039 07-0291
07-0430 08-0235
08-0471 08-0621
09-0573 10-0169
10-0215 10-0221
10-0236 10-0304
10-0479 10-0489
10-0622 11-0127
11-0250 11-0552
11-0596 12-0108
12-0207 12-0505
12-0508 12-0627
aackerstroem,bo 01-0366
aalbers,j. g. 07-0101
aarden,lucien a. 01-0236
aass,rolf a. 03-0595
aasted,bent 08-0186
aastroem,goeran 05-0594
abadie,g. 10-0318
abassa,k. p. 08-0542
abatan,m. o. 05-0490
abate,o. 01-0569
abbas,b. 06-0384
abbasov,b. kh. 03-0265 09-0321
abbasov,t. g. 04-0304
abbassov,b. kh. 04-0284
abbott,p. b. 08-0247
abboud,francois m. 06-0044
abdalla,m. a. 07-0516
abdel razik,f. 12-0616
abdel-kereim,m. a. 08-0089
abdel-rahman,m. s. 04-0664
abdelal,ahmed 10-0308
abdo,m. s. 10-0019
abdrasilova,g. s. 08-0333
abdul-latief,toleng 01-0291
abdullah,a. salam 06-0584
abe,f. 02-0417
abe,fumihiko 11-0415
abe,k. 12-0019
abe,t. 03-0441
abe,tekehiko 01-0607
abher,i. 04-0485
abid,h. n. 08-0459
abildgaard,u. 03-0086
abilov,a. i. 07-0094
abisheva,a. k. 02-0232
abo,yoshihiro 12-0026
abo-shehada,m. n. 10-0434
abolhassani,mohsen 05-0174
abou-ahmed,m. m. 04-0095
abraham,d. 11-0212
abraham,soman n. 12-0297
abraham,w. m. 05-0025 11-0579
abramenko,t. v. 02-0244
abrams,s. i. 09-0255
abruzzini,a. f. 02-0192
abruzzo,george k. 08-0397
absamatov,s. t. 03-0117
absolom,darryl r. 06-0181
abu samra,m. t. 05-0642
abu-kishk,r. 05-0020
abu-samra,mukhtar t. 07-0516
abul-milh,maan 02-0185
abyzow,v. n. 11-0353
abzaeva,l. n. 02-0262
acha,marta 09-0551
acha,p. n. 02-0280
achilles,h. 09-0183
ackerman,lowell 10-0522 10-0523 10-0524 11-0413
ackermann,d. 05-0627
ackermann,h.-w. 12-0351
ackermann,m. 09-0373 10-0583
ackermann,m. r. 06-0363
ackermann,o. 12-0376
acor,geneva k. 09-0487
acosta,maritza 06-0245 06-0246
acres,stephen d. 11-0340
adair,b. m. 01-0439 02-0451 07-0367
adam,c. l. 02-0018
adam,e. 08-0363
adam,eva 08-0364
adam,g. p. 08-0586
adam,j. 03-0492 05-0499
adam,s. e. i. 10-0536 10-0545
adam,sel 04-0490
adamczyk,e. 09-0660
adams,a. 01-0102
adams,d. b. 07-0432
adams,d. c. 04-0090
adams,j. h. 11-0482
adams,l. g. 07-0338
adams,l. garry 05-0176
adams,mark 06-0497
adams,n. r. 10-0072
adams,r. 11-0168
adams,ragan 07-0612
adams,stephen b. 10-0045
adashi,e. y. 04-0280
addey,caroline v. p. 07-0034
addiego,l. a. 02-0288
addison,edward m. 11-0490
adelstein,stephen 08-0174
adeniyi,k. o. 10-0389
adeshola-ishola,a. 08-0542
adesiyun,a. a. 02-0376 06-0353
adinolfi,luigi e. 07-0191
adkison,m. a. 04-0446
adkison,r. w. 08-0091
adler,h. 09-0332 11-0519
adler,l. t. 01-0209
adney,william s. 07-0489
adrian,ulrike 04-0305 08-0254
adrichem,p. w. m. van 09-0497
adroher,francisco-javier 03-0395
adu,f. d. 08-0331
aenggaard,a. 01-0052
aerts,m. m. l. 12-0620
afanas"ev,v. i. 01-0096 12-0084
afans"ev,v. n. 11-0211
afzal,m. 07-0378
agarwal,r. a. 03-0133
agarwal,r. g. 07-0096
agarwal,s. p. 07-0096
agasarjan,t. v. 07-0224
agbonlahor,d. e. 02-0376
ageeva,o. n. 04-0244
agell,neus 03-0049
agius,c. 04-0135 04-0136
agnew,a. m. 11-0458
agragulja,a. d. 12-0569
agrawal,k. p. 10-0090
agrawal,yashpal 02-0114
agrawala,pusker lal 05-0296
agthe,o. 07-0148
aguado,m. teresa 01-0234
aguilera,r. 02-0577
aguirre,gustavo d. 06-0557
agumba,gilbert j. 01-0619
agumbah,g. j. o. 03-0260
aharrock,c. 06-0200
aherne,f. x. 01-0294 02-0652
ahl,r. 03-0329
ahmad,m. 04-0281
ahmad,n. 04-0281
ahmadi,ali a. 12-0109
ahmed,a. a. 07-0550 07-0562
ahmed,a. a. sami 12-0616
ahmed,a. s. 12-0495
ahmed,j. . 01-0505
ahmed,shaban mohamed 09-0135
ahmetaj,burim 04-0253
ahne,w. 02-0141 12-0423
aho,j. m. 02-0146
ahrens,sabine 04-0217
ahsan,c. r. 09-0385
aida,hiroko 02-0656
aida,yoko 02-0247
aii,takamitsu 06-0305
aikens,linda m. 08-0453
aisa,c. solans 08-0391
aitchison,george 08-0595
aitken,ian 07-0258
aitken,m. m. 11-0539
ajello,libero 08-0392
ajjrapetjan,a. a. 04-0070
ajupova,a. k. 09-0407
akakpo,a. j. 06-0355 11-0359
akatov,a. k. 10-0155 11-0179
akay,o. 02-0378
akayezu,j. m. v. 11-0359
akerejola,o. o. 04-0099 08-0572
akers,r. michael 03-0230
akhadov,l. m. 05-0292
akhmedov,n. m. 05-0292
akhmetov,a. a. 09-0518
akhobadze v. v. 03-0094
akhtar,saees 10-0284
akimaru,m. 11-0426
akinboade,o. a. 06-0516
akkermans,j. w. p. m. 05-0608
aknazarov,b. k. 05-0269
akopjan,n. g. 06-0165
akopjan,z. m. 04-0707
akramov,a. r. 01-0224
aktinson,s. 10-0072
akufo,e. 08-0071
al afaleq,a. 10-0378
al-bagdadi,f. k. 12-0518
al-damluji,s. 09-0062
al-eknah,m. m. 10-0262
al-eknah,marzook m. 09-0076
al-gubory,k. h. 02-0092
al-mashat,r. r. 07-0343
al-mauly,n. z. 03-0098
al-obaidi,s. a. r. 03-0270
al"bert,r. s. 08-0124
alanko,m. 09-0071
alaviuhkola,m. 02-0024
alba,l. o. 07-0280
albeggiani,giuseppe 12-0258
albers,c. 08-0118
albert,daniel m. 04-0573
albert,g. 12-0426
albert,guenter 04-0557
albert,k. 08-0288 10-0331
alberta,roland 04-0320
albertine,kurt h. 12-0199
albrechtsen,m. 06-0217
albyt,a. t. 03-0467 05-0536
alderin,agneta 07-0429
alderman,d. j. 01-0106 05-0112
aldova,eva 11-0378
aldrich,carol e. 12-0380
aldrin,j. f. 01-0125 08-0116
alecozay,a. a. 10-0073
alejjnikov,s. o. 06-0046
aleksandersen,m. 12-0116
aleksandrenkova,o. g. 05-0164
aleksandrov,l. 04-0202 12-0349 12-0350
alekseenko,alekcejj 10-0260

alekseenko,aleksejj 10-0259 10-0263
aleksic,s. 01-0174
aleksieva,velichka 09-0674 12-0662
alemzada,q. 08-0463
aleshhenko,a. v. 06-0412
aleshin,b. v. 05-0147
alexaki-tzivanidou,e. 09-0087
alexander,a. d. 01-0394
alexander,a. f. 07-0489
alexander,c.-s. 11-0516
alexander,d. j. 09-0250
alexander,john e. 06-0554
alexander,nancy j. 07-0221
alexander,s. l. 06-0052 10-0046 10-0047
alfredsen,staal a. 03-0620
alfthan,g. 07-0206
algaily,s. 10-0019
ali,b. h. 05-0642
ali,s. n. 06-0517
ali,saba b. a. 06-0096
aliev,n. a. 11-0229
alieva,kh. kh. 01-0500
alieva,l. p. 06-0388
alieva,z. m. 02-0063
aliko,haxihi 04-0253
alila,h. w. 02-0103
aliper,t. i. 04-0436 06-0399 12-0378
alison,r. h. 01-0166
alkhangel"skijj,i. i. 08-0555
allan,brenda 01-0181
allan,j. c. 04-0148
allard,m. f. 03-0053
allard,r. l. 12-0559
allavena,p. 12-0170
allen,algernon r. 09-0645
allen,anthony k. 05-0472
allen,b. v. 04-0257
allen,c. h. 02-0130 09-0118
allen,d. g. 11-0609
allen,dana g. 07-0042 11-0608 11-0610
allen,j. m. 01-0018 02-0027
allen,k. g. d. 03-0496
allen,m. f. 10-0110
allen,r. b. 02-0099
allen,s. e. 08-0222
allen,stanley d. 08-0161
allen,steven j. 03-0042
allen,t. l. clair 04-0383
allen,timothy a. 03-0487
allen,w. 05-0265
allen,w. e. 08-0213
allen,w. edward 02-0326 07-0259 08-0212
allen jun.,douglas 06-0030
allerberger,franz 12-0130
allerberger,franz j. 05-0368
alley,m. r. 01-0605 09-0382
allhands,rodger v. 03-0565
allison,n. 03-0440
allison,neil 04-0383
alm,g. v. 03-0200
alm,h. 10-0252
alm,hannelore 11-0285
alm,per 12-0031
almahbobi, g. 05-0079
almeida,dias e. r. de 09-0147
almeida,g. 09-0046
almert,ursula 08-0041
almond,n. m. 03-0419
alonso,j. m. 01-0373
alonso,magali 03-0319
alphen,m. m. a. van 09-0109
alsberge,m. 11-0056
alsenova,i. n. 09-0612
altaner,cestmir 08-0320 09-0421 10-0134
altschuler,l. r. 12-0032
alvarez,f. 04-0126 06-0114
alvarez,f. j. 09-0039
alvarez-buylla,arturo 09-0021
alvarez-pellitero,p. 04-0141
alvinerie,m. 01-0649 01-0660
alwan,s. f. 06-0277
aly,a. e. 04-0016 10-0019
aly,a. h. 11-0464
alzieu,j. p. 04-0525 12-0542
amagel"diev,eh. k. 11-0299
amann,r. p. 02-0130 07-0102 08-0092 09-0106 10-0085 12-0069
amano,hiroshi 09-0461
amarbaev,a.-sh. m. 03-0265 04-0284 09-0321
amasaki,h. 03-0013
amborski,c. f. 07-0025
amborski,grace f. 10-0358
ambroggi,g. 07-0553
ambroise-thomas, pierre 03-0403
ambrose,n. c. 12-0429
ambrosius,herwart 05-0146
amedeo,st. 07-0155
amelang,d. 05-0623 05-0624
amenta,f. 09-0108
amer,h. 03-0037
amer,h. a. 04-0595 12-0495
ames,trevor r. 04-0194
amimoto,katsuhiko 11-0396
amino,nobuyuki 11-0175
amirbekov,m. 07-0505
amory,h. 04-0054 04-0055 12-0485
amosov,f. g. 06-0170
amselgruber,w. 04-0078
amsterdam,a. 11-0104
amtorp,o. 03-0086
amtsberg,g. 01-0180
amtsberg,gunter 06-0317
anakina,ju. g. 08-0613
ancelin,marie l. 04-0526
ancelle,t. 12-0470
anders,k. 10-0098
andersen,k. 05-0107
anderson,a. 03-0421
anderson,c. l. 08-0192
anderson,d. l. 01-0354
anderson,d. p. 04-0127
anderson,g. a. 11-0620
anderson,g. b. 01-0077 02-0113
anderson,gary a. 07-0369
anderson,h. calrke 04-0041
anderson,i. a. 07-0464
anderson,i. l. 12-0633
anderson,i. yne 04-0192
anderson,j. 01-0441
anderson,john f. 12-0210
anderson,k. l. 09-0578
anderson,n. 02-0505 05-0503 05-0504 11-0574
anderson,neil v. 07-0541
anderson,r. c. 08-0447
anderson,w. i. 06-0560 07-0459 10-0126
anderson,wayne i. 03-0488 07-0160 09-0537 10-0132
andersson,leif 02-0211
andersson,lennart 12-0264
andeson,wayne i. 07-0166
ando,shiro 12-0653
andrasko,h. 05-0637
andre,f. 10-0286 11-0310
andre-fontaine,g. 01-0342 04-0625 06-0358
andreasen,c. b. 10-0135
andreasen,claire b. 05-0396
andreenko,galina v. 07-0232
andreesen,j. r. 05-0381
andreev,o. a. 06-0170
andreewa,l. e. 10-0257
andreoli,k. m. 06-0230
andresen,p. 11-0288
andresen,u. 05-0294
andrews,c. 10-0431
andrews,j. j. 06-0450
andrews,l. 07-0243
andrews,mary beth 07-0353
andrews,ross h. 06-0497
andrews,tony 08-0210
andris,f. 12-0157
androsik,l. d. 07-0526 09-0366
androsik,n. n. 02-0389 02-0390 09-0399
androsov,v. a. 08-0540
andrzejewska,ewa 02-0384
andujar,francisco 08-0467
andzhaparidze,o. g. 04-0244 11-0202
angelidis,p. 04-0131 04-0166
angelov,d. n. 08-0021
angus,ken w. 10-0426
anikic,b. 04-0603
anisimova,n. b. 10-0615
anjum,a. d. 12-0057
anokhin,ju. l. 07-0119 07-0139
anokhin,ju. n. 12-0190
anosa,v. o. 08-0402
ansari,h. a. 01-0153
anshelevich,m. ju. 04-0025
antelyes,jacob 03-0172
anthony,l. s. d. 10-0157
anthony,russel v. 09-0276
antipkin,ju. g. 01-0577
antley,penny p. 10-0164
antonjuk,v. s. 05-0085
antosz,halina 05-0188
anusz,krzysztof 06-0411
anusz,zbigniew 07-0349 12-0306
anwer,jaseem 03-0494
anzai,tohru 02-0299 02-0357 02-0602
anzar,m. 04-0281
aoki,n. 02-0371
aoki,takashi 03-0142
aoki,y. 12-0019
aosai,fumie 08-0190
apel,g. 10-0507
apel,m. 11-0263
apollonin,a. v. 12-0584
apostolou,alexander 08-0585
appel,f. 11-0544
appel,franz 08-0583
appel,g. 12-0580
appel,m. j. g. 09-0431 09-0441
appleton,j. a. 02-0507 11-0478
apte,ron n. 04-0205
aqraqal,r. g. 09-0271
aquadro,charles f. 08-0359
arai,nobuaki 04-0219
arai,soichiro 08-0019
araki,yoshihiko 04-0228 10-0084
arao,y. 08-0378
araujo-viel,mariana s. 03-0459
arbeiter,k. 03-0581 07-0547
arbid,mahmoud s. s. 04-0662
arbogast,lydia a. 12-0061
archambault,d. 09-0229
archambault,denis 08-0343
archbald,l. f. 12-0518
archimbault,ph. 07-0553
archinal,wendy a. 06-0344 08-0284
arcimovich,n.g. 08-0178

ardavin,c. 03-0221
arden,behzadk 02-0399
arden,warwick a. 11-0518
arena,p. c. 09-0644
arendt,j. 06-0058 07-0269
arevalo,maria angeles 04-0666
arfors,k.-e. 02-0261
argente,g. 04-0420 08-0480
argunov,m. n. 03-0474
arikawa,jiro 05-0386
arkhangel"skijj,i. i. 06-0324
arkhipenko,ju. v. 11-0036
arkhipov,i. a. 01-0547
arkins,s. 11-0128
arkoosh,m. r. 04-0161
arlati,g. 09-0143
arlian,l. g. 08-0475
armas,j. r. 07-0280
armas,r. de 08-0224
armas l.,j. m. 04-0218
arme,c. (hrsg.) 01-0485
armitsu,y. 06-0392
armour,j. 09-0499 10-0454
armstrong,d. v. 05-0275
armstrong,j. 04-0554
armstrong,j. d. 05-0645
armstrong,r. b. 03-0071
arnaud,j. 03-0234
arnaud,j. p. 03-0534
arnautovic,i. 04-0017
arnbjerg,jens 12-0517
arnold,c. r. 04-0167
arnold,gerard 04-0178 10-0115
arnold,p. 05-0475 06-0383 09-0531 12-0355
arnold,s. 05-0676
arnold,sabine 12-0289
arodi,j. 09-0089
aron,cl. 06-0066
arora,n. 03-0112
arowolo,r. o. a. 07-0551
arriola,j. 02-0122
arroyo-guijarro,j. 09-0010
arsov,rashko 03-0287
arsov,rumen 01-0325
art,t. 04-0054 04-0055 07-0050 07-0051 08-0048 08-0051 08-0570 09-0044 12-0485
artemenko,n. k. 11-0215
arthur,m. j. 01-0502
arthur,r. d. 10-0273
artjukhov,a. i. 09-0436
artois,m. 10-0386
arts,t. 10-0016
artwohl,james e. 09-0633
arulanandam,a. 02-0213
arutjumian,d. l. 02-0028
arvay,o. 06-0565
arvieux,j. 11-0209
arwana,a. 06-0722
arzamasov,i. t. 05-0513
arzymbetov,d. e. 07-0525
as,j. g. van 05-0120
asada,m. 01-0231
asagi,m. 06-0437
asanji,m. f. 09-0496
asanova,s. e. 12-0160
asari,masao 08-0023
asbury,atwood c. 09-0297
asensio,e. angulo 12-0237
asensio,miguel a. 08-0626
ashdown,raymond r. 03-0002 04-0002
asherson,g. l. 06-0201
ashida,kiyomi 02-0500
ashizawa,hirozo 03-0177 03-0449 06-0537
ashman,r. b. 09-0463
ashworth,c. j. 06-0074
askonas,b. a. 06-0184
asnani,p. j. 07-0189
aspergen,h. 11-0593
asperger,hans 03-0603
aspetov,r. d. 08-0333
aspoeck,horst 01-0499 02-0231 03-0413 08-0417 11-0435
asquith,richard l. 08-0580
assanah,p. 01-0215
assmann-werthmueller,u. 10-0116
asso,j. 07-0403
astashenko,n. zh. 06-0599
aston,r. 10-0042
aston,w. p. 11-0210
astrauskas,v. i. 02-0372
asumoto,k. 09-0247
asuzu,i. u. 10-0417
atanasov,lahchezar 03-0147
atanasow,k. 04-0417
atanasow,kiril 03-0342
ateia,m. m. 11-0632 12-0063
aten,r. f. 05-0066
athenstaedt,j. 10-0538
atisso,m. a. 11-0567
atke,a. 10-0079
atkins,clarke e. 12-0611
atkinson,s. 11-0302
atlas,s. j. 02-0325
atroshi,f. 01-0609
attardi,barbara 12-0597
attrell,barbo 12-0267
atwell,r. b. 08-0468
aubert,m. 10-0387
auboeck,j. 03-0199
aucoin,david p. 04-0674
audeval-gerard,c. 03-0235 10-0168
auer,d. e. 11-0019
auer,herbert 03-0413
auer,l. a. 09-0404
august,john r. 11-0375
augustin-voss,h. 05-0245
augustine,p. c. 10-0423
augustinsson,o. 03-0468
aumont,g. 04-0310
aumueller,gerhard 03-0114
aumueller,r. 11-0129
aurich,j. e. 06-0047
aurich,joerg eberhard 04-0602
austen,k. f. 10-0415
austie,bernadette a. m. 01-0654
austin,a. r. 06-0631
austin,b. 10-0094
austin,s. d. 12-0667
austin,s. m. 12-0638
avakova,a. g. 05-0082
avanov,n. ja. 10-0089
averdunk,gottfried 02-0292
avila,jesus 04-0039
avilov,v. s. 06-0599
avraham,r. 10-0354
avrameas,s. 09-0242
avtalion,r. r. 04-0121 04-0130
avtalion,ramy r. 06-0105
avtushenko,s. s. 05-0164
awad,e. t. 04-0595
awad-masalmeh,m. 03-0483 10-0349
awadhiya,r. p. 07-0158 08-0130 09-0195 09-0196
awharitoma,a. o. 06-0517
awoniyi,c. a. 10-0273
ax,r. l. 01-0085 02-0098
axelsen,a. 02-0502
axelson,j. 11-0582
axmacher,heike 04-0012
aydin,n. 02-0378
ayers,j. r. 12-0126
ayers,virginia k. 03-0373
ayliffe,t. r. 05-0309 06-0294
ayling,j. m. 09-0403
azin,a. l. 04-0076
azjamov,m. a. 06-0635
baars,a. j 02-0592
baars,a. j. 06-0299
baars,ita m. 12-0613
baba,eiichiroh 06-0328
baba,k. 07-0386
baba,t. 09-0247
babaev,i. ju. 03-0265 04-0284 09-0321
babaeva,a. r. 02-0186
babajan,v. a. 09-0236
babalola,g. o. 10-0270
babani,fredi 04-0584
babarykin,d. a. 12-0173
babel,wolfgang (hrsg.) 12-0128
babenko,g. 04-0102
babenko,ju. s. 01-0184 01-0364
babiuk,lorne a. 04-0435 12-0176
babkin,e. i. 05-0164
baboshko,ju. a. 02-0262
babula,z. 03-0024
babushkina t. g. 01-0151
baccam,doanh 05-0476
bach,s. 11-0265 12-0238
bache,k. 07-0519 09-0329 12-0593 12-0594 12-0595
backett,robert e. 08-0287
bacon,l. d. 10-0198
bacon,p. a. 02-0203
bacowsky,h. 05-0541 07-0453
bacter-jones,c. 09-0452
bada,r. 05-0463
badaljan,a. m. 11-0261
badeer,henry s. 03-0044
bader,h. 06-0234 10-0251
badertscher,robert r. 11-0485
badertscher 2,robert r. 06-0543
badie,a. 08-0435
badikova,a. k. 11-0565
baeckstroem,lennart 12-0270
baeckstroem,lennart r. 03-0313
baehr,r. von 06-0183
baehrmann,r. 04-0168
baenziger,jacques u. 03-0058 03-0059
baessler,k. h. 02-0023
baetza,h.-j. 01-0336
baev,v. g. 11-0222
baez,c. 10-0649
bagaeva,l. v. 08-0180
bagasheva,s. s. 12-0160
baggiolini,m. 10-0173
baggott,d. g. 12-0493
bagley,rodney s. 03-0488
bagwell,cleo a. 08-0609
baha aldin ali,sabah 04-0006
bahga,c. s. 12-0226
bahga,h. s. 11-0223
bahr,j. m. 02-0101 03-0102
baile,elisabeth m. 01-0057
bailey,c. b. 03-0475
bailey,e. murl 04-0570
bailey,ernest 07-0233
bailey,j. s. 03-0512
bailey,james e. 03-0297
bailey,karen m. 03-0531 04-0365 05-0375
bailey,m. 02-0229
bailey,m. q. 06-0566
bailey jun.,e. m. 08-0017
bairakowa,l. 02-0625
bairamashvili,d. i. 08-0560
baird,d. t. 06-0227 09-0083 10-0074
bairden,k. 09-0499
baired,j. d. 10-0556
bajanowski,th. 03-0233
bajjbekova,g. d. 10-0062
bajjchev,zheko 09-0334 12-0259
bajjkov,bajjko 12-0276
bajjl"czov,dimitahr m. 06-0711
bajjturina,o. sh. 07-0525
bajler,jasemin 08-0300

bajrovic,t. 09-0438
bakeeva,l. e. 01-0217
baker,dale c. 11-0597
baker,gordon j. 03-0565
baker,ian 07-0604
baker,j. r. 02-0182 04-0579 10-0123
baker,j. r. (hrsg.) 08-0398
baker,joyce l. 04-0501
baker,kenneth 07-0468
baker,rebecca j. 07-0231
bakharev,v. n. 11-0082
bakken,g. 12-0265
bakker-woudenberg,i. a. j. m. 06-0646
baksi,s. m. 01-0128
bakst,m. r. 09-0300
bakter,gary m. 07-0596
bakter,r. d. 02-0480
bakulin,v. a. 04-0480
bakulov,l. a. 04-0357 11-0356
bal,h. s. 02-0012
balabanov,v. a. 10-0379
balabanova,l. v. 08-0104
balachandran,c. 04-0593
balaeva,n. m. 07-0350
balague,l. 09-0418
balajanc,m. d. 07-0181
balakhnin,i. a. 01-0122 07-0124
balamut,n. i. 07-0266 09-0293
balasanjan,a. g. 04-0070
balascak 01-0274
balascak,j. 11-0543
balascak,juraj 12-0413
balassu,t. c. 01-0477
balboni,g. c. 01-0066
balcerak,jaroslaw 08-0476
baldassarre,h. 12-0247
baldwin,b. a. 11-0063
baldwin,c. l. 02-0214
balent,p. 04-0229
baljer,g. 03-0530 06-0315 12-0304 12-0586
balke,erika 07-0201
ball,b. a. 05-0469 06-0247
ball,b. v. 10-0110
ball,mary m. 02-0566
ball,s. j. 07-0422
ballabio,r. 09-0598
ballabio,r. 09-0608
ballard,f. j. 02-0007
ballek,ulrich 06-0720
ballou,w. ripley 05-0625
baloda,suraj b. 06-0321
baltazar,r. soria 10-0386
baltrashevich,a. k. 12-0305
balzer-schreiber, petra 05-0629
bamba,k. 03-0122 03-0123
bamberg,e. 12-0056
bamezai,a. k. 07-0220
bandoni,susan m. 11-0424
banerjee,k. 05-0206
banfi,e. 07-0193
banfi,elena 11-0193
banga,h. s. 12-0565
banhegyi,marta 06-0713
bank,h. l. 02-0208 03-0198
bankov,ilias 09-0484
banks,beth ann 04-0250
bannert,b. 04-0504
banzhaft,k. 06-0616
baranov,v. n. 01-0062
baranova,n. f. 08-0423
baranova,n. g. 08-0422
baranovskaja,n. g. 02-0186
baranowski,martina 04-0653
barany,i. 02-0322
baranyiova,eva 09-0123
baratov,ju. a. 07-0181
barbee,r. r. 08-0082
barber,d. m. l. 10-0632
barbet,j. p. 05-0562
barcew,barbara 12-0357
barclay,j. k. 11-0525
barclay,william p. 04-0698 07-0598
bardakhch"jan,eh. a. 04-0323
bardeleben,christa von 09-0459
bardisa,r. 05-0031 05-0032
bargai,u. 10-0667
barger,i. a. 02-0503 11-0449
barghava,u. 12-0016
barile,m. f. 09-0402 10-0343
barillet,f. 09-0122
barinskijj,i. f. 08-0357
barja,juan l. 12-0655
barker,d. j. 11-0559
barker,j. s. f. 08-0469
barker,p. m. 11-0049
barker,tim 05-0586
barnert,gabriela 08-0417
barnes,frank l. 01-0304
barnett,k. c. 02-0549
barnett,keith c. 10-0518
barni,t. 01-0066
baron,gerhard 04-0104
baron,louis s. 05-0625
baroux,d. 08-0265
barr,d. a. 10-0562
barrandeguy,m. e. 06-0449
barrat,j. 10-0387
barre,n. 05-0516
barrett,d. p. 08-0135
barri,m. e. s. 10-0545
barrick,r. a. 02-0605
barriga,omar o. 08-0467
barrios,d. r. 04-0369
barroso,gerard 10-0162
barrow,p. a. 07-0506 10-0310
barry,j. d. 08-0405 10-0438
barry,peter h. 03-0030
barry,r. d. 06-0482
barsanti,jeanne 07-0169
barsotti,o. 01-0482
barta,ota 10-0358
bartelett,j. 06-0226
barteling,s. j. 06-0404
bartels,peter 02-0552
bartels,r. 07-0496
bartenschlagen,eva maria 05-0244
bartenschlager,ralf 10-0377
barth,d. 02-0605 07-0542
barth,t. 01-0278 05-0412
bartha,a. 03-0336
barthe,d. 01-0510
bartkoski,michael j. 08-0360
bartnicka,barbara 11-0162
barton,bruce a. 03-0153
barton,claudia l. 04-0501
barton,m. d. 02-0373
barton,n. j. 11-0495
bartos,l. 02-0070
bartoszcze,michal 07-0238
bartsch,robert c. 09-0423
barutzki,d. 02-0481
barutzki,dieter 03-0439
barzanji,a. a. h. 05-0527 05-0530
barzilai,e. 05-0430
barzilay,r. 09-0588
basch,p. f. 03-0425
bashirullah,a. k. m. 01-0110
basri,k. 11-0344
basrur,p. k. 10-0556
basrur,parvathi k. 08-0127 11-0014
bass,edmund p. 06-0626
bass,j. j. 10-0050
bass,john j. 06-0015
bassalik-chabielska, ludmila 12-0599
basu,s. 07-0075
batchelor,gary r. 12-0632
bate,l. a. 09-0279
bateman,k. 05-0578
batista,l. 05-0440
batjuzhevskijj,ju. n. 03-0048
batke,j. 04-0316
batker,j. 09-0542
batol,frank f. 11-0111
batra,h. v. 05-0397
batra,s. 03-0539
batt,roger m. 03-0481 07-0156
battier,b. 12-0637
battocchio,m. 09-0617
batty,a. 02-0605
battye,k. m. 06-0278
batueva,n. n. 09-0584
bauch,k. j. 08-0474
baudet,h. 12-0497
baudet,h. m. 06-0602
baudin-laurencin,f. 04-0131 04-0166
bauditz,r. 08-0562
bauer,c. 01-0488 04-0491 04-0517 04-0532
bauer,dierk 01-0170
bauer,h. j. 05-0448 06-0460
bauer,j. 05-0571
bauer,juliane 05-0474
bauer,k. 06-0385 06-0386 11-0137
bauer,o. n. 04-0109 12-0083
baum,karen h. 08-0306
baum,n. 02-0315
baum,norbert 10-0254
baumann,alice r. 03-0476
baumann,c. 07-0622
baumann,d. 02-0543
baumann,gisela 04-0569
baumann,joyce b. 11-0017
baumann,paul c. 03-0148
baumann,u. 09-0681
baumbach,g. a. 07-0251
baumgaertner,w. 01-0163 05-0155
baumgaertner, wolfgang 03-0181
baumgartner,gerhard 03-0236
baumgartner,w. 08-0523 10-0349 12-0486
baur,werner h. 10-0093
bautista,lydia 05-0607
bavister,barry d. 02-0014
baxa,dolores v. 09-0133
baxter,p. 02-0611
bayer,arnold s. 11-0348
bayoumi,f. a. 03-0515
bayyazeed,l. a. 05-0090
bazer,f. w. 02-0104 02-0286 09-0078
bazhan,n. m. 11-0038
bazin,h. 05-0183
beagley,k. w. 06-0193
beale,karin muth 06-0558
beaman,kenneth d. 09-0240
bean,b. 06-0095 07-0532
bean,t. a. 02-0534
beasley,j. n. 08-0429
beatty,j. f. 12-0229
beatty,p. g. 02-0200
beauregard,gay 06-0029
bebear,c. 05-0385
bech,c. 03-0081
bechard,d. e. 03-0068
bechmann,g. 06-0337
bechstedt,uta 05-0302
becht,hermann 12-0383
bechtol,david t. 02-0277
becirevic,marija 07-0540 07-0621
becirevic,n. 07-0540 07-0621
beck,franz 05-0056
beck,g. 12-0312
beck,juergen 04-0375
beck,k. a. 11-0534
beck,n. f. g. 05-0534
beck,y. 10-0667

becker,b. ann. 01-0048
becker,detlef 10-0490
becker,e. l. 05-0229
becker,f. 02-0181
becker,h. 01-0692 12-0657
becker,karsten 02-0488
becker,m. 10-0626
becker,patricia 12-0458
becker,peter l. 03-0079
becker,r. s. 02-0219
becker,rainer 06-0004 10-0011 10-0012
becker,s. e. 07-0069
becker,w. 01-0464 07-0317
becker,yechiel (hrsg.) 10-0394
beckers,j.-fr. 09-0311
beckett,william s. 03-0567
bedenkova,v. n. 01-0531
bedford,p. c. c. 10-0526
bedford,p. g. c. 10-0517
bedford,t. g. 11-0069
bednarek,dariusz 04-0223
bedrnik,petr 11-0425
bedrosian,e. 09-0325 11-0291
beek,h. van 06-0299
beek,p. van 10-0403
beeman,g. marvin 03-0588
beeman,keith b. 06-0499
beernaert,hedwig 08-0582
beery,j. t. 09-0387
begenisich,t. b. 01-0039
begg,a. p. 11-0330
beh,k. j. 05-0214 06-0325
behnke,j. m. 01-0534
behr,k. p. 03-0561
behr,k.-p. 02-0627 04-0316 06-0642
behrens,s. 08-0058
behrens-baumann,w. 01-0655
behrman,h. r. 05-0066
beier,henning m. 04-0023
beisel,w. r. 07-0312
beissert,s. 10-0290
beitz,h. 10-0672
beji,a. 11-0365
bejjsembaeva,r. u. 12-0160
bekbergenov,b. m. 10-0572
bekesi,l. 03-0138
bekina,e. n. 01-0124
bekish,o.-ja. l. 02-0509 09-0508
beklemishev,n. d. 12-0180
bel"skijj,v. v. 04-0350
belair,lucette 03-0069
belaja,ju. a. 11-0233
belak,s. 12-0340
belchev,ljuben 01-0444
belden,e. l. 08-0349
belden,e. lee 02-0202 07-0212 08-0157
belden,j. o. 05-0671
beleckaja,g. t. 04-0635
beleites,bernhard 10-0014 10-0015
belem,a. m. g. 08-0479
belev,n. 02-0281
belfort,georges 06-0214
belik,jaques 09-0033
belik,v. m. 01-0426
beljaev,n. n. 02-0232
beljakova,e. l. 10-0065
beljanko,l. v. 07-0503 08-0538
belkina,n. m. 06-0478
belknap,jim 02-0399
belkovskijj,n. m. 07-0133
bell,c. 08-0020
bell,e. b. 02-0238
bell,j. c. 01-0055
bell,j. g. 03-0154 07-0364
bell,r. g. 01-0540 02-0508 11-0477
bell,thomas graham 09-0200
belle,g. 08-0482
bellekes-boettcher,u. 12-0132
bellemare,francois 03-0089
belli,p. 12-0336
bellin,m. e. 02-0098 06-0087
bello,e. m. 03-0434
belogrivceva,r. l. 06-0101
belokrylov,g. a. 05-0196
belorukova,n. v. 12-0190
belot,j. 10-0487
belousov,v. e. 04-0357 05-0333
belov,a. p. 10-0192 10-0453 11-0470
below,g. von 01-0200
belshaw,b. e. 06-0556
beltz,lisa a. 03-0394
belzer,susan k. 06-0452
ben,kunlong 07-0221
ben-jonathan,nira 12-0061
ben-porat,t. 12-0422
benas,b. 05-0600
benas,bruno francois xavier 05-0591
bencina,d. 05-0390
benda,v. 01-0158 06-0418
bendayan,moise 06-0208
bender,catherine a. 11-0243
bender,e. 01-0425
bendheim,u. 12-0572
bendich,adrianne 01-0196
bendixen,p. h. 05-0601 07-0580 08-0252
bendjug,g. d. 02-0239
benedi,vicente j. 10-0163
benedictus,g. 07-0261
benediktov,i. i. 09-0478
benedito,j. l. 08-0493
bengelsdorff,h.-j. 05-0428 05-0627
benitez,m. toro 03-0416
bennett,dwight g. 05-0259
bennett,i. l. 04-0058
bennett,j. a. 11-0080
bennett,r. o. 01-0131 01-0132
bennett,w. a. 07-0052
bennink,jack r. 01-0433
benno,yoshimi 06-0372
benoit,e. 01-0642
benson,c. e. 02-0603 06-0380
benson,g. j. 12-0044
benson,gordon j. 01-0626
bent,e. 01-0611
bentivoglio,c. 11-0270
bentley,c. b. 08-0373
bentley,g. r. 08-0497
benton,m. j. 03-0198
benz,gerald w. 11-0428
berber,h. 01-0276
berche,p. 08-0282
berdnik,v. p. 01-0388
bereiter,m. 02-0428
bereiter,markus 04-0438
berezin,v. v. 04-0317
berg,r. 01-0582
bergann,t. 06-0723 09-0670
berge,gerd eli 10-0382
berger,b. 04-0256
berger,g. 02-0297 09-0657 11-0497 12-0220 12-0631
berger,ralph j. 10-0033
bergfeld,j. 03-0272 12-0606
bergh,s. g. van den 12-0456
berghen,p. 08-0451
bergler,r. 07-0247 07-0248
berglund,britt 01-0270
bergmann,a. 07-0515 11-0547 11-0548
bergmann,v. 02-0545 04-0572 06-0447 06-0573 08-0535
bergner,anke 03-0010
bergner,m. 08-0057
beri,ripla 05-0546
berk,richard s. 12-0311
berlo,m. f. van 03-0368
berman,a. 05-0273
berman,jonathan d. 03-0562
bermudez,victor 02-0189
bernad,alicia 07-0125
bernard,alicja 06-0111
bernard,j. 01-0533
bernardi,g. 11-0129
bernardi,maria martha 06-0581
bernath,s. 12-0553
bernauer-muenz, heidi 04-0391
berndt,julia stuckel 03-0445
berndtson,w. e. 02-0310
berneman,a. 04-0500
berner,h. 09-0295
berner,r. 05-0366
bernoth,eva-maria 12-0140
berns,michael w. 10-0668
bernstein,david i. 07-0397
bernstein,michael 01-0575
berra,tim. m. 03-0128
berrebi,p. 06-0118
berrie,d. a. 01-0523 06-0530
berrou,eliane 08-0032
berry,clifford r. 07-0445
berry,david 07-0029
berry,eugene s. 12-0390
berschneider,f. 01-0597
bert,f. 07-0626 12-0664
bert,r. 09-0688
berthiaume,y. 09-0060
berthiaume,yves 02-0032
bertling,josef 12-0516
bertoldini,g. 05-0104
bertone,alicia l. 09-0654
bertone,j. j. 12-0510
bertoy,robert w. 07-0175
bertram,j. 05-0293
bertrand,m. 02-0303
bertschinger,h. j. 06-0644
bertschinger,h. u. 12-0269
berxholi,kristaq 08-0300
berzin",n. i. 01-0573
beseda,i. 10-0502
beslin,r. 03-0227 03-0228 04-0623
bessarabow,b. f. 12-0609
besse,s. 05-0619
bessent,c. 05-0252 09-0274
besser,t. e. 02-0220
bessoudo,e. 04-0369
bestetti,g. e. 06-0571
besulin,v. 01-0084
besulin,v. i. 02-0119
betke,p. 02-0599
betke,peter 08-0257
betteridge,k. j. 02-0015
betteridge,keith j. 09-0014
bettmann,r. 01-0239
beuchat,larry r. 08-0287
beuche,w. 09-0566
beunger,u. 02-0576
beust,b. r. von 09-0205
beuth,i. 11-0182
beuth,j. 11-0197
beutin,l. 01-0356
beutin,lothar 06-0169
beutling,dorothea 05-0328 09-0677
beveridge,t. j. 11-0173
bevers,m. m. 09-0072 11-0107
bevier,g. w. 08-0206
bex,j. h. m. 09-0006
beyer,c. 06-0429 12-0177
beyer,f. 08-0286
beyer,j. 03-0360 03-0367 03-0371
beyer,r. 09-0566
beyer,w. 01-0420
bezille,p. 03-0070

bezille,p. 06-0565
beznos,t. v. 09-0145
bezubik,b. 04-0528
bezubik,bernard 10-0472
bezvershenko,i. a. 03-0217
bezvershennko,i. a. 05-0220
bgatova,n. p. 01-0152
bhagyam,r. c. 08-0163
bhandari,s. 07-0189
bhargavi,g. n. 04-0044
bhat,t. k. 09-0503
bhatnagar,b. s. 03-0552
bhatnagar,m. kumar 03-0493
bhatnagar,n. 07-0189
bhattacharya,r. k. 06-0578
bhavanishankar,t. n. 02-0474
bhogal,balbir s. 06-0504
bhopale,g. m. 03-0552
bianco,a. e. 01-0545
bibby,n. j. 04-0031
bichsel,p. 08-0514
bickhardt,k. 01-0343 03-0255 03-0256 06-0222
bickle,q. d. 01-0514
biedermann,g. 12-0590 12-0591
biedermann,gerlinde 10-0268
bieger,d. 12-0221
bielanski,a. 07-0381
bielecka,magdalena 09-0564 09-0565
bielski,artur 06-0092
bienenstock,j. 06-0204
bienert,m. 11-0208
bieniek,h. 06-0397
bieniek,k. w. 08-0597 08-0618
bier,h. 02-0165 03-0203 10-0279
bieri,m. 12-0476
bieringer,liane 09-0661
bierschwal,c. j. 05-0071
biesalski,h. k. 02-0023
biesemans,w. 01-0533
bietz,volker 08-0232
biewenga,w. j. 01-0574
biggers,b. g. 04-0283 05-0274
biggs,p. m. 08-0152
bijker,p. g. h. 06-0724 06-0725
bijlenga,g. 08-0356
bijlsma,l. g. w. 03-0302
bildirev,nikolajj 12-0178
biljalova,k. i. 01-0693
biller,david s. 10-0648
billups,leonard h. 09-0487
bilsing,a. 09-0344
bilsing,annelore 01-0060 09-0345
binde,martin 05-0606
binder,a. 05-0389 12-0338
binder,heinrich 04-0173
binder,s. 09-0115
bindon,b. m. 03-0270
binek,marian 06-0331
binnerts,w. t. 01-0017 10-0500
binns,r. m. 02-0227
biolatti,b. 10-0532
biozzi,g. 11-0235
birch,j. r. 10-0176
birchard,stephen j. 08-0608 10-0594 10-0643
bird,meredith s. 09-0264
bird,r. curtis 11-0111
bires,jozef 01-0197 09-0534
birke,ludger 05-0257
birkett,s. d. 11-0114
birman,b. ja. 01-0665 06-0611 08-0376
biryahwaho,b. 08-0345
bischof,j. 02-0412
bischoff,amalie ilse-maria 01-0121
bisgard,g. e. 11-0059
bishop,dallas m. 01-0557 12-0479
bishop,l. j. 09-0506
bisping,w. 01-0340 02-0378 02-0388 12-0330
bisping,wolfgang 06-0317
bisset,g. w. 11-0044
bister,j.-l. 02-0318
biswas,r. k. 08-0076
bitay,z. 12-0309
bitjukov,p. a. 08-0270
bitter-suermann, dieter 05-0217
bitterlich,gabriele 05-0203
bitterman,haim 09-0585
bitzan,martin 01-0187 11-0336
bivolarski,bojjcho 12-0041
bixon,p. m. 05-0631
bizhokas,v. a. 08-0005
bjoerk,ingemar 02-0265
black,dan 05-0613
black,donald n. 08-0317
black,francis l. 01-0346
black,j. g. 01-0452
black,william d. 02-0595
blackett,sarah 05-0454
blackmon,d. m. 10-0499
blackmon,myra 03-0387
blackshaw,j. k. 10-0218
blackwell,j. m. 03-0399 12-0435
blackwell,timothy e. 02-0294
blaga,n. a. 07-0135
blagburn,byron l. 02-0510 05-0479 06-0535
blaha,thomas 05-0404
blaho,john a. 07-0323
blair,albert j. 02-0617
blair,w. d. 07-0052
blajan,l. 03-0242 07-0239
blake,charles a. 06-0024
blake,kathleen 02-0041
blake,r. k. 02-0361
blake,robert w. 08-0096
blakley,b. r. 02-0475
blakley,barry 08-0037
blakley,barry r. 02-0564
blanchard,t. l. 06-0099 07-0255
blanchard,terry 04-0276
blanchard-channell, m. 01-0442
blanchflower,w. j. 01-0570
blanco,jose l. 09-0682
blancou,j. 04-0461 10-0386 12-0405
bland,a. p. 07-0327
blandino,teresita 03-0319
blaney,b. j. 07-0480
blankenburg,j. 09-0346
blankenship,l. c. 06-0695
blaquier,j. a. 11-0120
blaschke-hellmessen, renate 11-0411
blaschzik,silvia 12-0521 12-0592
blaszczyk,barbara 03-0312
blatteis,c. m. 10-0052
blauer,k. l. 03-0599
blaxter,alison 07-0471 10-0527
blazek,k. 06-0519
blazim,vesna 10-0485
blazin,vesna 07-0365 10-0482 10-0483 10-0488
blazquez,n. b. 06-0031
bleau,gilles 05-0215
blenden,d. c. 02-0375
blevins,w. t. 02-0385
blewett,d. a. 01-0502 11-0434
bliss,d. h. 03-0437
blix,a. s. 07-0066
blixenkrone-moeller, merete 08-0186
bliznichenko,v. b. 09-0315
bljakher,m. s. 02-0252
blobel,h. 12-0146
blobel,k. 01-0677
bloch,angelika 01-0572
blodgett,dennis j. 01-0567
bloedow,g. 07-0085 08-0075
bloemen,jos 03-0194
bloemraad,m. 06-0465 07-0382
blohm,dietmar 03-0536
blohm,h. 12-0549
blokhina,n. g. 05-0178
bloom,j. 07-0548
bloom,s. r. 06-0013
blowey,r. w. 06-0563
blows,j. a. 10-0042
bluck,marion 08-0065
blue,j. t. 02-0416 06-0423
blue,jack l. 10-0144
blue,m. g. 02-0477
bluethgen,a. 01-0694 01-0695 06-0714 06-0715
bluethmann,horst 05-0197
blum,b. 02-0323
bluzmanis,ja. r. 12-0360
board,p. g. 10-0461
bobade,p. a. 02-0392
bobak,l. 10-0409
bobek,stanislaw 11-0055
bobowiec,ryszard 01-0022
bobrov,v. l. 04-0635
bobryshev,ju. v. 01-0151
bobrzecki,jerzy 11-0156 11-0157
bobylev,a. k. 10-0013
boccabella,a. v. 09-0114
bocci,v. 06-0212
bockhardt,i. 09-0144
bocklisch,h. 02-0347 05-0307
bocquier,f. 11-0267
bodganova,l. a. 07-0134
bodin,g. 01-0615
bodin,l. 04-0105
bodoky,a. 02-0642
bodreeva,l. a. 04-0643
bodurov,nikola 02-0660
boeckel,k. 11-0547 11-0548
boeckler,a. 03-0306
boediker,r. 03-0344
boehm,andreas 06-0538
boehm,d. 10-0505 10-0509
boehm,doerte 02-0539
boehm,k. h. 10-0413 12-0141
boehm,n. 06-0066
boehm,r. 08-0288 09-0190 10-0214
boehm,reinhard 08-0142
boehm,s. 01-0621
boehme,h. 11-0253 12-0238
boehme,karin 04-0465
boehme,o. 05-0328
boehme,roland 11-0160
boehmer,e. 08-0600
boehncke,e. 01-0051
boehnel,h. 01-0383 06-0663
boehnke,h.-j. 07-0450
boehringer,ursula 05-0646
boelske,goeran 11-0371
boer,f. de 08-0261 08-0262
boer,g. f. de 06-0428
boermans,h. j. 09-0548
boersema,j. h. 09-0493
boesemann,w. 03-0532
boetcher,l. 03-0529 05-0352 12-0131
boettcher,m. 10-0252
bogaard,a. e. van den 06-0651
bogaard,l. van d 09-0192
bogaard jun.,a. e. j. m. van den 08-0576
bogan,j. 05-0641

bogan,j. a. 06-0527
bogatko,vawrzyniec 12-0279
bogatu,d. 05-0122
bogautdinov,z. f. 05-0459
bogdan,ingeborg 01-0639
bogdanov,stefan 11-0148
bogdanova,a. sh. 01-0638
bogdanova,t. i. 08-0034
bogner,k.-h. 04-0110 04-0139
bogner,ulrich 05-0204
bogovskijj,s. p. 12-0106
bogush,a. a. 09-0685
bohach,gregory a. 04-0245
bohman,v. r. 02-0559
bohr,d. f. 07-0018
bohrmann,r. 02-0439
boid,r. 06-0496
boisseau,j. 02-0624
bojinovic,m. 02-0132
bojjchenko,m. n. 06-0168
bojjcheva,svetlana 06-0175
bojjko,a. a. 04-0469 11-0407 12-0352
bojjko,v. p. 08-0540
bojkov,i. 02-0281
bojrab,m. joseph 02-0170
bokhon"ko,a. i. 10-0190
bokov,e. v. 02-0064 03-0066 04-0059
boland,m. p. 02-0612 06-0277 10-0069
bolduan,g. 01-0273
bolgov,a. e. 01-0617
bolin,s. 05-0434
boller,e. 12-0578
bollschweiler,claus 03-0536
bollwahn,w. 02-0383 06-0660 07-0385 07-0502 09-0526
bolt,d. j. 01-0313 06-0062 07-0530 08-0080
bolt,h. m. 05-0633
bolton,a. e. 09-0331
boltz,hannelore 04-0683
bolwerk,eric l. m. 03-0106
boman,hans g. 09-0254
bombeck,franz-josef 03-0564
bonas,tol"no 04-0703
bonath,k. h. 05-0624
bonavera,j. j. 03-0266
bond,a. 06-0192
bond,betsy r. 06-0544
bond,ursula 03-0049
bondarenko,v. i. 12-0295
bondarenko,v. m. 06-0350
bondurant,r. h. 01-0077
bone,l. w. 11-0473
bonfig,heinz 05-0672
bongso,a. 11-0135
bonneau,m. 02-0006 02-0230
bonnefoi,m. 01-0633 06-0491 06-0565
bonnett,b. 06-0638
bonniwell,m. a. 02-0528
bonovska,magdalena 10-0246
bonte,j. 01-0001
bonventre,peter f. 07-0191
book,maj-lis 08-0358
booman,p. 08-0187
boon,j. h. 09-0502 09-0555
boos,a. 02-0301 03-0065 07-0072
boos,h. 02-0454
boosinger,t. r. 02-0385 08-0516
boosinger,timothy 08-0522
boosman,r. 11-0619
boot,c. 11-0460
booth,j. m. 03-0516 08-0547 09-0294
booth,nicholas h. 04-0647
boothby,j. t. 08-0301
bopegamage,sh. a. 08-0179
boraski,edward a. 01-0647
boraston,r. 10-0176
boray,j. c. 10-0461 11-0578
borca,m. 02-0215
borcherding,james r. 11-0282
borck,kathryn a. 08-0439
bordi,aldo 01-0320
borecky,l. 05-0209
borg,l. a. h. 04-0027
borg,margarete 05-0467
borgsteede,f. h. m. 05-0486 05-0505 08-0452
borisevich,v. b. 04-0703
borisjuk,o. l. 06-0090
borisov,ivan 12-0298
borisov,l. b. 02-0601
borisov,v. a. 02-0191
borisova,m. m. 01-0120
borisova,m. n. 12-0102
bork,kirsten 11-0123
born,g. v. r. 12-0523
bornarel,p. 11-0359
boron,walter f. 10-0036
borovok,m. i. 04-0249
borowski,jerzy 07-0183 07-0204
bortkevich,v. s. 05-0227
boryczko,zdzislaw 01-0377
borzemska,wanda 03-0335 05-0441
bosch,valerie 10-0377
boschert,kenneth r. 04-0383
bose jun.,henry r. 01-0421
bosma,a. a. 11-0172
bosseloire,a. 08-0567
bosseray,n. 06-0623
bossie,alexis 05-0172
bossu,j.-l. 11-0003
bostedt,h. 02-0290 02-0295 04-0271 10-0566 11-0259
bostest,h. 01-0319
bostet,h. 06-0238
bosu,w. t. k. 05-0268 05-0277 12-0224
botha,a. e. 06-0644
botham,p. a. 05-0574
bothmer,g. v. 04-0240
bottarelli,e. 10-0613
botterelli,e. 10-0612
bottex,chantal 12-0159
botto,i. 04-0477
bottoms,g. d. 02-0359
bottoms,gerald d. 07-0546
boucaud-maitre,y. 07-0351
boucher,r. c. 02-0040
bouclier,m. 06-0020
bouda,jan 12-0545
boudouresque,f. 09-0061
boudrieau,randy j. 10-0656
bouffault,j. c. 04-0639 08-0581 09-0624
bouffler,simon d. 12-0524
bougnoux,m. e. 12-0470
boukerrou,a. 06-0358
boulard,ch. 08-0480
boulot,sylviane 02-0025
boulton,j. g. 11-0358
bountra,c. 11-0058
bourdieu,c. 06-0536 07-0438
bourdon,a. 04-0625
bourgeois,a. louis 04-0377
bourgeois,christine lore 04-0098
bourgeois,nadine 01-0036
bourhy,h. 09-0451
bourke,c. a. 11-0313
bourne,a. s. 06-0530 09-0512 11-0476
bousquet,d. 01-0307
bout,daniel t. 06-0210
bouvet,a. 10-0556
bouvet,alain 08-0127
bouw,j. 03-0302
bouwkamp,f. t. 07-0302 10-0586
bouwmann,d. 01-0498
bouziane,h 08-0390
bove,j. m. 06-0377
bowen,j. m. 05-0065
bowen,m. j. 06-0285
bowen,r. a. 09-0330
bowers,timothy l. 10-0199
bownell,m. s. 02-0112
box,p. g. 07-0371 10-0369
boyce,w. m. 01-0522
boyd,e. h. 07-0259
boyd,g. w. 05-0281
boyd,j. s. 02-0654 05-0309 06-0294
boyd,k. e. 02-0562
boyd,karen e. 04-0596
braaten,bruce a. 10-0317
bracher,v. 04-0571
brack,m. 05-0154
bradbear,nicola 01-0138
bradbury,janet m. 02-0391
brade,helmut 08-0313
brade,lore 08-0313
braden,t. d. 07-0074 08-0573 11-0097
bradley,r. 07-0372 09-0348 09-0687
brady,marietta sue 01-0657 06-0652 06-0655
braend,m. 07-0228
braeunlich,h. 07-0485
bragin,e. o. 09-0584
branchkova,ivanka 12-0178
brahmi,z. 09-0255
brain,joseph d. 10-0174 11-0081
brait,m. 12-0157
braithwaite,r. a. 12-0194
bramlage,l. r. 07-0610 10-0654
bramley,a. john 04-0622 09-0581
bramley,t. a. 04-0083 11-0102
branco,francisco 09-0204
brandes,baerbel 06-0687
brandes,k. 07-0293
brandl,e. 11-0544 11-0593 12-0660
brandl,ernst 08-0583
brandon,m. r. 02-0223 02-0224 03-0025 03-0026 03-0211 04-0085 08-0188
brandt,j. 02-0604
brandt,t. m. 08-0117
brankova,nadezhda 09-0444
brannan,j. d. 09-0102
bransch,beate 08-0144
branscheid,w. 03-0101 08-0086
branstetter,b. a. 01-0522
brantley,richard k. 07-0035
bras,g. e. 02-0640
brass,k. 10-0287
bratanov,m. 05-0392
bratanov,m. b. 07-0197
bratell,s. 09-0038
bratton,donna l. 01-0031
bratus",e. v. 02-0356
braum,j. 12-0252
braun,j. 06-0283 11-0305
braun,j. p. 03-0070 03-0235 12-0498
braun,k. 03-0306
braun,matthias g. 09-0223
braun,u. 01-0153 04-0571
braun,w. f. 05-0071
braun-sprakties, ursula 12-0457
braund,kyle g. 10-0516
braunitzer,gerhard 01-0028 04-0258
braunius,w. w. 06-0446 10-0428 11-0429
brauns,h. j. 11-0276
brausnfurth,manfred 11-0065
brauswetter,v. 06-0529
bray,a. r. 02-0527
bray,d. 03-0033
bray,r. a. 01-0115
brazil,g. m. 10-0150
breard,a. 06-0375
breazile,james e. 01-0049
brebner,j. 07-0523
breck,james e. 05-0125
bree,a. 11-0352

bree,leendert van 02-0051
breen,p. h. 11-0520
bregman,c. l. 01-0162
brehm,h. 05-0193
brehme,u. 11-0315
brehmer,axel 10-0014 10-0015
breider,mike a. 04-0339 10-0419
breier,b. h. 10-0050
breitenfellner,j. 07-0547
breitschwerdt,edward b. 12-0202
brem,g. 01-0310 05-0286 09-0115 12-0234
brem,gottfried 01-0083 11-0297
brem,j. j. 02-0420
brem,s. 03-0323 08-0311
bremm,k. d. 01-0193 04-0667
bremner,i. 07-0477 09-0524
brennan,j. j. 02-0652
brenner,j. 10-0354
brenner,r. m. 03-0259
brentrup,h. 01-0674 04-0696
bresk,b. 01-0334 04-0308
bresolin,r. 09-0143
brestansky,ivan 05-0566
breternitz,h. 12-0272
breton,monique 08-0032
bretschko,j. 01-0139
bretschko,josef 03-0159 04-0173
bretschneider, michael 11-0563
breuer,e. m. 12-0115 12-0374 12-0375
breuer,elmar m. 10-0665
breuer,j. 03-0618
breukink,h. j. 08-0536 10-0557
breves,g. 07-0055
brewster,g. 10-0609
breza,michal 08-0410
brichko,v. f. 04-0311
brichuk,p. f. 04-0366
bridger,j. c. 04-0448
bridges,c. h. 04-0591
bridges,charles h. 08-0491 11-0529 12-0530
bridges,cleve r. 10-0534
briedigkeit,helga 11-0562
brieu,veronique 11-0099
briggs,michael 05-0613
brigham,kenneth l. 03-0043 11-0051
briket,n. n. 08-0004
bril",eh. e. 11-0269
brim,theresa a. 03-0313
brindak,o. i. 05-0147
brink,m. e. van den 08-0145
brisbin jun.,i. lehr 07-0038
briske-anderson, mary 02-0536
brison,olivier 03-0383
bristol,david g. 09-0650
britt,d. p. 10-0477
britt,j. a. 05-0645
britt,j. h. 03-0263 04-0089
britten,d. 04-0221
britton,a. p. 06-0251 11-0273
brjushinin,p. i. 09-0519
brjushinina,g. t. 04-0542
brnascheid,w. 10-0243
broad,s. 05-0455
broaddus,v. c. 09-0060
broaddus,v. courtney 02-0032
broadmeado,m. 05-0519
brochier,b. 04-0458 12-0401 12-0404
brochier,b. m. 12-0405
brock,f. m. 10-0336
brockman,s. 02-0442 12-0391
brody,t. 10-0077
broeders,h. 07-0368
broes,a. 07-0328
broex,n. j. g. 03-0555 03-0556 03-0557 10-0671
bronsch,k. 03-0046
bronson,f. h. 06-0065
brook,derek 05-0693
brooks,a. n. 02-0030
brooks,b. n. 04-0395
brooks,charles l. 09-0281
brooks,p. h. 06-0633
brooks,r. 10-0385
brooks-alder,barbara 10-0159
broom,d. m. 01-0147
brose,e. 02-0485
brossard,m. 06-0510
broulet,veronique valerie, nicole 05-0159
broun,g. 04-0500
brousse,nicole 12-0183
brouwer,miranda 06-0202
brown,b. w. 09-0080
brown,c. m. 02-0059
brown,christopher m. 11-0602
brown,d. c. 04-0641
brown,d. les 04-0068
brown,e. a. r. 01-0136
brown,esther m. 04-0005
brown,j. f. 01-0370
brown,john 03-0553 04-0326
brown,k. 07-0392
brown,k. d. 06-0012
brown,k. m. 02-0100
brown,m. j. 11-0049
brown,n. 06-0409 06-0629
brown,p. j. 04-0547
brown,rhonda 01-0430
brown,robert r. 04-0368
brown,t. 10-0244
brown,t. h. 05-0504
brown,thomas p. 10-0140
brown,w. b. 03-0517 03-0518 03-0519
brown jun.,talmage t. 02-0524
brownie,cavell 06-0589
brownie,cecil f. 04-0585 04-0588 06-0589 10-0133
browning,g. f. 10-0161 10-0398
brownlie,j. 04-0451
bruce,d. 11-0188
bruce,w. a. 10-0111
bruchmueller,kira 01-0244
bruckner,l. 10-0583
brueckner,g. 11-0301
brueckner,gottfried 08-0094
brueckner,o. 04-0663
bruender,h.-d. 06-0374
bruenner,n. (hrsg.) 08-0153
bruere,a. n. 03-0531 05-0375
bruese,sabine 06-0690
bruessow,k. 10-0255
bruessow,k.-p. 07-0085 12-0606
bruessow,klaus-peter 11-0294
brumwell,m. l. 03-0053
brun,a. 09-0448
brundson,r. v. 06-0531
bruneau,ph. 12-0244
bruner,c. a. 07-0018
brunet,j. 09-0349
brunken,g. 10-0663
brunn,h. 09-0545
brunnauer,hermine 01-0624
brunner,cindy j. 06-0535
brunner,d. 03-0374
brunner,dieter 04-0468
brunner,p. 01-0008
brusasco,vito 05-0049
bruss,michael l. 06-0335
brust,p. 03-0095
bruyas,j. f. 05-0406 09-0304 10-0258
bruyas,jean-francois marie 05-0306
bruyette,d. s. 08-0605
bryan,lorraine a. 06-0211
bryan,r. p. 09-0480
bryant,robert j. 02-0589
brydl,e. 12-0494
brys,annette 06-0378
bryson,d. 06-0534
bryzgina,t. m. 11-0231
bshouty,z. 07-0041
bu,liliam 02-0345
buanes,t. 10-0057
buchmeier,m. j. 03-0220
buchukuri,d. v. 07-0383
buchwald,fred 03-0184
buchwalder,renate 04-0530 07-0431 12-0474
buck,charlee 07-0359
buckmaster,r. 12-0273
buckrell,b. c. 03-0277
buczek,jan 04-0470
buddle,b. m. 01-0620 03-0526 09-0579
budras,k.-d. 11-0009
buechler,ralph 04-0174
buelow,roland 04-0492
buelow,t. 02-0515 04-0539
buelte,m. 12-0652
buengener,w. 01-0489
buenger,beate 05-0540
buenger,ilse 04-0321
buenger,u. 02-0568 02-0570 05-0540 12-0046
buening-pfaue,h. 03-0559
buergelt,c. d. 10-0345
buerger,h.-j. 08-0409 11-0426
buerki,f. 01-0438 04-0426
buerkle,k. 08-0240 09-0307 10-0251
buerkle,kristina 12-0239
buescher,g. 04-0508 04-0509
buessereau,f. 04-0461
buettiker,r. 10-0508
buettner,rudolf 11-0149 11-0161
bugakov,a. v. 09-0293
bugaila,n. s. 08-0076
bugdol,g. 02-0386
bugnowski,h. 02-0386 02-0402 02-0403 02-0404 03-0532
bugrov,a. d. 08-0221
buhl,w. c. 06-0068 09-0075
buhk,hans-joerg 11-0382
builly,j. p. 07-0344
bujanov,a. a. 06-0477 08-0294
bukhovec,i. d. 01-0090 01-0124
buko,k. m. a. 10-0381
bukowiecki,c. f. 10-0648 10-0654
bukva,vladimir 09-0514
bulach,d. m. 10-0161
bulekbaeva,l. eh. 11-0033
bulgakova,t. n. 10-0156
bulgakova,v. g. 01-0217
bulgin,marie s. 02-0374 05-0658
bulk,v. f. 06-0173
bulkley,g. b. 02-0076
buller,c. r. 12-0389
bullock,a. m. 09-0165
bumpus,f. merlin 11-0110
bunch,k. j. 12-0493
bunch,susan e. 08-0464
buncic,s. 09-0629
bundesen,p. g. 11-0191
bundle,david r. 04-0372
bundy,d. a. p. 01-0524 11-0486
bunka,sebastian 05-0408
bunning,v. kelly 06-0348
buntin,j. d. 09-0095
bunton,t. e. 01-0128
buonavoglia,c. 09-0640
burak,g. g. 09-0508
burba,l. g. 04-0424
burckhardt,a. 02-0271 04-0262

burckhart,marie-france 12-0159
burg,w. p. j. v. d. 08-0452
burgat-sácaze,v. 01-0633
burgess,d. e. 11-0431
burgess,e. c. 07-0355
burgh daly,m. de 02-0009 11-0077
burgt,g. m. van der 09-0063
burich,k. 08-0240
burkat,v. p. 09-0315
burkhardt,h. 03-0338
burkhardt,heike 06-0410 06-0414
burleigh,b. d. 02-0034
burnand,m.-b 10-0616
burnett,r. c. 01-0208
burnett jun.,john c. 02-0074
burnie,a. g. 10-0444
burns,john w. 08-0056
burns,william h. 08-0379
burny,a. 03-0537 05-0418 10-0361
buron,g. 09-0235
buron,i. de 05-0118
burr,donald h. 04-0377
burroughs,j. n. 01-0441
burrows,g. e. 06-0583
bursac,nada 06-0332
burton,m. j. 03-0518 03-0519
burton,r. b. 02-0527
burvenich,c. 03-0525
burvenich,ch. 10-0568
bus,c. m. 01-0580
busch,d. 08-0156
busch,m. 02-0667
busch,w. 02-0181 05-0632 06-0262 11-0263 11-0312 12-0238
bushe,terry 07-0597
bushell,a. c. 10-0369
bushnell,b. 03-0515
busse,friedrich-wilhelm 12-0280
busse,rudi 11-0048
buszko,marcin 11-0501
butakov,a. v. 07-0266
butchaiah,g. 02-0435 06-0403
butchart,a. r. 10-0186
butko,m. p. 01-0696 06-0310
butler,daniel g. 02-0571
butler,j. e. 02-0215
butler,l. 04-0251
butler,p. h. 03-0082
butler,w. r. 07-0270
butt,w. r. 08-0214
butterwith,s. c. 05-0350
buttle,h. l. 09-0091
buttle,hugh 08-0606
buul-offers,s. c. van 06-0018
buxton,d. 11-0434
buyser,c. de 03-0535
buzlama,v. s. 04-0649
byars,t. douglas 02-0567
bychawski,stanislaw 07-0283
bykova,e. v. 05-0058
bykova,l. m. 03-0217
bykovskaja,s. n. 01-0223 05-0178
bystrova,a. n. 10-0329
cabanie,p. 08-0011
cabo,j. f. gonzalez 08-0391
cabreira,a. 10-0460
cabrera,z. 03-0419
caci,artan 03-0549
cacou,p. m. 09-0401
cada,frantisek 03-0501
cadore,j. l. 07-0404 07-0405
cagnasso,a. 01-0569
cahill,donna 12-0392
cailleau,jean 03-0110
cain,g. r. 06-0570
cain,j. l. 06-0570
cainelli-gebara,v. 04-0481
cairoli,a. b. 06-0112
cakala,anna 06-0329 11-0402
cakala,stanislaw 04-0604
cal,m. 06-0134
calalb,mihail b. 05-0202
calderon,m. t. 12-0263
calderon,r. 06-0296
calderwood-mays,m. b. 11-0168
calderwood-mays, maron 12-0641
caldora,carla 03-0528
caldow,g. l. 01-0603 06-0400 12-0464
caldwell,delmar r. 04-0476
caldwell,m. blake 04-0377
caldwell,sarah j. 12-0009
cali,a. 04-0145
calkins,c. e. 03-0222
call,edward p. 08-0248 10-0237
callahan,sharon m. 10-0412
callesen,h. 01-0303 09-0309
callinan,r. b. 11-0358
calonico,lynne d. 07-0012
calpin,margaret m. j. 09-0625
calvert,clay a. 08-0462
camatini,marina 03-0083
cambar,j. 02-0629
camburn,m. a. 07-0056 10-0628
cameo,m. s. 11-0120
cameron,a. w. n. 06-0278 09-0323
cameron,i. t. 06-0227
camicas,j. l. 05-0515
camous,s. 06-0073 09-0336
camp,b. j. 04-0591
camp,bennie j. 12-0530
campadelli-fiume,g. 01-0462
campanile,g. 10-0082 10-0247
campbell,ann 03-0128
campbell,b. k. 09-0083 12-0246
campbell,gary t. 06-0024
campbell,karen l. 07-0454 10-0420
campbell-thompson, martha l. 07-0492
campean,cornelia 11-0084
campean,nicolae 11-0084
campero,c. m. 02-0395 10-0514
campetella,o. e. 03-0223
campion,d. r. 11-0103
camus,e. 05-0516
can,r. 04-0277
canestri-trotti,g. 06-0133
cankova,stojanka 10-0246
canning,s. f. 11-0095
cannon,m. j. 02-0424 07-0366
cantell,k. (hrsg.) 01-0229
cantey,j. r. 02-0361
canton,david d. 06-0557
cantrell,d. a. 11-0213
cao,g. r. 05-0539
cao,yu-zhang 01-0042
caparon,michael g. 01-0365
capiau,e. 01-0287
capitani,o. 02-0646
caple,i. w. 10-0025
capmau,m.-l. 08-0565
caporale,v. 08-0351
capote,mercedes 07-0095
cappareli,rosanna 01-0320
capyrin,ju. n. 05-0621
car,b. d. 10-0126
caral,j. 08-0224
carati,c. j. 05-0050
card,j. l. 02-0410
cardoni,r. l. 07-0419
carduck,w. 12-0424
care,a. d. 07-0033
carelli,c. 02-0230
carleton,c. l. 07-0256
carlies,m. c. 03-0352
carlin,j. i. 09-0037
carline,robert f. 03-0150
carlomagno,mirta a. 11-0357 12-0447
carlow,c. k. s. 01-0545
carlow,clotilde k. s. 01-0509
carlson,eunice c. 11-0414
carlson,gary p. 10-0031
carlsson,l. m. s. 12-0030
carlton,w. w. 02-0561
carlwa,r. a. 03-0517
carman,jane 03-0373
carmichael,gary j. 03-0149
carmichael,i. h. 11-0494
carmichael,l. e. 04-0371 09-0441
carmichael,leland e. 08-0359
carne,alan 08-0068
carnero,m. e. 01-0457
carnevale,e. m. 05-0064
carnevale,elaine m. 06-0288
caroff,jean-yves 03-0254
caron,j. a. 03-0193
caron,j. p. 12-0630
carp,richard i. 10-0412
carpenter,carol a. 08-0042
carpenter,j l. 06-0509 08-0138 08-0309
carpenter,james l. 04-0573
carpenter,t. r. 09-0210
carpenter,tim e. 03-0240 03-0241 09-0571
carpenter,w. c. 02-0409
carr,liz 07-0616
carre,s. 09-0180
carreau,c. p. 01-0041
carreau,s. 05-0079
carrie-lemoine,j. 02-0006
carrig,c. b. 12-0127
carrigan,m. j. 11-0313 11-0379
carrillo,joseph m. 10-0141
carrington,jill l. 05-0047
carrington,s. 10-0517
carrington,s. d. 10-0320
carrol,b. 06-0526
carson,r. s. 01-0297 02-0094
carter,c. e. 02-0394
carter,d. a. 03-0111
carter,edward a. 11-0612
carter,ellis 09-0633
carter,g. kent 11-0529
carter,g. r. 08-0269
carter,i. w. j. 02-0469
carter,james d. 10-0525
carter,paul 06-0182
carter,r. 10-0446
cartier,c. 12-0351
carvalho,t. u. de 01-0490
casado,n. 08-0444
casal,l. 01-0459
casal,m. 05-0676
casale,antonella 03-0083
casasola,jesu 04-0252
casey,michael j. 07-0034
casper,howard h. 07-0563
casper,r. f. 06-0552
caspi,rachel r. 01-0233
cassens,r. g. 10-0128
cassens,robert g. 06-0347
cassidy,s. s. 09-0037
castaneda-vazquez, hugo 04-0211
casteel,s. w. 08-0017
casteel,stan s. 04-0570
casteleijn,eric 02-0022
castillo,r. j. 11-0100
castro,a. f. pestana de 03-0303
castro,j. m. 04-0430
castrucci,g. 08-0539
castryck,f. 12-0409
cathiard,anne-marie 11-0099
catt,r. e. 11-0369
catterall,james r. 03-0412

catterjee,s. 09-0303
cattiau,c. 11-0306
caughey,george h. 07-0012
caughman,gretchen b. 05-0451 08-0370
caust,j. 06-0448
cavanagh,david 09-0593
cavicchia,juan c. 12-0018
caviezel,m. 12-0536
cawley,g. d. 05-0535
ceccarelli,p. s. 09-0147
cederqvist,b. 03-0031
cegielski,artur 06-0390
cekguel,e. 03-0257
celebi,nevin 10-0575
celotti,f. 07-0088
ceneva,g. ja. 06-0350
cenkova,rumjana 09-0268 09-0269 12-0290
centifanto-fitzgerald, ysolina 04-0476
ceppi,j. a. 12-0032
cequiel,m. v. latre 08-0391
cerasoli jun.,franklin 12-0198 12-0199
cermakova,zuzana 04-0418
cernescu,h. 08-0236
cerny,a. 08-0352
cerny,ludvik 08-0320 09-0421 10-0134
cerny,milan 07-0462
cerny-reiterer,s. 08-0375
cerny-reiterer,sabine 12-0410
cervantes,c. 09-0039
ceschia,g. 05-0104
cetin,y. 01-0016
cetin,yalcin 05-0004
chadee,k. 11-0422
chai,y. 09-0588
chaillet,j. richard 10-0035
chaisemartin,claude 04-0144
chajjka,s. p. 01-0038
chakahrov,rumen 07-0479
chakir,jamila 12-0155
chalmers,kerry 01-0003
chalyjj,g. a. 04-0350
chambers,claire m. 10-0528
chambers,philip l. 10-0528
chambers,thomas m. 04-0429 12-0581
chambonnet,f. 07-0399
chamorro,c. a. 04-0035 06-0001
champalle,elisabeth 09-0676
champlain,jaques de 03-0055
chan,w. 12-0179
chandiwana,s. k. 11-0459
chandler,d. k. f. 09-0402 10-0343
chandler,f. w. 08-0355
chandler,j. e. 08-0091
chandra,ramesh 05-0546
chandrashekar,v. 10-0273
chang,cheng-min 09-0011
chang,il-moo 03-0497
chansilpa,tuonta 03-0124
chantal,j. 01-0602
chanter,n. 07-0327 11-0363
chao,wei-liang 10-0158
chapeau,christine 09-0014
chapell,l. h. (hrsg.) 01-0485
chapin,l. t. 05-0042
chapleau,mark w. 06-0044
chapman,w. l. 03-0562
chapman jun.,willie l. 10-0433
chappat,p. 01-0679 03-0582 10-0240
charlemagne,j. 01-0101
charles,eliane 12-0529
charleston,w. a. g. 01-0003 09-0498
charlety,p. 02-0193
charley,b. 01-0203 08-0315 09-0233
charlier,g. 07-0510
charlton,k. m. 01-0452
charnly,a. k. (hrsg.) 01-0168
charonis,aristidis s. 02-0236
charpigny,g. 10-0233
chartier,c. 05-0463 08-0266 12-0472
chartier,f. 08-0266
chase,ann 01-0378 01-0379
chase,david j. 09-0107
chasey,d. 08-0350
chaslus-dancla,e. 03-0300
chatain,beatrice 05-0096
chatelain,a. 09-0061
chatelain,eliane 02-0003
chatelain,p. g. 06-0025
chatelet,a. m.
chatelet,a. m. armynot du 11-0567
chaturvedi,u. c. 02-0445
chaudhary,s. k. 01-0285 09-0462
chaudhary,z. i. 04-0644
chaudhuri,j. 02-0499
chautard,t. 09-0061
chauve,cl. 03-0454
chauve,claude m. 06-0500 12-0471
chauveau,m. 05-0562
chauvier,guy 06-0162
chauvin,a. 08-0480
chavez,p. r. 09-0433
chawengkirttikul,r. 11-0461
cheboksarova,t. v. 06-0324 07-0320
chechetkina,i. a. 04-0677
checovich,w. j. 02-0530
cheers,c. 10-0328
chegini,n. 05-0067
chelibonova-lorer,h. 08-0035
chemineau,p. 05-0278 06-0077 09-0080
chen,h. b. 06-0263
chen,linda h. 02-0520
chen,ren-shen 10-0158
chen,tsui-hua 01-0366
chen,w. 09-0382
cheney,j. m. 07-0427
chenki,janush 01-0681
chenoweth,p. j. 08-0085
chepurnaja,a. g. 07-0118
cherepakhin,v. v. 04-0243
cherepanov,g. g. 10-0028
cherkasova,t. d. 01-0372
chernigov,v. d. 08-0441 08-0624
chernin,j. 11-0457
chernova,t. n. 07-0127
chernukha,ju. g. 12-0341
chernysheva,m. p. 05-0037
chernysheva,n. m. 05-0201
cherr,gary n. 02-0109
cherrington,a. d. 11-0500
chervonskaja,g. p. 06-0370
chervonskaja,n. v. 11-0225 11-0565
cherwonogrodzky, john w. 04-0372
chesky,jeffrey a. 05-0181
chesnel,j. f. 03-0534
chesnokov,v. a. 05-0194
chesnokova,v. f. 04-0680
chester,david k. 07-0472
chester,z. 12-0513
chettle,n. j. 05-0453 06-0445
cheung,a. 10-0059
cheung,tak h. 05-0181
chevalet,c. 08-0099
cheville,n. f. 04-0373 05-0376 06-0363 09-0373
cheville,norman f. 09-0592
chevrier,c. 11-0122 11-0123
chew,b. p. 02-0097
chhatwal,g. s. 12-0143
chiba,yukinobu 01-0037
chibber,rakesh 12-0524
chibber,s. 11-0628
chickering,william r. 11-0375
chieli,elisabetty 02-0618
chiesa,c. 01-0373
chiesa,f. 09-0084 10-0111
chigusa,y. 09-0501
chihaya,y. 06-0493
chihaya,yutaka 03-0386
chikahira,masatsugu 08-0151
chikuni,kouichi 09-0680
childers,a. b. 07-0338
chilmonczyk,s. 06-0130
chilton,beverly s. 09-0096
chimakadze,g. a. 07-0415
chin,s. a. 05-0651
ching hua wang 01-0539
chipens,g. i. 03-0036
chirino-trejo,j. m. 04-0402
chitambar,shobha d. 05-0397
chitwood,sharon 05-0174
chiu,mei-na 04-0432
chladek,dan w. 05-0348
chlebobovska,k. 02-0056
chmall,l. michael 07-0490
cho,t. 12-0179
chobanova,r. 04-0202
chodkowska,danuta 09-0050
choi,c. s. 06-0458
choi,h. s. 02-0336
chomaev,a. 02-0311
chomakov,khristo 06-0175
chong,y. c. 01-0191
chou,y. k. 04-0225
chourasia,h. k. 05-0563
chowdhury,m. shafiqul i. 05-0452
chowdhury,s. d. 10-0503
chowdrey,h. s. 11-0044
choy,patrick c. 01-0042
christ,b. 02-0017
christ,d. 12-0144
christensen,gordon d. 04-0213
christensen,l. g. 01-0311
christensen,l. s. 01-0473 06-0471
christensen,n. h. 05-0449
christensen,n. o. 06-0516
christensen,n. oe. 07-0417
christian,m. k. 11-0512
christiansen,t. 08-0285
christiansen,valerie e. 10-0564
christie,k. e. 01-0104
christie,karen elina 05-0100
christman,brian w. 06-0034
christoph,h.-j. 12-0650
christopher,mary m. 08-0166
christopher,p. 06-0552
chroust,karel 01-0487 12-0453
chubb,j. c. 01-0116
chubb,r. 07-0372
chubb,r. c. 02-0626
chudinov,a. a. 01-0176
chudnovskijj,s. i. 01-0038
chugasova,v. a. 02-0164
chuit,pierre adrien 07-0574
chumela,josef 10-0584 12-0402
chung,k. f. 01-0206
chung,s. 04-0107
chupachina,o. k. 04-0304
chupin,d. 06-0256 08-0084

churchill,edwin a. 07-0600
chureeva,l. n. 05-0201
chye,n. s. 11-0135
chyla,michal 09-0534
cialkowski,mary e. 01-0480
ciborowski,p. 05-0382
cibulskis,r. e. 03-0393
ciceroni,l. 11-0373
cicurel,l. 10-0611
cieciura,l. 04-0026 11-0085
cienfuegos,j. a. 10-0166
ciereszko,r. 09-0085
ciesla,miroslaw 12-0078
cieslicki,m. 07-0557
cieslicki,michael 12-0601
cifarelli,maria 03-0083
cifrian,b. 04-0524
ciminari,o. e. 03-0434
cinco,m. 07-0193
cinco,marina 11-0193
ciolek,j. 12-0499
ciprian,abel 11-0341
cirkovic,danica 05-0271
citino,scott b. 04-0638
ciurana,blanca 10-0163
cjapa,ju. m. 10-0067
claassen,e. 01-0209
claesson,hans-erik 04-0047
clakre,r. e. 11-0251
clark,b. c. 06-0666
clark,c. l. 04-0268
clark,e. a. 02-0200
clark,g. w. 04-0376
clark,j. derrell 06-0667
clark,j. r. 10-0073
clark,l. kirk 04-0300
clark,r. g. 05-0538 12-0030
clark,susan 06-0030
clark,t. g. 04-0142
clark,t. l. 06-0233
clark,tracy l. 08-0209
clark,w. t. 12-0513
clarke,i. j. 02-0095 07-0077 09-0081
clarke,j. a. 02-0009
clarke,kathy w. 07-0577
clarke,m. c. 04-0451
clarke,p. g. h. 06-0038
clarke,robert c. 03-0610
clarkson,m. j. 10-0477
claus,d. 12-0549
claus,g. william 08-0269
claus,r. 04-0293 10-0670 12-0261
clausen,h. 02-0569
clausen,h. h. 02-0457
clavits,r. 12-0316
claxton,m. s. 04-0564
claxton,marjorie s. 01-0402
claypool,l. e. 06-0057 10-0054
clayton,c. l. 10-0150
clayton,g. m. 04-0143
clayton,hilary m. 08-0046
clayton,j. 04-0220
cleator,g. m. 08-0377
clem,m. f. 02-0632
clem,michael f. 07-0614
clement,stephane francoise 03-0457
clemente,carl h. 08-0614
clemmons,r. m. 10-0521
clercq,k. de 03-0331 03-0334 06-0407
clercx,c. 08-0051 10-0051
cleuter,y. 10-0361
clifton-hadley,r. s. 01-0106 05-0112
clinkenbeard,kenneth d. 06-0382
cliver,d. o. 07-0374
cloete,michele 01-0440
cloonan,m. j. 02-0469
cloppet,h. 07-0351
clough,ellen r. 08-0198
clubb,fred j. 02-0617
clusin,william t. 02-0041
clutton,r. e. 04-0685
coates,a. l. 04-0065
coates,laura 12-0380
coats,eugene a. 10-0608
coblentz,bruce e. 05-0091
cocchiara,roberta 12-0258
coceani,f. 00-0051
cocheva,neli 09-0485
cochrane,susan m. 10-0605
cocilovo,alessandra 03-0528
cock,i. de 01-0287
cockley,k. d. 03-0328
coe,j. y. 09-0051
coghlan,lezlee graham 11-0357
cognie,y. 04-0105 09-0080 12-0249
cohen,j. a. 12-0161
cohen,r. 12-0526
cojj,e. s. 12-0095
colahan,patrick 09-0653
colahan,patrick t. 12-0644
colas,g. 07-0087
colditz,i. g. 02-0217 03-0185 06-0617
cole jun.,john r. 12-0366
coleman,h. a. 02-0289
colenbrander,b. 10-0027
coles,g. c. 03-0542 09-0483
colgrave,h. f. 12-0537
colic,m. 10-0181
colla,c. 10-0102
colle,j. h. 05-0186
collett,marc s. 06-0452 06-0453
collie,nathan l. 05-0123
collier,m. 04-0700
collier,m. a. 06-0676
collier,robert j. 06-0014
collins,c. 07-0079
collins,j. e. 06-0598
collins,james k. 03-0373
collins,lynda g. 10-0144
collins,m. k. l. 11-0213
collins,m. s. 08-0385 09-0250
collins,michael t. 03-0313
collins,p. 11-0539
collins,r. l. 03-0599
collins,robert a. 04-0620
collobert-laugier, claire 06-0341 08-0265
colomb,g. 11-0209
colombani,c. 10-0239
colombo,g. 09-0617
colomina,m. t. 12-0538
colvin,billy m. 10-0534
comaja,d. g. 12-0388
combaud,j. f. 09-0275
comben,n. 07-0556
combes,c. 10-0473
combet,a. 08-0436
conboy,g. a. 03-0422
conboy,h. steve 07-0233
concannon,p. w. 09-0097 09-0285
confer,a. w. 01-0375
conjat,f. 01-0041
conley,h. h. 07-0274
connan,r. m. 08-0508
connell,j. a. 04-0267
connell,r. 10-0055
connelly,c. 10-0471
connelly,jon c. 11-0066
conner,m. e. 06-0451
conner,m. w. 08-0309
connor,t. j. 01-0606 07-0507
connors,t. a. 02-0563
conrad,c. 12-0385 12-0387
conrad,f. 04-0103
conrad,h. r. 01-0568 05-0019
conrad,lisa 03-0197
conroy,d. a. 06-0112 09-0147 10-0100 10-0102
conroy,gina 10-0100
consiglio,anna lange 12-0049
constantinescu, gheorghe m. 02-0170 04-0005
conte,g. 09-0111
conti,c. 04-0457
contrepois,m. 07-0190 09-0356
cook,b. r. 12-0152
cook,c. b. 07-0260
cook,carol g. 08-0158
cook,cynthia s. 10-0635 10-0636
cook,jane k. a. 07-0408
cook,r. w. 11-0354 11-0358
cook,t. m. 05-0105
cook,w. robert 05-0551 06-0539
cooke,a. 06-0192
cooke,paul s. 10-0056
cooksey,lynita m. 11-0488 11-0489
cooley,a. j. 07-0355
cools,v. 08-0541 10-0316
coombs,jim 09-0182
cooper,a. 12-0435
cooper,e. s. 11-0486
cooper,i. 09-0113
cooper,robert c. 03-0566 12-0503
cooper,w. l. 08-0245
copeman,d. b. 01-0544 11-0472
coppens,p. 08-0590
coppock,r. w. 11-0598
coprean,d. 08-0184
corah,l. r. 05-0281
corah,larry r. 07-0268
corapi,w. v. 05-0158
corba,j. 05-0637
corbett,wayne t. 04-0585
corbin,jim 11-0513
corboz,l. 01-0283
cordero-del-campillo ,m. 12-0466
cordes,hans-peter 10-0608
cork,l. c. 03-0356
corke,m. j. 04-0665
corkish,j. d. 05-0442
corlett,s. c. 07-0033
cornaglia,e. m. 06-0449
cornelius,charles e. 01-0047
cornell,e. d. 08-0459
corner,a. h. 04-0395
corner,l. a. 11-0189 11-0191
cornette,j. 10-0437
cornick,janyce l. 11-0529
cornwell,h. j. c. 02-0616 03-0370
corona,m. 08-0060
corps,a. n. 06-0012
corradine,r. a. 02-0103
corrales,r. j. 01-0206
corrigall,w. 03-0438
corrin,k. c. 02-0394
cortes valoson de angelis 08-0353
corthier,g. 09-0392
cosenza,scott f. 06-0671
cosgrove,leah j. 02-0266
cossarini-dunier,m. 04-0162
cossart,p. 06-0176
costa-lobet,c. 09-0010
costa-vila,j. 03-0090
costes,g. 12-0038
costiou,p. 12-0003
coteau,w. e. de 02-0475
coto,daisy 06-0245 06-0246
cotofan,otilia 06-0319
cotter,susan m. 09-0264
cottrell,d. f. 07-0056 10-0628
cotugno,mario 12-0067
coudert,francoise 05-0465
coudert,m. 08-0326 10-0323 12-0353
coulibaly,c. o. z. 05-0436
coulson,p. s. 08-0437
coune,a. 04-0669
counotte,g. h. m. 07-0302 08-0495
courot,m. 09-0122
court,michael h. 07-0566 07-0573
courtney,c. h. 11-0451
courtois,p. 02-0629
courtot,d. 11-0570

coussement,w. 02-0614 12-0441
coussement,werner 12-0440
coutinho,a. 10-0184
coutts,a. g. p. 03-0438
couture,y. 02-0352
couvreur,g. 08-0418
covens,a. l. 06-0552
cowchock,f. susan 11-0218
cowell,rick l. 06-0382 08-0426
cowen,peter 01-0299
cowey,c. b. 03-0154
cowsert,lex m. 08-0382
cox,b. t. 02-0527
cox,d. f. 10-0341
cox,e. 04-0336 05-0349 08-0541 10-0315 10-0316
cox,j. 10-0346
cox,j. e. 05-0021 05-0022 05-0023 11-0112
cox,j. h. 04-0460
cox,john 01-0671
cox,judy h. 01-0298
cox,n. m. 09-0088
cox,n. r. 10-0411
cox,robert 03-0022
cox,w. j. 08-0385
coyne,cody p. 03-0593
cozanet,a. 10-0552
cozzi,b. 08-0014
craig,p. s. 03-0430
craig,thomas m. 04-0501
crama,k. 11-0617
cran,d. g. 03-0122 03-0123
crandall,david l. 03-0472
crandell,r. a. 01-0481
crandell,robert a. 04-0474
crane,s. 11-0606
cranwell,m. p. 12-0125
craven,s. e. 06-0695
craven,stephen e. 09-0390
crawford,r. p. 07-0338
crcev,d. 08-0544
creed,k. e. 05-0050
cremonesi,fausto 12-0049
crenn,y. 09-0409
crespi,madeleine 04-0432
crews,amy 03-0104
crichton,e. g. 06-0049
crim,j. w. 11-0060 12-0025
crisafi,e. 10-0096
crisman,mark v. 08-0527
crisp,a. j. 04-0073 11-0072
crisp,tracy 08-0335
crispin,sheila 02-0637 09-0647
crocker,p. r. 12-0165
croenstoel,hallstein 10-0382
crompton,d. w. t. 03-0456
crosbie,jeffrey 08-0174
crosbie,s. f. 11-0119
crosby,donald g. 09-0153
crosby,l. m. 02-0111
cross,d. t. 09-0274
crossman,p. j. 12-0331
crough,k. f. 11-0506
crovetto,gian matteo 03-0278
crowder,larry b. 09-0151
crowder,m. e. 02-0095 06-0060
crowe jun.,dennis t. 07-0572
crowle,alfred j. 09-0637
crowther,j. r. 03-0355 05-0415 10-0352
croy,b. anne 09-0014
crozet,nicole 11-0300
cruciere,c. 02-0426
cruickshank,d. 08-0009
cruijsen,a. l. m. 08-0531
crumpton,m. j. 11-0213
cruz,tonatiuh 11-0341
csendes,p. 11-0507
csepio,a. 12-0333
csermelyi,m. 02-0429
csontos,l. 03-0138
csuka,j. 11-0126
cuasnicu,p. s. 11-0120
cuci,agron 03-0491
cudd,timothy a. 07-0611
cuesta-bandera,c. 01-0518
cullen,john 09-0650
cullen,l. k. 09-0644
cumano,ana 02-0249
cumming,r. b. 09-0594
cummings,j. f. 07-0159
cummings,margaret r. 10-0242
cummins,j. t. 02-0095
cummins,joseph m. 09-0237
cummins,k. a. 05-0041
cunningham,c. 09-0239
cunningham,zita 03-0183
cuong,hoang-yu 05-0279
cupp,eddie w. 08-0473 09-0511
curran,s. 02-0332
curren,michele 08-0360
currie,w. b. 09-0068
curson,b. 02-0127
curtis,charles r. 05-0577 05-0585
curtis,p. e. 02-0182
curtis,r. 02-0182
curtis,roger 10-0518
cusack,n. j. 12-0523
custer,d. a. 10-0603
cutlip,randall 08-0322
cutlip,randall c. 10-0367
cutuk,r. 09-0198
cutz,e. 12-0179
cvetkov,petko 01-0604
cvetkova,vasilka 12-0225
cvetkovic,l. 08-0414
cvetnenko,e. z. 04-0661
cvilikhovskijj,n. i. 08-0015 11-0219
cybik,monika 01-0254
cycikov,eh. n. 12-0158
cygan,zygmunt 04-0614 05-0384
cyganenko,a. ja. 10-0325
cyganova,a. a. 11-0356
cypess,r. h. 03-0448
cyrenzhapov,o. c. 04-0551
cyrulnik,b. 08-0126
czako,j. 09-0049
czarnecki,andrzej 01-0022
czarnecki,zbigniew 06-0110 06-0111 07-0125
czarniecki,christine w. 04-0332
czarnowska,elzbieta 11-0008
czifra,gy. 12-0232
czlonkowska,maria 03-0268 07-0288
czop,j. k. 10-0415
czuprynski,c. j. 01-0370
czuprynski,charles j. 08-0305
d"albis,anne 01-0044
d"amore,l. 10-0082
d"angelo,d. 09-0582
d"angelo,edgardo 03-0089
d"apice,anthony j. f. 02-0266
d"arcy,t. l. 12-0139
d"jachenko,s. n. 01-0220
d"jakonov,l. p. 08-0070
d"occhio,m. j. 09-0305
d"orazi,gabriella 10-0041
dabbagh,m. n. 02-0659
dabrowski,jan 03-0609
dacheux,francoise 03-0116 11-0116 12-0043
dacheux,jean-louis 03-0116 11-0116 11-0122 12-0043
dacremont,g. 04-0556
dadoune,j. p. 11-0118
daelen,a. m. m. j. van 04-0626
daemmrich,k. 03-0212
daemmrich,klaus 02-0540 02-0541
daenekas,juergen 06-0656
daetz,h.-h. 04-0516
daetz,hans-heinrich 11-0276
dafalla,r. 04-0490
daft,laureen j. 02-0476
dahme,erwin 05-0144
dahmen,j. j. 06-0295
daigo,m. 03-0013
daigo,masayuki 10-0230
dainat,j. 08-0008
daisy,k. j. 10-0427
dakic,m. 09-0629
dalal,a. 12-0027
dale,beverly 01-0430 05-0425
dale,james b. 12-0297
dale,n. 01-0584
daley,cynthia a. 11-0278
dalgarno,lynn 05-0464
dalgleish,r. 09-0499
dalkin,a. c. 12-0060
dall"olio,f. 01-0462
dalle,d. 04-0065
dalle,m. 11-0022
dalmane,a. r. 04-0025
dalton,john p. 03-0420
dalwigk,hans-bernd v. 04-0151
daly,c. c. 03-0067
dalziel,t. r. k. 09-0156
dam,a. p. van 02-0198
dam,h. c. b. van 11-0588
dambrine,ginette 05-0465 10-0402
damiano-burbach, patricia 05-0167
damnjanovic,z. 03-0463 04-0275 04-0549
danek,janusz 02-0431
danell,b. 05-0597
danell,oeje 01-0270
danev,jordan 12-0619
danforth,h. d. 10-0423
dangschat,h. 11-0137
daniel,g. m. 06-0366
daniel,h. 07-0333
daniel,j. c. 10-0280
daniel,r. c. w. 05-0527 05-0530 10-0197 12-0196
daniel,r. r. 05-0410
daniel jun.,j. c. 12-0064
daniels,d. 03-0541 09-0618
daniels,e. 10-0554
daniels,margaret 04-0646
danielsson-tham,v. m.-l. 06-0716
danilov,g. e. 08-0067
danilova,n. i. 08-0308
dankova,cvetana 03-0271
danner,gertraude 08-0474
danner,k. 01-0467
danner,kurt 10-0404
danov,mitko 09-0334
danton,michele 04-0133
dantzer,vibeke 03-0108 04-0088
darai,gholamreza (hrsg.) 05-0414
darbeida,halima 11-0099
darcel,c. le q. 02-0418
darenius,k. 06-0072
darenskaja,n. g. 01-0210
dargatz,d. a. 09-0411
dargent,francois j. 07-0166
dargent-molina,p. 06-0614
darkov,a. a. 04-0108
darlington,g. 05-0578
darnley,andrew c. 08-0042
daron,harlow 11-0111
dart,a. j. 11-0367
das,p. c. 12-0532
das,r. k. 10-0582
dash,j. m. 11-0449
dash,m. 01-0548
dassouli-mrani-belkebir,amina 09-0356
datan,lothar 01-0563

daubert,daryl 08-0394
daud,h. m. 04-0135
daugschies,a. 11-0426
daulouede,s. 08-0436
daunizeau,a. 12-0335
davey,ronald b. 11-0488 11-0489
davi,maria 04-0066
david,a. 04-0495
davidson,dennis 04-0270
davidson,s. e. 03-0195
davies,a. s. 03-0004
davies,christine p. 01-0631
davies,l. h. 06-0549
davis,arthur r. 07-0143
davis,g. m. 04-0065
davis,r. h. 10-0503
davis,s. r. 02-0034
davis,s. w. 08-0443
davis,t. 07-0025
davis,w. c. 08-0349 11-0201
davis,william c. 05-0211
davison,a. m. 08-0169
davletova,l. v. 06-0006
davoust,jean 04-0492
davydenko,v. p. 07-0383
davydov,o. n. 01-0122
davydov,v. g. 11-0463
dawkins,h. j. s. 05-0506
dawra,rajinder k. 06-0588
dawson,karl a. 11-0339
dawson,m. 04-0414
dawson,michael 08-0384
day,a. m. 11-0258
day,m. j. 03-0388
day,m. l. 02-0089
de rossi,m. 09-0108
dea,s. 03-0361 06-0435
dean,bonnie 09-0549
dean,hanse j. 08-0198
dean,jack h. 11-0421
dean,paul w. 02-0170 08-0515
deangelis,donald l. 05-0125
dear,g. 04-0119
deaver,d. r. 11-0113
debecq,j. 03-0331 03-0334
deblois,g. g. 03-0068
deboeck,f. 12-0133
debowes,r. m. 02-0632 07-0567
debowes,richard m. 01-0298 07-0541 07-0614
deby-dupont,g. 09-0641
decaesstecker, mireille 07-0510
declerck,y. a. 08-0026
dedecker,r. j. 05-0277
dedek,j. 06-0455 09-0381 12-0397
dedinene,ja. l. 02-0414
dedow,jn. 02-0311
dedrick,patricia 09-0375
dedukh,n. v. 11-0042
deegen,e. 08-0483 10-0491 10-0494 10-0495 10-0507
deen,john 05-0242
deen,travis 02-0173 07-0576
dees,craig 08-0360
defives,c. 12-0335
degen,h. 01-0257
degroodt,jean-marie 08-0582
degroote,g. 08-0255
degroote,s. 08-0255
degteva,g. k. 10-0155
degwert,j. 01-0239
dehasse,j. 03-0535
dehnhard,m. 04-0293 12-0261
dehning,r. 01-0316
dehoff,marlin h. 06-0014
dejardin,loic marie andre 03-0568
dejong,gale a. 01-0613 02-0582
delahaut,p. 10-0618
delaporte,j. 05-0516
delatour,p. 01-0642 05-0619
delcasso,jean-marc eugene 04-0237
deldar,a. 07-0548
delfinado-baker,m. 06-0136 09-0168
delgoffe,j. c. 09-0422
della-porta,a. j. 10-0406
della-porta,a. k. 09-0435
dellinger,john 06-0662
delorenzo,m. a. 08-0554
delp,m. d. 03-0071
delverdier,m. 08-0011
demarquez,n. 12-0421
demartini,james c. 08-0321
demcamps,h. 10-0533
demling,robert h. 03-0301
demoustier,m. m. 09-0311
dempsey,jerome a. 07-0057
denby,l. 01-0463
denderen,janneke van 01-0236
deneke,juergen 07-0511
deneke,susan m. 01-0019
denicola,dennis b. 07-0546
denis,m. 11-0422
denker,h.-w. 12-0023
denner,k. 05-0687
dennis,w. 12-0530
denny,h. r. 08-0593
denny,hamish 07-0605
depaolo,louis v. 12-0058
deplazes,p. 05-0475 05-0495 06-0383 06-0520
depping,a. 01-0383
deprez,p. 01-0358 09-0530
deptula,wieslaw 03-0206 04-0470
derakhshifar,i. 03-0170
derbyshire,j. b. 07-0213
derbyshire,j. brian 03-0358
deregt,dirk 04-0435
derevjanchenko,i. g. 01-0223
dereza,a. f. 09-0388 09-0389
derjabin,p. n. 10-0153
derksen,f. j. 07-0023
derksen,frederik j. 03-0570
deroth,l. 11-0510
derycke,g. 02-0318
deschanel,j. p. 12-0048
deschaux,p. 12-0155
desmazeaud,michel 09-0216 09-0217
desmedt,veronique 11-0300
desmettre,ph. 01-0602 09-0638
desplenter,l. 02-0614
desselberger,u. 08-0345
dessem,d 11-0078
dethlefsen,v. 01-0126 07-0141
detilleux,p. g. 05-0376
deuber,r. 12-0536
deudon,elisabeth 08-0032
deuel,thomas f. 04-0261 09-0024
deufel,josef 02-0149
deusheva,g. g. 07-0181
deutscher,gene h. 06-0292
deutschmann,b. 03-0203
devecerski,v. 04-0086 04-0087
devery,rosaleen 03-0085
devinna,r. s. 09-0090
devriese,l. 01-0358 04-0349
dewaele,a. 02-0279
dewald,b. 10-0173
dewes,h. f. 01-0591
dewilde,r. 09-0544
dey,c. d. 12-0532
dey,r. k. 05-0103
dey,s. k. 10-0592
dey-hazra,a. 11-0230
deyoe,b. l. 01-0375 05-0376 06-0363
dhaliwal,g. s. 06-0276
dhanotiya,r. s. 12-0223
dhar,d. n. 06-0522 09-0503
dhawan,mamta 12-0534
dheer,j. m. s. 04-0157 09-0150
dheer,t. r. 04-0157
dhem,a. r. 05-0040 10-0048 10-0194
dhillon,a. s. 09-0434
dial,gary d. 02-0351 05-0341
diamond,jared m. 03-0009
diamond,p. 11-0500
diaw,o. t. 05-0491
dibbelt,leif 01-0045
dicheva,lilja 03-0006 12-0624
dick,l. a. 07-0464
dickerson,h. w. 04-0142
dickgiesser,norbert 05-0357 06-0174
dickie,m. 11-0130
dickinson,a. g. 06-0483 07-0407
dicks,f. 08-0599
dickson,linda 12-0633
didier,p. j. 05-0555
diebschlag,w. 06-0678
dieckmann,angela 03-0431
dieckmann,michael peter 05-0636
diefenhardt,angela 05-0337
diehl,j. r. 09-0296
diehl,m. 01-0159 06-0157
dieleman,s. j. 11-0107
dierich,manfred p. 05-0368
dierkes,detlev 05-0249
dierks,r. e. 08-0206
diesch,stanley l. 12-0209
diesing,l. 01-0505
dieterr,r. r. 08-0183 10-0198
dietich,manfred. p. 12-0130
dietrich,espen 07-0007
dietrichs,espen 07-0006
dietz,e. 07-0090
dietz,o. 04-0569 04-0683 05-0675 05-0687 07-0491 10-0513 12-0634
dieuzy,l. 01-0475
digiacomo,r. f. 03-0339
digiacomo,ronald f. 10-0355 12-0359
dijk,a. j. van 09-0063
dijk,j. e. van 05-0161 06-0603 12-0551
dijk,p. m. van 10-0375
dijkhuizen,a. a. 09-0291
dijkstra,c. d. 01-0218
dik,k. j. 02-0657 10-0661
dikinene,n. p. 01-0235 01-0429 02-0414 12-0175
dillberger,john e. 08-0394
dillingham,l. 09-0097
dillon,a. r. 02-0385
dillon,d. m. 09-0239
dillon-long,p. 08-0162
dilly,s. g. 09-0055
dimino,m. j. 02-0100
dimitrijevic,sanda 08-0414
dimitrov,angel 03-0271
dimitrov,khristo 03-0271
dimitrov,t. g. 09-0620 10-0610 11-0088
dimitrova,d. k. 05-0210
dimitrova,emilija 01-0435 09-0439
dimitrova,s. s. 07-0197
dimitrova,zlatka 08-0629
dimmock,c. k. 09-0589 10-0531
dimski,donna s. 12-0514
din dt. inst. normung 05-0163
dindova,ludmila 05-0566
dineen,j. k. 11-0474

ding,ren-jei 10-0158
dingeldein,jochen 09-0326
dinter,petra-sabine 02-0364 04-0334
diouf,a. 05-0515
dirheimer,guy 10-0528
dirks,claudia 06-0670
dirksen,g. 03-0237 05-0582 09-0115
dirscherl,c. 03-0616
disenhaus,catherine 03-0069
dison,m. s. 12-0501
dissel,j. t. van 06-0342
dittrich,l. 01-0264 02-0337 06-0234
divers,t. j. 01-0399 10-0499
divers,thomas j. 02-0567
dix,r. 01-0008
dixit,v. p. 09-0306
dixon,darlene 10-0468
dixon,p. f. 02-0140
dixon,r. j. 11-0313
djang,k. t. f. 11-0001
djiane,j. 03-0069
djokic,t. d. 05-0034
djugovskaja,l. a. 01-0216
djul"ger,g. p. 01-0286
djupgerov,vylko 05-0520
djuzhikova,n. a. 11-0125
dmitrash,n. a. 08-0223
dmitrevskaja,t. v. 05-0652
dmitriev,m. t. 11-0319
dobblestein,t. n. 02-0210
dobinson,a. 10-0471
dobos-kovacs,m. 06-0508 12-0232
dobretsberger,m. 07-0547
dobric,d. 07-0321
dobrzanski,zbigniew 02-0036 05-0313
dobson,a. p. 03-0389
dobson,h. 09-0288
dobson,jane m. 02-0177
dockray,g. j. 10-0029
dodatko,t. a. 12-0569
dodd,d. c. 04-0191
dodd,frank h. 08-0552
dodd,j. r. 08-0487
dodd,james 12-0129
dodds,w. j. 08-0202
dodman,n. h. 04-0684 04-0686
dodman,nicholas h. 07-0566 07-0573 09-0603 10-0519
dodson,s. e. 02-0085
doehler,k. d. 11-0230
doenhoff,m. j. 11-0458
doerge,adolf 05-0056
doerschuk,c. m. 03-0053
doganay,sabriye 09-0662
doherty,peter c. 04-0416
doherty,thomas j. 07-0521
doi,kunio 04-0660
doige,c. e. 10-0539
dokov,cvjatko 09-0572
dolby,christine a. 07-0408
dolgushin,i. i. 07-0214
doll,k. 05-0583 05-0695
dolowy,william c. 02-0636
dolzhikov,m. a. 07-0441
dombrovskijj,a. m. 06-0168
domel,g. 02-0268 04-0262 08-0259
domingo,j. l. 06-0579 12-0538
dominguez,j. 08-0362
dominguez,l. 12-0007
dominguez,lucas 09-0682
dominguez,miguel m. 11-0014
dominiak,barbara 12-0357
dominick,m. a. 06-0153
domkus,v. s. 10-0179
dommermuth,c. h. 10-0395
domnina,g. v. 08-0272
domrow,r. 11-0495
donachie,k. 09-0113
donahue,j. m. 03-0294
donahue,m. j. 02-0499
donahue,peter r. 03-0347
donald,a. d. 02-0502
donald,r. a. 09-0227
donaldson,lydia l. 06-0559
donath,helmut 05-0134
donath,r. 09-0550
donawick,william j. 08-0128
doncon,g. h. 11-0509
done,j. t. 09-0449
done,stanley 03-0002
done,stanley h. 04-0002
donec,m. a. 08-0342
donelly,catherine w. 06-0348
donets,m. a. 06-0398
donev,boris 05-0663 09-0626
doneva,marija 10-0619
donigiewicz,krzysztof 01-0592
donnay,i. 06-0242
donnelly,j. j. 07-0428
donoghue,susan 04-0062 07-0591
donovick,r. a. 05-0494
donta,sam t. 05-0167
doornenbal,p. 01-0652 09-0362 11-0320 12-0293
dopatka,h.-d. 12-0411
doran,cynthia c. 11-0521
doran,richard e. 07-0585
doray,j. m. 03-0266
dorchies,ph. 04-0519 04-0525 08-0450 10-0487
doreau,m. 02-0025
dormer,k. j. 11-0069
dorn,h. 02-0512
dorn,p. 05-0656 06-0658 12-0615
dorn,peter 11-0318
dorn,w. 02-0339 02-0343 06-0463
dorny,p. 08-0451 12-0460
dorobantu,r. 06-0319
dorod"ko,m. r. 08-0095
dorofeeva,s. g. 07-0334
doroshenko,n. m. 05-0038
dorrer,d. 05-0390
dorrestein,gerardus maria 05-0647
dorrington,j. h. 04-0040
dorson,m. 02-0142 04-0137
dose,klaus 05-0217
dossow,alexa v. 04-0334
dostal,stefanie 04-0014
dotta,u. 01-0569
douarin,nicole m. le 10-0281
douart,c. 12-0003
doubek,jaroslav 12-0545
dougbag,a. el-s. 03-0027 03-0028 04-0029
doughty,w. j. 08-0319
douglas,adam r. 07-0044
douglass,g. m. 12-0559
dousek,jiri 05-0332
dowd,j. p. 02-0103
downey,n. e. 09-0611
downing,j. a. 12-0246
doxey,d. l. 04-0575
doyle,m. p. 09-0387
doyle,michael p. 06-0347
drabek,i. 10-0623
drabek,josef 01-0583 06-0606
draehmpfaehl,dirk 10-0010
draghi,e. 04-0495
drake,robert e. 03-0042
dranovskaja,e. a. 04-0001
drapal,jiri 03-0605
drauschke,monika 01-0043
dravecky,t. 11-0543
drawer,k. 01-0255
drazner,frederick h. (hrsg.) 04-0074
drechsler,h. 02-0360
dreesen,david w. 06-0618 08-0314
dreher,k. 03-0160
dren,cs. n. 07-0409
drepper,kraft 02-0535
drescher,b. 01-0420
drescher,wilhelm 03-0166 03-0167 04-0174 04-0180
dresenkamp,b. 01-0061
dressel,a. 04-0189
dresser,b. l. 01-0268
drew,bridget 08-0246
drew,t. w. 08-0350
drews,ulrich 09-0016
dreyfuss,daniel j. 04-0694
driancourt,m. a. 02-0298 08-0084
dridi,s. 05-0406 10-0258
drjanovski,georgi 12-0225
drjuchenko,e. a. 11-0471
droba,maria 10-0088
drobyshevskaja,eh. i. 11-0353
drochner,winfried 02-0556
droege,g. 04-0168
droessler,karl 09-0225
droghi,a. 08-0014
drogun,a. g. 07-0305 12-0365
drommer,w. 11-0031
dronin,a. 04-0285
drost,m. 08-0083
drouin,p. 11-0372
droy,m. th. 12-0299
drumev,drago 03-0554
dryden,michael w. 08-0454
dshurov,a. 03-0369
du chesne,a. 03-0233
dubansky,vladimir 06-0430
dubey,j. p. 06-0509 06-0598 10-0431 10-0440 12-0449 12-0465
dubickaja,a. f. 09-0482
dubielzig,richard r. 02-0571 04-0673
dubinina,g. p. 06-0173
dubois,m. 10-0618
dubovskaja,a. ja. 10-0449
dubray,g. 01-0376
dubreuil,p. 09-0056 11-0025
dubuisson,j. 02-0406
duca,c. 08-0120 08-0121 08-0123
duchateau,a. 10-0264
duchier,nadia 11-0200
ducos de lahitte,j. 04-0519 04-0525
duering,f. 01-0316 04-0560
duesedau,k. 12-0589
dufait,r. 01-0484
duff,s. r. i. 02-0653 09-0538
dufour,j. j. 11-0094
duganzich,d. m. 05-0538
duin,c. t. m. van 10-0344
duivelshof,j. a. m. 08-0495
dujin,t. 12-0110 12-0111
duke,t. 09-0643
dulac,g. c. 07-0285
dulatova,m. v. 06-0349
dulina,a. v. 02-0446
dumon,h. 12-0502
dun,e. a. 01-0428
dunaev,g. s. 12-0320
dunaevskaja,l. d. 01-0214
duncan,dawn e. 08-0464
duncan,j. 06-0629
duncan,j. r. 10-0135 10-0332 10-0335 11-0360
duncan,w. r. 02-0237

duneva,nikolina 01-0435
dunlop,colin i. 11-0535
dunn,a. m. 04-0241
dunn,adrian j. 02-0057
dunn,i. c. 02-0038
dunsford,h. a. 03-0448
dunstan,r. w. 03-0180
dunstan,robert w. 02-0553
duplejj,v. g. 09-0386
duplishheva,a. p. 02-0355
duplishheva,l. p. 05-0345
dupont,francis 04-0147
dupont,herve bernard marie 04-0690
duran,e. 09-0425
durand,l. 06-0501
durchies,ph. 03-0548
durdevic,d. 09-0027
durisic,s. 06-0596
durisova,b. 10-0502
durojaiye,o. a. 04-0433
dusbabek,frantisek 09-0514
dusing,m. 10-0672
dustmann,jost h. 04-0171
dusza,l. 09-0085
duszynski,donald w. 10-0424 11-0424
dutilh,b. 05-0385
dutko,ju. s. 10-0379
dutra,frank r. 07-0593
duverger,o. 07-0095
dvorak,m. 12-0531
dvorak,p. 08-0164
dvorak,rudolf 12-0545
dvorkin,g. l. 09-0557
dvorkin,l. b. 05-0191
dwivedi,p. 09-0492
dwoling,s. c. 12-0541
dwyer,terry m. 03-0073
dyall-smith,m. l. 06-0448
dyall-smith,michael l. 08-0344
dyce,keith m. 10-0002
dyck,g. w. 04-0091 08-0081
dyda,danuta 06-0145
dye,christopher 03-0400
dye,janice a. 10-0420
dyer,r. g. 09-0283
dykova,i. 12-0100
dynarowicz,ireneusz 09-0615
dyson,d. h. 11-0609
dyson,doris h. 06-0669 07-0042 11-0608 11-0610
dyson,sue 05-0692 07-0594 08-0610
dzadzieva,m. f. 10-0329
dzhabbarov,r. d. 12-0164
dzhaparidze,l. m. 11-0036
dzhienbaeva,r. s. 11-0299
dzhigi,kamara 05-0220
dzhupina,s. i. 04-0607 08-0304
dzhurov,aleksandahr 11-0531
dzhurova,jjordanka 05-0261
dzhusupova,a. b. 06-0338
dziaba,konrad 09-0614
dziegielweski,marek 09-0615
dziuk,h. e. 08-0251
dziuk,p. j. 06-0231
dzivic,a. 06-0126
dziwok,p. 04-0106
dzuvic,a. 04-0017
eager,kendra b. 01-0433
eagleson,g. k. 01-0526
eales,andrew 08-0509 08-0543
eamens,g. j. 10-0339 11-0342 11-0369
eary,c. h. 09-0495
east,i. j. 01-0523 06-0530 11-0476 11-0482
east,n. e. 04-0592
eastridge,m. l. 09-0576
eaton,bryan t. 03-0366 06-0441
ebadi,a. 06-0356 06-0364
ebendorff,w. 02-0580
ebendorff-heidepriem, wilhelm 04-0621
ebensperger,cecilia 09-0016
eberhard,p. 08-0628
eberhart,r. j. 03-0513
eberle,alex n. 11-0017
ebersole,j. l. 01-0212 06-0190
ebisawa,sachiko 04-0021
ebling,f. j. p. 01-0651 06-0057 09-0298 10-0054
ebner,d. 06-0424 12-0394
eboma,k. e. 12-0472
ebrecht,a. 11-0595
echternkamp,s. e. 07-0615 11-0095
eckert,j. 03-0401 05-0495 06-0520 06-0521 12-0430 12-0566
eckmann,r. 05-0094
ectors,f. 10-0228 10-0618 12-0240
ectors,f. j. 11-0284
eder,heinz 05-0141
ederveen,j. 09-0420 09-0457 12-0379
edgar,j. a. 08-0197
edgerton,l. a 11-0098
edginton,j. a. g. 12-0537
edington,n. 05-0455 09-0449
edison,ann 08-0397
edmondson,anita 05-0638
edmondson,paul 06-0583
edwards,a. v. 06-0013 06-0032
edwards,b. r. 10-0589
edwards,brooks s. 02-0074
edwards,g. b. 07-0577
edwards,g. h. 01-0289
edwards,m. kaye 01-0509
edwards,s. 06-0400 10-0400 11-0399 11-0403
edwards,w. c. 07-0475
edwards,william c. 09-0632
edwin,c. 04-0342 04-0344
eekelen,j. a. m. van 03-0091
efremov,m. p. 06-0322
efremov,n. a. 05-0482
efremova,v. n. 07-0184
egberink,h. 09-0420 09-0457 12-0355 12-0379
egberts,h. j. a. 10-0559
egerer,renate 01-0228
egerton,j. r. 09-0495
eggenberger,e. 03-0257
eggertsdottir,anna v. 03-0583
eginchibaeva,r. g. 01-0211
egizova,s. a. 10-0153
egorov,a. a. 04-0338
egorova,n. n. 05-0343
egron,l. 04-0639 08-0581 09-0624
eguchi,katsumi 11-0217
eguchi,masashi 07-0356
egusa,syuzo 09-0131
egyed,m. n. 02-0560
egyed,n. n. 04-0050
ehbert,l. ja. 07-0214
ehjubov,i. z. 05-0292
ehl"-bazza,z. e. 10-0152
ehl"garabavejj,m. m. 10-0092
ehlermann,dieter 06-0694
ehlers,s. 04-0360
ehlers,stefan 05-0367
ehmke,h. 01-0035 09-0036
ehntina,e. g. 07-0185
ehrensperger,f. 11-0165
ehrentraut,w. 07-0447 12-0492
ehrhardt,eric e. 07-0608
ehrhart,ina c. 07-0064
ehrich,marion 09-0551
eichel,h. 02-0026
eichelberg,h. 05-0162 05-0193
eichentopf,f. 02-0026
eicher,r. 04-0571
eichhorn,w. 12-0368
eichler,wolfdietrich 11-0417
eichmann,klaus 11-0237
eiler,h. 11-0571
eiler,hugo 02-0175
eilers,e. 05-0355
eilts,b. e. 03-0598 06-0244
eins,s. 08-0086
einwald-ernst, mechthilde 06-0670
eiras,j. c. 01-0109 04-0146
eischen,frank a. 04-0175 06-0137
eisenberg,roselyn j. 08-0369
eisenhauer,patricia 04-0505
eissa,i. a. m. 05-0090
eitel,f. 01-0667
ejima,hiroyasu 06-0075 07-0063
ekesbo,i. 05-0601 07-0580
ekino,shigeo 10-0193
eklund,m. w. 07-0345
ekman,lena 12-0614
el bahi,m. m. 04-0664
el danasouri,imam 07-0097
el halawani, mohamed e. 01-0071
el hassan,a. m. 07-0162
el ridi,r. 09-0253
el zubeir,a. e. a. 06-0384
el-allawy,t. a. a. 04-0509
el-azab,m. a. 06-0250
el-batrawi,a. m. 04-0595
el-begawey,m. b. 07-0396
el-hamalawi,abdel-rahman a. 10-0149
el-hindi,h. 03-0037
el-mahdi,m. m. 07-0396 12-0119
el-zayat,a. l. 02-0669
elad,d. 09-0410
elazhary,masy 09-0229
elazhary,youssef 08-0343
elbers,h.-h. 01-0322
eldridge,j. h. 06-0193
eldridge,m. 11-0579
electricwala,asgar 06-0216
elfimova,s. s. 08-0013
elgin,robert g. 06-0014
elias,b. 07-0340
elias,radu m. 09-0025
eling,w. m. c. 12-0434
elingsen,h.-m. 05-0107
elizarov,a. s. 01-0600
elkina,n. i. 08-0170
elkins,a. d. 09-0509
elleman,thomas c. 08-0312
ellen,r. l. 09-0101
ellendorf,f. 03-0067
ellendorff,f. 05-0297 05-0298 07-0293
ellerbroek,l. 11-0595
ellerbroek,lueppo 04-0671
ellingsen,o. 02-0072
ellington,j. e. 01-0302
elliot,d. c. 07-0433
elliott,d. 03-0218 03-0219
elliott,d. c. 02-0610
elliott,r. b. 04-0031
ellis,a. e. 09-0126
ellis,g. r. 10-0554
ellis,j. a. 03-0205 08-0349 10-0327 11-0201
ellis,m. j. 09-0227
ellis,s. t. 10-0186
ellis,:. 11-0508

ellis,t. 12-0369
ellis,t. m. 03-0327 . 12-0420
ellison,gary w. 10-0521 12-0641
elma,e. 08-0594
elmore,r. g. 05-0253 05-0304 06-0271 07-0255
eloit,m. 04-0420 05-0445 09-0232
elowni,e. e. 10-0475
elsaesser,f. 02-0337 07-0293
elsaied,d. 08-0087
elsanousi,s. m. 07-0516
elsasser,t. h. 08-0415 10-0432
elsawi,sawsan 11-0150
else,r. w. 07-0442
else,roderick 08-0616
elshof,w. j. 04-0611
elstein,k. h. 08-0082
elthohamy,magda m. 08-0087
elton,w. h. jr. 08-0125
elwell,m. r. 01-0166 01-0453
elwishy,a. b. 01-0070
elze,k. 02-0572 03-0249 03-0250 04-0384 04-0617 07-0536 12-0291
elze,karl 05-0614
elzein,e. m. e. 05-0415
emancipator,steven n. 12-0191
emanuelson,u. 05-0597
emau,peter 06-0335
embertson,rolf m. 07-0611
embury,d. h. 02-0373
emel"janenko,i. n. 04-0208
emi,s. 11-0573
emili,st. 05-0494
emlen,stephen t. 03-0171
emmanuelson,u. 09-0270
emoto,m. 01-0175
emter,barbara 05-0604
enbergs,h. 07-0282
ende,m. b. van der 01-0218
endo,hiroyshi 11-0030
endo,kimiko 06-0372
endo,toyoshi 12-0017
endou,toshio 06-0340
eng,v. 12-0269
eng,v. m. 07-0174
engel,nicolin 04-0682
engelhardt,a. 03-0144
engelking,larry r. 08-0485
engels,monika 03-0374
engels,wolf 09-0169
england,james m. 07-0375
england,v. 12-0203
english,a. w. 05-0074
english,j. 06-0058 07-0269
english,p. b. 05-0539
engstroem,b. e. 02-0432 02-0433
engstroem,t. 10-0079
enjuanes,l. 01-0459
ennet,diether 12-0585
enright,w. j. 05-0042
entian,k.-d. 03-0299
enurah,l. u. 10-0389
eppli,peter 05-0357
eranova,n. a. 11-0471
erasha,atef mohammed mahmoud 03-0003
erb,h. n. 11-0505
erb,hollis n. 03-0509 05-0577 05-0585 11-0254
erdei,judit 12-0370
erdmann,eva 02-0545
eremec,v. i. 05-0417
eremina,s. a. 10-0065
erhardt,w. 05-0665 08-0591
erhart,eros abrantes 07-0586
erhorn,ingrid 03-0561
erices,j. 02-0400
erickson,b. z. 06-0377
erickson,steven l. 05-0544
ericsson,a. 11-0117
eriksen,l. 08-0285 11-0483
ermakov,g. p. 11-0233 11-0234
ermekova,d. m. 08-0333
ernst,erich 06-0670
ernst,f. d. 04-0634
ernst,john v. 03-0404 11-0428
ernst,p. b. 06-0204
ernst,r. h. 12-0115 12-0374 12-0375
erojikwe,e. e. 01-0451
erokhin,a. s. 10-0089
erol,i. 09-0675
eroshov,a. i. 07-0305
errecalde,j. o. 12-0622
ershov,f. i. 02-0253 10-0593 12-0172
erskine,r. j. 03-0513
ertl,g. 07-0620
erzhabek,i. 10-0623
esbenshade,k. l. 04-0089
esch,m. w. 01-0323
escourrou,pierre j. l. 11-0062
eshmantajjte,n. a. 02-0372
eskes,t. k. a. b. 02-0526
eskra,l. 02-0192
esparza,inmaculada 09-0486
espaze,e. p. 08-0283
espesetz,d. a. 04-0679
espinasse,j. 02-0279 12-0542 12-0543
espinasse,ju. 12-0299
espinet,r. g. 02-0021
espinet,roger guy 12-0156
espion,daniele 05-0421
esser,dagmar 05-0190
esslen,a. i. 03-0072
esslemont,r. j. 08-0250
esteban,mariano 03-0382
etherington,w. g. 06-0638
etienne,a. 10-0606
etteler,hans 04-0176
etzrodt,friedhelm 10-0269
eulenberger,k. 11-0260 12-0631
eulenberger,klaus 05-0614
eulitz-meder,c. 06-0547
euzeby,j. 03-0391 05-0484 08-0400 08-0401 12-0448
euzeby,j. p. 09-0384
evans,d. l. 02-0058
evans,g. 01-0271
evans,john o. 11-0597
evans,l. e. 06-0076 06-0233
evans,mark g. 07-0466
evdokimova,o. a. 12-0341
everest,fred h. 09-0148
evermann,j. f. 03-0339 08-0526 11-0393
evermann,james 07-0359
evermann,james f. 10-0355 12-0359
eversole,dan e. 01-0567
everson,thomas c. 12-0656
evgen"ev,m. b. 04-0038
evglevskaja,n. i. 06-0593 06-0594
evsjukhina,v. n. 12-0074
ewald,c. 10-0587 12-0580
ewald,s. j. 12-0169
ewald,steen 02-0665 08-0622
ewald,wolfgang 05-0512
ewers,christiane 04-0587
ewoldsen,m. a. 02-0112
exner,h. 03-0469
eyrich,h. 10-0283
eysker,m. 09-0493
ezcurra,lilia 05-0031 05-0032
ezeasor,d. n. 10-0009 10-0020
ezomonye,l. i. 11-0484
ezura,yoshio 05-0099 08-0105 09-0129
ezzat,a. r. 01-0641
ezzi,a. 10-0249
fabian,anton 05-0566
fabiyi,j. p. 11-0472
fabsicz,martin 10-0117
fadok,valerie a. 08-0505
faengewisch,g. l. 11-0089
fagasinski,andrzej 01-0542
fagbemi,b. o. 06-0516
fagerberg,d. j. 07-0552
fagerholm,h.-p. 06-0122 12-0104
faggella,g. a. 03-0131
fagin,bennett d. 07-0579
fagot,g. 02-0600
fahey,k. j. 02-0465
fahmy,m. m. 04-0664
fahning,m. l. 04-0452
fahrenkrug,peter 08-0596
failing,k. 07-0254 09-0545 11-0245
fairbrother,j. m. 07-0328
fairnie,i. j. 09-0323
fairweather,i. 05-0497
fais,d. 10-0192 11-0470
fajnor,juraj 10-0625
fak,eva 11-0561
falandysz,jerzy 07-0478
falempin,m. 12-0027
falge,r. 05-0061
falk,knut 03-0521
falk-junge,g. 06-0159
falkenberg,heinz 02-0120
falkowitz,kenneth 09-0204
falus,a. 02-0079
fanburg,barry l. 01-0019
fang,y. 04-0170
fanton,john 08-0056
faragher,s. g. 02-0468
farah,mohammed omer 10-0452
farber,jeffrey m. 04-0362
fard,g. p. 11-0380
fargeaud,d. 05-0445 09-0232
farin,c. e. 07-0286
farin,p. w. 08-0085
faris,ahmed 02-0358
farkas,gaspar a. 11-0067
farkas,j. 05-0111
farley,jerry m. 03-0073
farooqui,a. a. 05-0477
farrish,colin r. 08-0359
faruga,andrzej 12-0558
farver,t. b. 03-0029 03-0515 09-0575
fassi-fehri,m. 05-0388
fassi-fehri,m. m. 07-0501
fatani,j. a. 08-0016
fath el-bab,m. r. 10-0017
fatou,a. 10-0466
fauchere,jean-luc 08-0040
faucon,a. 08-0097
faucon,j.p. 04-0184
faulkner,j. 03-0180
faulstich,andrea 03-0291
fauresse,annie claude jacqueline 03-0586
fawcett,a. a. 10-0052
fayer,r. 02-0482 08-0416 10-0431 12-0465
fdez,p. 07-0005
fedde,m. r. 11-0021
fedida,d. 12-0353
fedida,m. 12-0353
fedorchenko,v. i. 07-0115
fedorov,g. n. 05-0198
fedorov,g. p. 10-0379
fedorov,ju. n. 08-0271
fedorova,n. v. 03-0340
fedosenko,v. s. 12-0649

fedotov,e. v. 08-0061
feeney,daniel a. 04-0705
feher,g. 08-0025
feher,zsofia 10-0614
fehlhaber,k. 06-0721
fehrer,steven c. 01-0071
fehrer-sawyer,susan l. 09-0616
feigl,w. 10-0200
feihl,francois 06-0043
fekadu,m. 08-0355
fel"dman,i. i. 04-0607
felbinger,ulrike 07-0456 12-0037
felder,k. j. 06-0062
feldman,bernard f. 05-0547 06-0541
feldman,e. c. 10-0143
feldman,edward c. 05-0250 07-0172
feldman,m. 08-0396
feldmann,gerard 02-0011
feldmann,h. 05-0285
felfe,p. 01-0417
felice,lawrence j. 09-0635
felkajj,ferenc 01-0681
fell,l. r. 10-0055
fellenberg,r. von 02-0166
felley,susan m. 05-0119
fellmer,eberhard 10-0216
felsburg,peter j. 05-0630
feltz,p. 11-0003
fenger,r. 03-0255
fenlon,d. r. 03-0523
fennessy,p. f. 11-0119
fensterbank,r. 03-0310 04-0358 04-0370 05-0370
fent,k. 05-0660
fent,karl 05-0661
fenyk,judith 12-0121
feraud,j. p. 12-0450
ferguson,f. g. 08-0163
ferguson,james d. 04-0276
ferguson,james g. 12-0009
ferguson,meredith 08-0020
ferla,r. la 10-0096
fernandez,m. 04-0035
fernandez,o. 07-0073 07-0082 07-0083
ferney,j. 06-0365
fernon,carol a. 05-0464
ferrandi,bruno 12-0049
ferrando,r. 12-0491
ferrando,raymond 09-0181
ferrante,antonio 04-0507
ferrara,napoleone 04-0056
ferrari,maura 08-0539
ferreira,d. 06-0296
ferrero,enza 05-0230
ferris,n. p. 04-0414 06-0405
fessler,j.. f. 02-0359
fessler,john 12-0540
fetisova,krasimira 12-0618
fetizon,marcel 04-0633
fetrow,john 02-0273 03-0239 05-0236
fett,c. 07-0333
fetuga,b. l. 03-0072
feuerherdt,andreas 05-0046
feuerstein,nili 04-0238
feunteun,jean 03-0383
fewster,d. 04-0359
fialova,jirina 12-0300
fiboldi,f. 09-0582
ficorilli,n. 10-0398
ficsor,g. 02-0118
fidelus,malgorzata 12-0260
fiedler,f. 08-0280
fiedler,stefan 04-0210
fiedoruk,jolanta 07-0183
fiege,n. 02-0606 04-0532
fiege,norbert 05-0487
field,a. c. 07-0523
field,h. j. 01-0465
field,john r. 02-0521 03-0500
field,terry r. 04-0620
fieni,f. 09-0304 11-0310
figallova,v. 03-0442 04-0536 10-0474
figge,g. r. 09-0095
fijan,n. 04-0132
fijtman,n. l. 06-0449
fikhte,b. a. 05-0354
fil"chakov,f. v. 05-0219
fil"chakov,i. v. 02-0254 02-0356 05-0219
filenko,o. f. 06-0129
filho,antonio fernandes 05-0510
filice,gregory a. 11-0206
filipov,valentin 04-0364 12-0619
filipovic,dragica 02-0132
filippenko,l. n. 06-0388
filippich,l. j. 05-0539
filla,j. 04-0681
filledier,j. 08-0478
filsinger,s. 04-0256
filteau,s. m. 09-0243
findlay,j. k. 02-0094
findon,glenne 03-0359
finesso,mario 10-0581
finger,h. 05-0369 08-0281
fingeroth,james m. 07-0177
fink,george 06-0022 06-0026
fink,h.-g. 05-0238 12-0406
fink-gremmels,j. 01-0691
finkelman,f. d. 04-0238
finlayson,b. j. 03-0131
finn,susan t. 10-0660
finney,p. m. 07-0371
finsterbusch,l. 03-0207
fiocre,b. 09-0417
fiorentin,laurimar 05-0276
fiorentino,m. 04-0113
fioretti,a. 09-0640
fioroni,pio 08-0022
firederichs,maren 06-0642
firehammer,b. 07-0339
firsov,a. a. 09-0583
first,n. l. 10-0024
firth,c.wyn 07-0599
firth,e. c. 03-0062 07-0488 10-0661 11-0604 11-0605
firth,elwyn c. 06-0591 08-0001
fischer,b. 01-0305
fischer,bernd 09-0018
fischer,k. 01-0053
fischer,monika 03-0282
fischer,w. 11-0374
fischer-scherl,t. 10-0104
fiscus,s. 02-0448
fiser,antonin 05-0321 10-0292
fish,e. n. 05-0206
fishel,s. 03-0245
fishman,v. m. 10-0572 10-0595
fiske,r. a. 06-0574
fitch,w. l. 02-0530
fitko,remigiusz 05-0030 07-0036 11-0028
fitz,t. a. 03-0097
fitzgerald,b.p. 09-0604
fitzgerald,c. j. 01-0523
fitzgerald,gerald r. 05-0586
fitzgerald,j. a. 07-0270
fitzpatrick,d. w. 02-0562
fitzpatrick,dennis w. 04-0596
fitzsimmons,mark 12-0270
fjeld,terje 08-0513 10-0129
fjeld,terje o. 03-0583
flachowsky,g. 09-0523
flaes,l. van der 02-0613
flaherty,sarah 08-0574
flamenbaum,i. 05-0273
flamm,h. 02-0231
flamm,heinz 11-0435
flammini,cesidio filippo 03-0284
flanders,j. a. 05-0158
fleche,c. 04-0184
flechon,j.-e. 02-0015
flechtner,j. d. 01-0550
flecker,sally e. 02-0131
fleckinger,r. 01-0486
fledderus,a. 06-0603
fleddrus,a. 12-0551
fleet,ivan r. 10-0053
fleischer,j. 12-0166
fleischmann,k. 01-0319 11-0259
flescher,eliezer 02-0494
fletcher,jeffrey e. 11-0029
fletcher,john 07-0310
fletcher,n. a. 05-0062
fletcher,o. j. 02-0434
fletcher,t c. 04-0122
fletcher,t. p. 05-0069
fleury,c. 07-0404
fleury,h. j. a. 12-0421
flexner,charles 08-0173
flick,d. l. 07-0093
flick,michael r. 03-0039
flieger,stanislaw 02-0001
fligiel,suzanne e. g. 07-0179
flint,a. p. f. 10-0083
flint,terry j. 07-0160
fliss,m. f. v. 09-0078
flo,gretchen l. 02-0553
flock,d. k. 11-0323
flood,m. r. 09-0034
floren,ute 03-0305 04-0341
floyd jun.,james g. 03-0476
flueckiger,m. 02-0543 02-0639
flueckiger,m. 02-0641
fluer,l. s. 04-0208
fodor,l. 01-0180
foelsch,d. w. 12-0476
foerner,j.seph 07-0598
foerner,joseph j. 04-0698
foerster,d. 10-0494
foerster,irmgard 02-0249
foerster,u. 01-0191
foggin,c. m. 10-0385
fogle,b. 07-0249
foil,lane d. 09-0427
fok,e. 06-0514
foley,g. l. 03-0251
foley,m. 03-0424
follett,b. k. 06-0254
follett,denise m. 08-0305
folmerz,p. 09-0038
foltzer-jourdainne,c. 12-0028
folz,s. d. 01-0527
fomenko,g. a. 12-0556
fomicheva,e. e. 11-0228
fomicheva,i. i. 01-0220
fomina,a. n. 04-0247
fons,a. 08-0395
fontaine,micheline 07-0403 07-0406
fontalin,l. n. 05-0221
fontanges,r. 12-0159
foote,r. h. 01-0302 02-0122 09-0317
foote,r. m. 08-0222
foott,j. s. 01-0107
fora,elsa 08-0148
forbes,j. m. 07-0030
forbes,s. 05-0531
forbes-faulkner,j. c. 11-0347
ford,e. j. h. 09-0028 09-0649
ford,gordon t. 07-0065
ford,p. 10-0573
ford,s. p. 09-0280
fordyce,m. 09-0100
forenbacher,s. 04-0552
forent,g. 09-0422
forgerit,y. 04-0299
forman,a. j. 08-0319
forni,l. 10-0183 10-0184
forrester,s. dru 02-0538
forscher,e. 01-0468
forschner,e. 04-0321 11-0199
forsgren,sture 04-0015
forslid,a. 03-0468
forslid,anders 04-0048
forster,friederike 06-0389
fort,j. d. 02-0257

forte,l. 02-0212
fortier,b. 08-0418
fortier,m. a. 05-0007
fortune,j. e. 02-0084 10-0081
fosha-dolezal,s. r. 11-0021
fossum,caroline 05-0418
fossum,kaare 11-0140
fossum,o. 02-0433
fossum,t. w. 12-0013
fossum,theresa w. 02-0538 03-0182 08-0608
foster,aidan 04-0069
foster,b. c. 03-0279
foster,d. l. 06-0057 09-0298 10-0054
foster,j. 01-0535
foster,j. d. 06-0483 07-0407
foster,r. a. 10-0333 12-0321
foster,r. g. 07-0081
foster,steven 03-0035
foucart,sylvain 03-0055
foucaud,c. 02-0193
fourcade,s. 11-0567
fourestie,v. 12-0470
fourichon,c. 01-0342
fourie,leon j. 11-0491
fournie,j. w. 04-0154
fournie,j.w. 05-0132
fournier,j.-m. 04-0343
fournier-delpech, suzanne 03-0113
fowden,a. l. 01-0272
fowden,abigail l. 01-0306
fox,j. carl 08-0426
fox,lawrence k. 09-0574
fox,leslie e. 07-0166
fox,m. t. 05-0502 06-0533 10-0476
fox,ph. r. 05-0556
fox,philip r. 06-0544
fox,steven m. 02-0635 03-0566 08-0589 09-0596
fozzard,harry a. 07-0028
fradelizi,d. 01-0203
frame,r. 02-0561
frame,steven r. 12-0540
framstad,tore 03-0595
franc,jean-louis 12-0011
franc,m. 03-0547
france,margaret l. 11-0050 11-0052
francis,a. r. 06-0578
francis,m. j. 02-0408
francis,r. m. 09-0529
franco,j. 03-0428
franco-cereceda, anders 08-0039
francois,r. j. 07-0617
francos,g. 04-0273 04-0274 06-0291
franek,f. 02-0225
franek,m. 11-0309
frangenberg,josef 04-0610
frank,adrian 08-0498
frank,d. a. 09-0285
frank,g. r. 01-0323 03-0435 05-0237 05-0241
frank,h. 04-0195
frank,w. 01-0262
frank,werner 03-0431
franke,c. 05-0311
franke,j. 06-0379
franke,mary 10-0075
franke,v. 06-0463 12-0376
franken,p. 08-0532
franklin,n. a. 04-0347
franti,c. e. 07-0581
franz,a. 12-0367
franz,h. 01-0279 10-0501
franz,m. 01-0544
franz,michael r. 02-0041
fraser,a. f. 12-0221
fraser,h. m. 03-0276
fraser,j. r. e. 02-0469
frauen,th. 11-0487
frauen,thomas 04-0543
frazer,g. s. 05-0266 10-0241
frazier,donita l. 04-0674
frebling,j. 09-0122
freda,j. 06-0125
frede,christopher 05-0361
fredholm,b. b. 04-0051
fredriksen,bente 11-0585
freed,arthur n. 03-0567
freedman,david o. 10-0458
freeman,david e. 03-0576
freeman,kathy p. 08-0504
freeman,lynetta 11-0616
freidlin,p. j. 08-0334
frejjdlin,i. s. 11-0215
frejjdlin,t. s. 11-0215
french,a. 08-0512
french,j. m. 06-0031
french,t. w. 02-0416
freney,j. 01-0482
frerking,h. 04-0240 07-0289
fresco,raoul 05-0182
frese,k. 04-0195
fretz,peter b. 09-0646
freudiger,u. 12-0522
frey,h. r. 02-0439
frey,h.-h. 06-0619
fried,b. 03-0428 05-0494 08-0440 11-0462
friedhoff,k. t. 04-0509
friedler,s. 11-0283
friedman,j. 12-0501
friedman,r. 06-0287
friedrich,a. 06-0648
friedrich,k. 08-0286
friedrich,r. 11-0436
friedrich,wilhelm 05-0521
friedrich,wolfgang 01-0002
friend,d. w. 03-0279
friendship,r. m. 11-0115
friendship,robert 06-0607
fries,ingemar 07-0146 11-0151
fries,l. f. 02-0197
frigeri,f. 08-0539
friman,s. 05-0051
frisken,k. w. 03-0478
fritsch,f. m. 04-0511
fritsch,r. 02-0645 10-0217 11-0498 11-0622
fritzsch,w. 03-0158 04-0168
froehner,stanley c. 06-0188
froeman,gunnar 02-0358 11-0351
froeml,angelika 11-0183
frohlich,andrzej 04-0589
frohne,dietrich 10-0529
frolka,jan 01-0532
frolova,e. v. 08-0388
frolova,o. m. 07-0350
fromme,bengt 05-0395
fromtling,robert a. 08-0397
frost,a. j. 03-0511 11-0181 11-0350
frutiger,s. 03-0214
fry,alicia m. 08-0175
fry,c. m. 02-0408
fryer,j. l. 09-0134
fryer,m. w. 02-0597
fu,zhen fang 01-0463
fubini,susan l. 01-0673 04-0566
fuchs,d. a. 08-0118
fuchs,s. 11-0154
fuchs,v. 11-0600
fudge,alan m. 06-0551
fuehrer,f. 08-0227
fuentes,j. l. 05-0589
fuerll,m. 02-0659
fuhrmann,h. 06-0547
fujihara,noboru 09-0009
fujii,yoichi 06-0475
fujiki,tetsuro 04-0361
fujikura,y. 07-0202
fujimaki,yukio 09-0132 09-0149
fujimori,osamu 06-0003
fujimoto,hisao 07-0217
fujimoto,r. 09-0197
fujimoto,suano 10-0021
fujimoto,yasuhiro 06-0228
fujimoto,yutaka 02-0247
fujinaga,toru 02-0176 04-0199
fujisaki,k. 01-0551
fujita,hiroshi 04-0043
fujita,k. 11-0444
fujita,nobuyuki 11-0337
fujita,t. 01-0237
fukata,tsuneo 06-0328
fuke,takahiro 01-0688
fukuda,satoshi 11-0524
fukuda,takaaki 11-0217
fukuhara,takashi 07-0217
fukui,ichiro 04-0260
fukui,kami-kitano 11-0541
fukui,y. 01-0308 08-0237
fukunaga,takeshi 05-0098
fukusen,naomi 05-0205
fukushima,m. 08-0072
fukushima,masao 02-0031
fukuyasu,tsuguaki 02-0500
fukuzawa,yoshikazu 08-0612
fulford,a. j. c. 12-0455
fulka,j. 06-0269
fuller,frederick j. 06-0431
fuller,s. a. 03-0446
fullerton,frances m. 10-0053
fumoux,f. 03-0392
funahashi,hitosi 07-0265
funcke,p. 07-0559
funke,hans 12-0560
funke,roel p. 07-0047
fuquay,j. w. 08-0220
furcht,g. 07-0447 12-0492
furcht,guenther 02-0529
furmanenko,e. d. 10-0037
furmanski,kazimierz 04-0503
furowicz,antoni j. 01-0636
furth,r. van 01-0226 06-0342
furu,p. 07-0417
furuki,j. 12-0468
furumoto,fumito 12-0026
furusawa,yukio 03-0386
furuuchi,susumu 06-0512
fuxe,k. 06-0040
gaafar,s. m. 08-0454
gaag,l. van der 08-0140
gaag,ingrid van der 02-0658
gaal,t. 11-0507
gabathuler,regula 04-0434
gabel,a. a. 07-0589
gabel,albert a. 07-0601
gabrieljan,b. k. 01-0088
gabrisch,k. (hrsg.) 01-0622
gabysheva,l. s. 10-0325
gaca-lagodzinska, katarzyna 08-0558
gadd,j. 08-0234
gadler,richard m. 01-0013
gado,istvan 01-0185
gadshieva,g. r. 10-0303
gadzhiev,ja. g. 04-0523
gaengel,h. 07-0491
gaertner,k. 01-0390
gaevskaja,a. v. 08-0112 12-0082
gafner,f. 06-0571
gafvels,m. 04-0092
gage,p. w. 02-0597
gagrcin,m. 08-0267
gahir,r. 08-0310
gaillard,j.-l. 08-0282
gaines,j. d. 06-0240
gaines,joseph d. 08-0211
gaither,t. a. 01-0225
gajda,b. 09-0327
gajjdukov,a. kh. 08-0421
gajjtamonova,s. a. 06-0459
gal"nbek,t. v. 08-0070
galachar",n. l. 01-0220
galal,m. 05-0651 10-0536
galanty,marek 02-0634
galash,v. t. 07-0138 12-0073 12-0076 12-0098
galdiero,f. 11-0270
gale,j. s. 02-0282
galic,marijana 05-0271

galik,p. a. 05-0374
galina,c. s. 10-0264
galis,zorina 11-0041
galisky,e. s. 03-0380
gall,joseph g. 09-0012
gallagher,laura 10-0594 10-0643
galland,john c. 10-0564
gallem,u. 12-0486
gallien,p. 11-0397
galligan,david t. 04-0276 05-0240
gallivan,g. j. 07-0054
gallman,eve a. 02-0043
gallmann,p. u. 08-0628
gallo,michael a. 09-0043
galmez,j. 12-0263
galtier,p. 01-0660
galton,d. m. 05-0602 07-0513
galushko,l. kh. 08-0579
galworthy,s. b. 04-0359
gambarov,s. s. 07-0224
gamboni,f. 11-0097
gamkalo,z. g. 07-0135
gammon,ron 03-0572
gamperl,h. j. 08-0477
gan,zhong-ru 09-0035
gancedo,j. m. aller 10-0099
ganchenko,i. v. 06-0108 06-0109
gandolfi,f. 01-0308 02-0111 08-0237
gandras,r. 10-0507
ganeshwaran,a. 08-0356
gangwar,p. c. 12-0226
ganhao,m. 08-0053
ganiere,j. p. 01-0342 04-0625 06-0358
ganova,l. a. 02-0254
gantner,h. 02-0336
gantverg,a. n. 03-0130
gao,y. 05-0069
gaona,w. a. 05-0308
garaev,v. kh. 04-0523
garagulja,a. d. 11-0345
garber,n. 04-0121
garcia,e. 03-0308
garcia,j. 10-0644
garcia,j. l. 03-0308
garcia,luisa chamorro 11-0423
garcia,m. a. 02-0123 02-0124 02-0126
garcia,maria camino 06-0717
garcia,maria luisa 06-0717
garcia,paulina 06-0085 06-0235
garcia,regla 01-0628
garcia-camacho, martha patricia 04-0252
garcia-corrales,p. 04-0524
garcia-de-lomas,j. 08-0395
gard,g. p. 11-0381
gardiner,p. r. 07-0420
gardner,i. a. 07-0581
gardner,ian a. 10-0284
garg,rajesh 07-0144
garibaldi,j. p. 02-0600
garin-bastuji,b. 07-0354
garina,i. a. 11-0125
garkavaja,e. g. 12-0382
garkavi,l. kh. 05-0059
garland,p. b. 03-0424
garling jun.,d. l. 08-0115
garner,d. l. 09-0118
garrett,j. e. 08-0219 09-0105
garrett,philip d. 03-0008
garrett,robert c. 03-0035
garrido,m. j. 09-0505
garrido,r. 05-0025
garry,f. b. 05-0525
garry,franklyn b. 04-0394
garssen,g. von 01-0259
gartner jun.,j. v. 06-0113
garwes,d. j. 05-0427
garza jun.,f. 11-0091
garzaniti,nicholas 03-0089
garzelli,carlo 03-0364
garzon,simon 06-0208
gasanov,n. g. 09-0372
gaskell,r. m. 05-0429
gaskin,jack m. 02-0057
gaspar,p. 08-0567
gass,heinz 01-0623
gasse,h. 01-0068
gasser,r. b. 03-0401
gasthuys,f. 01-0668
gatel,f. 06-0605 09-0235
gaten,e. 05-0117
gatius,f. lopez 12-0237
gattullo,d. 11-0071
gatzy,j. t. 02-0040
gauderon,h. 03-0543
gaulin,g. 02-0263
gaulin,ginette 07-0528
gault,e. a. 02-0234
gauritis,a. k. 12-0552
gavrikov,aleksandahr 10-0259 10-0260 10-0263
gavrilov,nikola 06-0185
gavrilov,s. n. 10-0596
gavrilova,n. n. 05-0165
gavrish,v. g. 05-0267
gawahara,hitoshi 05-0173
gawel,andrzej 05-0313
gawronska,barbara 11-0012 11-0013
gay,c. c. 02-0220 08-0526
gay,y. 08-0553
gaya,pilar 05-0607
gazon,g. 07-0405
gazquez,a. 12-0407
gbadamosi,s. g. 05-0609
gbodi,timothy a. 08-0519
gearhart,m. a. 08-0249
geck,herbert 05-0270
gedek,brigitte 02-0556
gee,marlys h. 12-0198 12-0199
geer,d. v. d. 12-0563
geer,d. van de 12-0564
geerken,c. 02-0025
geeroms,r. 03-0407 09-0363
geerts,a. a. j. 08-0546
geerts,s. 02-0604
geest,j. p. de 01-0009 07-0163
gehra,m. 06-0699
gehring,hubert 04-0312
geiger,a. 04-0183
geiger,j. m. 06-0066
geinitz,d. 09-0523
geiser,dennis r. 08-0503
geisert,r. d. 04-0283 05-0274 07-0292 08-0219
geishauser,th. 11-0542 12-0487
geiss,v. 11-0517
geissendoerfer, claudia 02-0274 02-0275 12-0203
geissler,a. 02-0270 07-0235 08-0203
geissler,h. 06-0609
geistert,r. d. 09-0105
gelberg,h. b. 04-0072
geldermann,h. 05-0287 12-0256
gelev,ivan 02-0379
gelfi,jacqueline 09-0234
gelin,michel 01-0036
gemmell,m. a. 09-0489
genet,l. 03-0235
genig,v. a. 07-0350
gennnaro soffietti,m. 10-0532
genovese,l. 10-0096
genovesi,e. v. 04-0482
genta,robert m. 12-0473
gentry,p. a. 01-0593
geogrieva,rumjana 09-0269
georg,h. 02-0268 12-0203
george,g. 03-0272 12-0606
george,h. 02-0274 02-0275
george,lisle 05-0638
george,s. g. 01-0128
georges,michel 02-0013
georgiev,georgi 11-0398
georgiev,georgi k. 07-0500 09-0439
georgiev,petko 03-0280
georgiev,stojan 06-0270
georgieva,dimitrina 09-0488
georgieva,rumjana 09-0268 12-0290
georgievskij,v. i. 08-0061
georgii,s. 09-0545
georgiou,g. 07-0208
georgopoulos, apostolos 06-0647
gerard,o. 07-0100
gerard,sylvie marie 03-0350
gerasimenko,m. a. 08-0223
gerasimova,g. g. 03-0246
gerasimova,n. g. 10-0448
gerbaud,g. 03-0300
gerber,h. 01-0159
gerber,j. d 04-0404
gercken,j. 04-0163
gerding,paul a. 10-0639
gerding jun.,paul a. 11-0326
geret,u. 02-0639
gerhart,p. 09-0567
gerig,luzio 09-0170 09-0171
gerkach,th. 02-0023
gerlach,helga 06-0389 07-0518
gerlach,klaus 10-0145
german,f. 12-0310
gern,l. 06-0510
geroldi,s. 10-0612 10-0613
gerrelli,d. 05-0502 06-0533
gerres,s. 12-0230
gerring,e. l. 10-0506
gerritzen,a. 07-0398
gershon,paul d. 08-0317
gershwin,l. j. 05-0213
gerwing,martin 03-0597
geslin,p. 05-0362
gething,m. a. 09-0498
gettinby,g. 09-0625
geursen,arie 08-0068
geus,h. de 09-0380
gevedze,v. i. 08-0270
gevorgjan,a. s. 09-0236
gevrey,j. 01-0627
gevrey,jean 08-0445
geyer,h. 01-0678
ghadirian,esfandiar 06-0210
ghallab.,a. m. 04-0095
ghebremeskel,k. 12-0050
ghitescu,lucian 11-0041
ghittino,c. 03-0151
ghittino,p. 03-0134 03-0141 06-0106 09-0166
ghoneum,m. 01-0215
ghosh,d. k. 01-0546
ghosh,s. 09-0303
ghoshal,n. g. 02-0012
giacaman,l. 10-0460
giani,m. 07-0193
gibasiewicz, wlodzimierz a. 02-0514
gibbons,geoffrey 09-0264
gibbs,c. l. 02-0046
giblin,f. 03-0121
gibney,jean a. 04-0010
gibson,dale a. 06-0621
gibson,j. a. 11-0367
gibson,j. r. 05-0336
giedrojc,andrzej 01-0664
giee,w. w. 08-0566
giese,r. 02-0316
giese,werner 04-0640
giessen,j. w. b. van der 08-0289
giessler,a. 12-0204
gigoux,e. 03-0127
gil,joan 11-0011

gil"man,z. d. 06-0281
gilbert,a. b. 01-0288 05-0072
gilbert,david n. 02-0590
gilbert,g. r. 01-0085
gilbert,raymond d. 08-0052
gilboa-garber, nechama 12-0138
gilead,m. 12-0572
giles,h. 04-0053
giles,j. r. 11-0128
giles,n. 04-0152 04-0153
gill,g. 01-0215
gill,h. s. 01-0549 01-0552
gill,k. r. 12-0493
gillespie,b. e. 05-0076
gillespie,jerry r. 07-0048
gillet,j. p. 08-0365 10-0396
gilliam,martha 07-0150
gillis,j. patrick 03-0566
gillissen,g. 12-0600
gilmour,n. j. l. 10-0602
gimenez,domingo f. 01-0384
gimenez,juan a. 01-0384
gindele,h. r. 06-0336
ginsberg,l. c. 02-0118
ginsburg,isaac 07-0179
ginther,o. j. 01-0074 01-0315 02-0329 02-0330 05-0252 08-0073 09-0069 09-0274
gioia,luisa 03-0528
giorgetti,g. 05-0104
giovanni,francoise 02-0230
giovannielo,o. a. 03-0223
girard,juerg 11-0017
girardeau,j. p. 09-0356
giraud,annie 12-0011
giri,shri n. 06-0335
girling,a. j. 12-0194
girschewski,h. 06-0266
girtler,d. 05-0681 05-0682 05-0683 08-0611
giudice,l. c. 11-0283
giurgia,r. 08-0184
giuseppin-huet,a. m. 11-0586
giusti,elenir p. 03-0458
given,bruce d. 09-0266
gjerde,b. 02-0609
gjerde,bjarne 03-0129
gjoni,petro 10-0334
gjurov,boris 05-0326
glade,michael j. 07-0590
gladkova,a. i. 06-0079
glaeaser,h. 02-0169
glas,i. 09-0471
glaser,carol a. 06-0513
glaser,mareike 12-0634
glass,e. j. 11-0096
glass,j. d. 07-0089
glass,robert e. 11-0337
glastonbury,j. r. w. 10-0131 11-0368
glatman,l. i. 10-0152
glatzel,p. 05-0254
glatzl,m. 12-0384
glauber,c. e. 02-0212 02-0342
glauer,j. 07-0519
glauser,f. l. 03-0068
glavits,r. 06-0585 12-0553
glaz,a. v. 07-0531
glazere,m. a. 10-0360
glei,m. 12-0251 12-0590
glei,michael 10-0268
gleisner,johm. 03-0176
glew,a. m. 01-0308 08-0237
gligorovic,m. 09-0359
glinski,zdzislaw 02-0152 07-0209
globus,ruth k. 08-0029
glock,r. d. 01-0403
glodek,p. 05-0295 05-0297
glogowska,maria 08-0064
glosser,j. w. 05-0239
glotz,d. 05-0185
glowinski,hubert 03-0376
gluckman,p. d. 10-0050
glueck,b. 08-0069
glueck,brigitte 12-0171
gluender,g. 02-0627 06-0396 10-0337 12-0324
glukhova,eh. r. 06-0009
glusa,erika 05-0033
glushhenko,l. o. 07-0494
gmuer,d. 06-0688
gnatenko,g. v. 09-0360
gnilomedova,l. e. 01-0364
gobet,r. 08-0352
godard,a. 03-0193
goddard,c. 07-0061
goddeeris,b. m. 03-0205 04-0512
godjackijj,s. ja. 05-0140
godkin,j. d. 05-0076 07-0251
godovac-zimmermann, jasminka 04-0258
goebel,gerhard 06-0146
goebel,werner 01-0352
goedegebuure,s. a. 07-0488
goel,m. c. 11-0412
goeldnitz,g. 04-0516
goelles,j. 06-0548
goenye,s. 06-0585
goerges,m. 09-0019
goerlach,a. 06-0239
goettgens,herman-peter 04-0337
goetz,h. 03-0615
goetze,m. 08-0075
goff,a. k. 02-0087 05-0068
goff,jesse p. 02-0525
goffaux,m. 06-0089 07-0100 12-0070
gogolev,m. m. 06-0599
gogolewski,r. p. 01-0397
gogolin-ewens,k. 04-0085
gogov,jjordan 06-0700
goitsuka,ryo 03-0363 05-0420
gol"dberg,l. e. 03-0527
golavkina,t. v. 10-0092
golbs,s. 11-0600 12-0625
gold,conrad 06-0453
goldblum,simeon e. 01-0032
golde,lamber m. g. van 02-0051
golden,david a. 08-0287
golden,dennis l. 11-0560
golden,h. n. 01-0524
goldhorn,w. 01-0246 12-0284
goldhorn,wolfgang 08-0207
golding,thomas s. 01-0073
goldova,maria 08-0410 08-0448
goldring,o. l. 04-0119
goldsby,r. a. 02-0213
goldschmidt,michael h. 09-0206
goldsmith,a. r. 06-0254
goldstein,brian m. 03-0472
goldstein,r. 11-0587
golenser,j. 12-0433
golikov,a. n. 10-0044
golikov,a. v. 01-0381
goljan,e. f. 03-0071
goller,h. 04-0018
golodova,o. a. 06-0490
golovacheva,s. n. 06-0349
golovin,p. p. 07-0121 07-0122 12-0107
golovina,n. a. 07-0121 07-0138 12-0076 12-0081
golovina,n. p. 06-0489
golovina,t. n. 06-0191
goloviznin,ju. v. 11-0222
golovko,a. n. 09-0360
golubev,alexander k. 11-0274
golubnichijj,v. p. 01-0665 07-0332 08-0376
golucki,zygmunt 12-0427
gombe,s. 03-0100 09-0466
gomez,a. 03-0088
gomez-lucia, esperanza 09-0682
gonales,r. 05-0282
goncharov,s. k. 09-0467
goncharov,v. v. 02-0244
goncharova,ljordanka 12-0225
goncharova,z. 04-0289
gonzales de la vara, marcela 02-0296
gonzalez,p. l. 07-0263
gonzalez,r. 01-0101
gonzalez,r. a. 08-0077
gonzalez,r. l. 05-0440
gonzalez,r. n. 02-0345 09-0575
gonzalvo,f. ruiz 01-0457
gonze,m. 03-0352 09-0595
good,a. l. 08-0251
good,robert a. 06-0187
goodall,c. 06-0712
goodchild,c. s. 11-0080
goode,n. p. 08-0169
goodey,r. 12-0391
goodger,w. j. 11-0278
goodger,william j. 02-0272 10-0564
gooding,r. h. 09-0516
goodman,a. h. 11-0492
goodnow,christopher c. 08-0174
goodrowe,k. l. 10-0235
goodrowe,k.l. 05-0251
goodwin,r. f. w. 11-0364
gool,f. j. p. j. e. van 11-0586
gorbachev,e. n. 09-0436
gorbulev,v. g. 01-0205 02-0078
gorcyca,david e. 05-0348
gordeeva,m. s. 12-0346
gordon,christopher j. 12-0612
gordon,i. 06-0263 06-0277
gordon,j. r. 01-0513
gordon,s. 12-0165
goren,e. 01-0652 09-0362 10-0380 12-0293
gorga,f. 11-0270
gorham,p. e. 05-0644
gorie,shigeaki 09-0140
gorin,arnold bernard 06-0036
gorka,p. 12-0022
gorlov,i. f. 05-0189
gorman,m. w. 11-0525
gorman,neil t. 02-0177
goroshinskaja,i. a. 04-0661
gorrell,m. d. 02-0223 08-0188
gorse,mary jean 04-0198
gorse,p. 02-0620
gorski,robert 05-0138
gorski,stanislaw 12-0277
goryo,m. 09-0197
gosden,r. g. 02-0096 03-0273
gospodarowicz,denis 04-0056 08-0029
gospodinov,gospodin 05-0261
goss,g. g. 09-0162
goss[illegible]ng,sigrid 02-[illegible]513
gothe,r. 02-0481 10-0486
gothe,rainer 03-0450
goto,hitoshi 08-0361
goto,naoaki 04-0020
goto,yoshiyuki 06-0480 06-0481
gotoh,bin 04-0412

gotovceva,e. p. 12-0172
gottschaldt,j. 04-0235
gottstein,b. 01-0516 05-0475
gottstein,barbara 05-0508
gough,r. e. 08-0385 09-0250
gould,allan r. 06-0441 06-0443
gould,g. w. (hrsg.) 01-0168
goulding,robert 11-0549
gourley,i. m. 08-0605
gourley,n. e. kelso 05-0434
gourreau,j. m. 12-0354
govorunov,i. g. 05-0346
gowland,g. 08-0169
goyal,sagar m. 10-0368
goyert,sanna m. 05-0230
gozenbuk,v. l. 04-0190
graaf,g. j. de 02-0592
grabau,j. h. 08-0516
grabovskaja,k. b. 10-0156
grabovskaya,k. b. 09-0374
gradil,carlos 08-0328
gradle,charles 05-0182
graefe,anita 04-0572
graefe,u. 08-0578
graem,n. (hrsg.) 08-0153
graeser,t. 08-0057
graesser,f. 05-0623 05-0624
graevskaja,n. a. 09-0412
graewskaja,natalia abramovna 06-0398
graf,beatrice 05-0465
grafenau,p. 08-0617
graham,d. y. 06-0451
graham,e. f. 02-0123 02-0124 02-0126
graham,t. w. 11-0530
grahwit,g. 01-0249
grancher,d. 05-0543
grand,roger j. a. 02-0450
grandin,t. 04-0313
grandov,n. 09-0198
granitza,iris 03-0144
grant,daniel a. 07-0065
grante,kh. ja. 12-0173
granzow,h. 03-0360 03-0367 03-0371
grassi,silvarosa 03-0078
grasso,f. 05-0007 09-0597
gratzek,j. b. 04-0142
graubaum,hans-joachim 01-0025
grauer,g. f. 07-0355
grauer,gregory f. 12-0621
grauerholz,h. 07-0444
graupner,m. 04-0619
grauvogl,a. 07-0237
gravert,h. o. 03-0275
graves,p. m. 10-0446
gray,a. j. 02-0563
gray,david 10-0182
gray,gary c. o. 12-0163
gray,wayne l. 05-0451 08-0370
grayon,maggy 04-0370
grayson,t. h. 04-0128
greathead,k. d. 02-0608
grebe,s. f. 11-0089
green,c. 10-0076
green,d. ray 02-0533
green,d. s. 03-0316
green,eric d. 03-0058 03-0059
green,m. j. 03-0316
green,p. 08-0601
green,robert a. 10-0600
green,s. l. 10-0345 12-0541
green,w. p. 06-0525 09-0556 11-0475
greene,w. 06-0597
greenfield,caryl l. 08-0183
greenland,t. 07-0399
greenlee,p. g. 01-0161
greet,tim 08-0501
gregoraszczuk,e. l. 10-0071
gregoraszczuk,ewa 09-0086
gregory,c. r. 08-0605
gregory,n. g. 01-0055 11-0627 12-0667
greig,alastair 09-0302
greiser-wilke,i. 01-0188 05-0436
grenacher,b. 01-0027
gresikova,m. 04-0484
greuel,e. 10-0599
greve,e. 01-0498
greve,t. 01-0303 08-0228 08-0229 09-0073 09-0309
grevel,vera 10-0665
greville,h. 03-0088
gribencha,s. v. 08-0357
gric,m. a. 06-0308
gricevskaja,i. l. 04-0600
griebel,philip j. 06-0211
grieve,r. c. j. 07-0059
griffin,christine t. 12-0463
griffin,f. 09-0102
griffin,h. d. 05-0350
griffin,tony k. 09-0581
griffiths,bryan j. 06-0216
griffiths,w. 03-0193
grigalinovich,g. 08-0132
grigor,murray r. 08-0068
grigor"ev,a. ju. 04-0558
grigor"eva,l. v. 12-0295
grimm,ulrich 08-0490
grindal,r. j. 11-0546
grindal,robert j. 09-0581
grinde,bjoern 06-0104
grinevich,ju. a. 02-0239
grinjus,l. l. 11-0180
grishaev,i. d. 04-0311
grishhenko,l. i. 12-0094
grishina,l. e. 04-0338
grissom,felix e. 09-0281
grizzle,m. k. 01-0354
groch,ladislav 06-0718
grocholl,g. 06-0222
groddeck,georg 10-0043
grodzki,henryk 08-0529 08-0530 09-0563
groeger,b. k. 09-0510
groendalen,jorunn 11-0585
groenningsaeter gjul, geir 05-0606
groenvold,j. 12-0461
grohn,y. t. 11-0505
grojjsman,s. d. 10-0037
gromakovskaja,e. t. 01-0221 05-0187
gromisz,michal 09-0172 09-0173
gromisz,zofia 09-0172
grommers,f. j. 04-0567 08-0546 10-0567 12-0563 12-0564
gromykhina,n. ju. 01-0222
gromysz,henryk 08-0064
grondel,j. l. 02-0196 05-0110 07-0524
gronert,gerald a. 01-0571
gronlund,w. d. 01-0134
groote,a. de 10-0194
grooten,h. 07-0105
grooten,h. j. g. 07-0101
gropper,m. a. 09-0060
gros,f. x. le 10-0396
groschup,m. 12-0314
groskaja,i. a. 01-0014
gross,d. 12-0572
gross,e. m. 06-0381
gross,t. s. 04-0081 07-0253 09-0074 09-0277 12-0243
gross,t. w. 05-0075
gross,w. b. 10-0395
gross,wolfgang l. 09-0223
grosse,frank 09-0042
grossklaus,dieter (hrsg.) 06-0698
grosu,juliana 11-0291
groth,w. 07-0303 10-0290
groth,wolfgang 06-0309
grotmol,t. 10-0057
grove,h.-h. 01-0685
groves,d. j. 04-0220
grozav,i. 01-0350
grubaugh,w. 10-0229
grubman,marvin j. 05-0425
grudova,chájjka 05-0086
gruen,e. 01-0069
gruender,h.-d. 05-0468
gruenig,g. 08-0502
gruffydd-jones,tim 10-0527
gruhn,r. 02-0397
grulich-henn,j. 12-0143
grundboeck,jadwiga 03-0341
grundert,e. 12-0218
gruner,j. 11-0621
grunert,e. 06-0047 06-0232 06-0234 06-0236 06-0289 06-0601 08-0242 10-0238
grunert,eberhard 01-0314
grunow,r. 06-0206
grunstein,michael m. 01-0031
grupe,dorothea 06-0572
gruzdev,a. i. 10-0107
gryga,albin 10-0384
grygar,ivo 10-0288
grzybek-hryncewicz, kryspina 02-0185
grzybowski,roman 01-0658
gsell,o. (hrsg.) 10-0350
gstrein 01-0140
guarc,c. l. 10-0644
guarca,f. 07-0155
guarda,franco 11-0166
guay,p. 01-0307 06-0273
gubarev,m. i. 02-0244
gucenko,k. k. 01-0221
guel,y. 04-0277
guenard,h. 05-0053
guenet,jean-louis 04-0330
guenter,eberhard 07-0211
guenther,h. 08-0535 12-0548
guenther,manfred 10-0655
guenther,r. 06-0572
guenzel,r. 09-0663
guenzel-apel,anne-rose 08-0215
guerin,b. 07-0344
guerin,j. 07-0087
guerin,y. 06-0077
guerra,f. a. 05-0043
guerrault,p. 05-0370
guerrero,j. 09-0515
guerrini,v. h. 01-0558 05-0519
guertler,h. 06-0595
gueye,a. 05-0515
guffens,g. 02-0604
gugnani,h. c. 10-0417
guienne,b. le 06-0256 07-0273
guiguen,f. 02-0193 07-0404 07-0406
guilbault,l. a. 05-0007 09-0597 11-0094
guilbert,b. 09-0242
guilhon,j. 12-0525
guilloud,m. 12-0418
guillemi,silvia 01-0057
guillemin,f. 06-0625
guillemot,p. 03-0163
guillen,lourdes pedrero 11-0423
guillet,f. 03-0221
guillon,j.-p. 10-0517
guillot,j. f. 11-0352
guillot,p. 05-0653
guinee,piet a. m. 11-0328
guiochon-mantel, anne 12-0036
guiot,c. 02-0437 11-0071
guise,m. b. 02-0312
guittet,michele 09-0401 09-0451

guldenaar,s. e. f. 08-0088
guljanskijj,l. n. 05-0198
gulland,f. m. d. 10-0196 12-0050
gumarov,m. kh. 01-0240
gumm,i. d. 04-0472 06-0434
gunderson,j. h. 03-0402
gundlach,jerzy lech 04-0520
gunn,david 07-0153
gunn,john m. 04-0159
gunn,robert b. 11-0243
gunn,robert b. (hrsg.) 11-0239
gunn,tania r. 01-0021
gunsalus,glen l. 03-0118
gunson,diane e. 07-0458
gunther,roland 09-0635
gupta,a. k. 06-0127 09-0157
gupta,b. c. 03-0425
gupta,m. k. 10-0535
gupta,p. p. 12-0565
gupta,r. p. 03-0215
gupta,r. s. 09-0306
gupta,s. 03-0132
gupta,s. k. 01-0288 05-0072
gupta,y. 05-0431
gupty,r. c. 01-0285
gur-lavie,a. 09-0455
gurbanov,s. m. 06-0469 12-0377
gurley,john 04-0009
gursh,m. f. 12-0422
gusev,s. a. 11-0082
guslavskijj,i. i. 05-0329
gustafsson, margaretha k. s. 02-0493
gustin,p. 05-0040 10-0048 10-0051 10-0194 11-0220
guszkiewicz,andrzej 07-0288
gutbrod,franz 05-0690
gutewort,r. 07-0484
guthrie,h. d. 08-0080
gutierrez,jesus 08-0096
gutkovskijj,a. a. 09-0568
gutmann,brygida 05-0437
gutte,gerda 05-0315
gutzwiller,a. 10-0627
guy,h. r. 12-0161
guyton,a. c. 07-0046
guzenok,m. a. 07-0434 07-0527
guzik,i. g. 09-0145
gwazdauskas,f. c. 02-0312
gwiasda,h. 07-0485
gwiasda,j. 07-0485
gwynne,b. 08-0487
gyano,a. 01-0092
gyoere,karoly 05-0130
gysin,j. 09-0409
gywat,l. 10-0627
haack,d. 10-0413 10-0649
haagsma,henk p. 02-0051
haan,n. a. de 11-0172
haaparanta,tapio 04-0056
haas,arthur l. 03-0049
haas,dieter 03-0592
haas,j. 06-0548
haas,l. 01-0413 04-0263 11-0384
haase,h. 01-0167 11-0265
haasper,anne 03-0484
haberkorn,a. 01-0497 02-0609 11-0418 12-0105
habermann,ernst 09-0627
haberstroh,j. 05-0665 08-0591
habib,m. p. 04-0241
hack,c. e. 02-0198
hacker,u. 02-0121 03-0115
hackett,i. j. 01-0646
hadar,r. 02-0233
haddad,albert 02-0266
haddad,gabriel g. 11-0070
hadjkacem,n. 08-0116
hadler,walter a. 12-0015
hadlok,r. m. 07-0626 12-0664
hadlow,w. j. 10-0629
haeck,hermann josef 01-0187
haefner,ursula 03-0410
haeggendal,j. 03-0045
haehle,r.-p. 08-0259
haehner,d. 02-0274
haendel,l. 11-0007
haeni,h. 08-0139
haerfstrand,a. 06-0040
haessig,m. 10-0391
haeusle,r. 06-0697
hafeez,m. 05-0609
hafez,h. m. 05-0443 06-0609 10-0407 12-0373 12-0442
haffar,a. 04-0486
haffer,keith 10-0366
hafi,c. b. 04-0080 06-0252
hagedorn,james e. 07-0467
hagelschuer,ina 02-0573 02-0574 09-0533 10-0551
hagelschuer,p. 05-0311
hagemoser,w. a. 01-0471
hager,david a. 07-0445
hager,k. 09-0263
hagerodt,a. 05-0254
hagiwara,mitika kuribayashi 05-0402
hagler,dan n. 03-0348
hagler,sarah b. 04-0585
haglund,u. h. 02-0076
hahn,baerbel 04-0399
hahn,e. 11-0467
hahn,g. 08-0144 09-0683 12-0659
hahn,g. l. 08-0059
hahn,g. leroy 05-0026
hahn,h. 04-0360
hahn,helmut 05-0367
hahn,ilka 04-0636
hahn,j. 05-0291 06-0261 08-0243 09-0307 11-0288 12-0233 12-0239 12-0257
hahn,nina e. 06-0513
hahn,ute 10-0493
hahn,w. 06-0369
haider,gerhard 08-0113
haines,deborah m. 06-0211
hainsworth,r. 04-0073 11-0072
haisenleder,d. j. 12-0060
haizheng,ma 07-0287
hajdarevic,f. 02-0067 03-0252 09-0045 09-0198
hajer,r. 09-0554
hajjar,a. m. 06-0476
hakanson,r. 11-0582
hakendorf,paul 11-0432
hakim,tawfic s. 11-0244
haladej,s. 07-0242
halder,m. 12-0423
hale,g. j. 09-0643
halen,p. 03-0407
hales,j. r. s. 10-0052
hall,e. 11-0449
hall,e. p. 02-0234
hall,g. a. 07-0327
hall,j. e. 07-0046
hall,jean a. 06-0569
hall,jennifer 07-0610 10-0512
hall,joseph e. 07-0064
hall,m. r. 08-0371
hall,richard f. 12-0366
hall,t. r. 10-0059
hallemans,roger 09-0059
hallen-sandgren, charlotte 02-0265
hallford,d. m. 04-0642 08-0079
hallin,p. 06-0226
halliwell,r. e. 01-0559
halme,j. 04-0272
halpern,michael s. 07-0375 09-0204
halsband,e. 06-0126
halsband,inge 06-0126
haluska,g. j. 09-0068
halver,g. c. 07-0339
ham,m. van 07-0245
ham,p. j. 09-0510
hamada,hisashi 04-0045
hamada,kokichi 08-0151
hamann,f. 05-0675
hamann,h. p. 04-0378 05-0166 12-0301
hamann,hans-peter 01-0585
hamano,atsushi 07-0395
hamaoka,t. 10-0160
hamaoka,takafumi 01-0386
hambitzer,r. 01-0611 02-0518
hamblin,a. s. 06-0213
hamburger,j. 03-0427
hamel,ilse 12-0289
hamel,k. l. 09-0403
hamernik,d. l. 02-0091
hamet,nicole 06-0501
hamilton,b. f. 09-0210
hamilton,marilyn s. 07-0221
hamilton,p. b. 10-0542
hamilton,steven j. 09-0159 09-0160
hamir,a. n. 05-0572
hammer,beth a. 09-0219
hammer,horst 02-0120
hammer,klaus 12-0562
hammer,p. 12-0659
hammerberg,b. 08-0443
hammerberg,c. 08-0162
hammerstedt,roy h. 03-0479 09-0117
hammes,h. a. 10-0219
hammond,a. c. 10-0432
han,zhou 12-0062
hana,fatmir 03-0295
hanak,i. 01-0095
hanauer,g. 11-0089
hancock,douglas s. 02-0564
hancock,r. d. 09-0299
hand,a. r. 12-0034
handa,rajash k. 11-0083
handa,toshiya 12-0317
handley,jeffrey p. 04-0245
handman,emanuela 06-0497
handschuk,l. 08-0057
handson,p. d. 05-0572
haninec,pavel 09-0017
hanisch,ines 12-0521
hanji,v. 04-0050
hanna,i. 05-0315
hanna,j. 09-0405
hanna,r. e. b. 03-0421 11-0465 12-0454
hannant,d. 01-0431
hannemann,p. 12-0411
hannigan,g. e. 05-0206
hannon,k. 04-0343
hanselaer,j. r. 09-0648
hansen,bernie 07-0177
hansen,p. j. 05-0075 06-0068 09-0075 12-0242
hansen,peter j. 01-0201
hansen,t. r. 09-0099
hansen,thomas r. 09-0231
hanset,r. 12-0124
hanson,w. l. 03-0562 05-0477
hansson,r. 09-0038
hanzen,ch. 10-0068
hao,luo cheng 02-0300
hapak,l. k. 02-0030
hapke,h.-j. 07-0624
hapke,hans-juergen 10-0621
hara,akihiko 01-0135
hara,fumio 12-0496
hara,shigeo 08-0607
harada,tetsui 03-0023
haragsim,oldrich 01-0141
haralambie,e. 01-0207
haras,dominique 05-0073
harasawa,ryo 07-0401
harayama,hiroshi 06-0082

harbour,d. a. 05-0429
hardegg,w. 06-0303
harder,david r. 05-0054
hardin,e. l. 05-0121
hardin,james r. 11-0051
harding,r. 01-0272 02-0110
hardy,g. w. 10-0445
hardy,robert m. 03-0470 06-0163 08-0166
hardy,s. j. s. 03-0201
hare,c. d. 07-0381
hare,sandra g. f. 05-0119
haresign,w. 02-0085 10-0274 11-0280
harfst,l. 10-0650
harisch,g. 06-0011 06-0628
haritani,makoto 09-0473
harkness,j. w. 02-0442 04-0449 11-0399
harkness,james w. 04-0473
harmon,r. j. 04-0565
harmsen,m. 08-0380
harnach,richard 11-0557
harnagel,steven h. 08-0603
haroun,el tahir m. 11-0456
harp,j. a. 05-0177 05-0599
harp,james a. 04-0502
harpaz,t. 11-0480
harper,p. a. w. 06-0482
harpke,elisabeth 11-0289
harraez,m. p. 04-0125
harrington,ben 02-0273 03-0239 05-0236
harrington,daniel d. 12-0540
harris,c. w. 05-0555
harris,carol 02-0490
harris,charles w. 05-0630
harris,d. j. 11-0620
harris,edward d. 08-0491
harris,r. c. 10-0195
harris,william v. 09-0431
harrison,ian w. 03-0569 03-0576
harrison,l. a. 02-0328
harrison,l. j. s. 11-0479
harrison,robin a. p. 06-0081
hart,joanne 10-0496
hart,m. g. 01-0347
hart,m. g. 06-0320
hartig,wolfgang 01-0025
hartley,p. e. 09-0348 09-0687
hartley,w. j. 10-0406
hartman,e. g. 04-0401 06-0650
hartman,h. a. 04-0576
hartmann,elke 04-0188 05-0155
hartmann,georg 10-0043
hartmann,guido r. 11-0564
hartmann,h. 02-0573 02-0574 08-0535 09-0533 10-0560
hartmann,helmut 10-0551
hartmann,u. 08-0286
hartog,j. m. p. den 03-0555 03-0556 03-0557 10-0671
hartsfield,s. m. 05-0666 05-0667 05-0668
hartung,juergen 06-0237
hartung,k. 01-0683
hartwig,manfred 09-0226
hartwig,w. 06-0093
harun,b. a. 11-0001
harvey,c. e. 09-0208
harvey,colin e. 02-0638
harvey,john w. 08-0424
harvey,s. 03-0080 10-0059 12-0028
hasan,shabih u. 06-0621
hasegawa,akiko 09-0245
hasegawa,atsuhiko 08-0201
hasegawa,k. 04-0024
hashiguchi,akihiko 02-0348
hashimoto,natsumi 06-0506 08-0136
hashimoto,sayuri 01-0688
hashimoto,yoshiharu 02-0005 02-0016 03-0007 03-0016 04-0219 06-0008 06-0042 07-0011 08-0199
haskins,m. e. 12-0123
haslam,sandra z. 11-0043
hasler,j. 02-0428
hasloev,kaare 01-0391
hassan,y. m. 04-0490
hasse,d. 03-0296
hassel,s. 05-0340
hassl,a. 02-0231
hassl,andreas 08-0417 11-0435
hasslinger,m.-a. 03-0453 08-0442 11-0469
hastings,joe 03-0387
hastings,robert c. 07-0198
hastings,t. s. 09-0126
hata,hitoshi 12-0142
hatai,kishio 09-0149
hatano,a. 08-0378
hatch,roger c. 03-0553 06-0643 06-0667
hatch,thomas p. 11-0370
hathaway,s. c. 06-0719 12-0665
hatier,r. 02-0052
hatjis,christos g. 03-0104
hatta,tadao 09-0289
hattecoeur,b. 04-0457
hattel,a. l. 12-0449
hattenberger-baudouy,anne-marie 04-0133
hattenhauer,h. 08-0238
hattingh,j. 08-0053
hattori,muneaki 09-0130
hau,herbert 04-0710
hauger,richard l. 07-0067
haughey,k. g. 10-0406
hauitsu,hirokazu 02-0082
haupt,w. 02-0339 12-0477
hauschild,susann 12-0482
hauschulte,hugo maria 06-0268
hausmann,r. 11-0498
hausner,oldrich 11-0378
hausschild,susann 03-0450
havelkova,marta 09-0221
havell,edward a. 05-0364
haverbeke,g. van 08-0011
havlicek,jiri 05-0360
hawk,h. w. 01-0300 02-0107 07-0274
hawkey,c. m. 01-0347 10-0196
hawkey,christine 06-0320
hawkins,eleanor c. 11-0408 12-0514
hawkins,larry l. 02-0542
hay,f. c. 06-0192
hayakawa,yutaka 09-0132
hayama,kazuhiko 08-0101
hayama,masayoshi 08-0393
hayashi,takamune 12-0596
hayashi,yoshihiro 09-0005
hayashidani,hideki 09-0364
hayden,david w. 04-0705
hayes,audrey a. 01-0164
haynes,n. b. 06-0059
hayoshidani,hideki 05-0379
hays,t. 06-0580
haywood,s. 11-0512
hazelhoff roelfzema, winifred 12-0535
hazen,kevin c. 10-0164
hazen-karr,carla g. 03-0397
hazewinkel,h. a. w. 05-0691
hazinski,thomas a. 11-0050 11-0052
hazlett,linda d. 12-0311
health,a. c. g. 01-0557
heap,p. a. 07-0079
heap,r. b. 10-0186
heap,r. brian 10-0053
heath,a. c. g. 12-0479
heath,carole 06-0214
heath,d. d. 09-0490
heath,martha e. 06-0039
heath,t. j. 10-0218
heath,tim 03-0040
hebel,a. 06-0463
heberer,m. 02-0642
hecht,h. 02-0519
hecker,michael (hrsg.) 12-0128
heckert,h. p. 07-0370
heckert,h.-p. 05-0468
hecking,joachim 03-0461
hecquet,f. 10-0606
hediger,r. 01-0153
hedler,liselotte 10-0061
hedlund,c. s. 03-0598
hedqvist,p. 04-0051
hedrich,h. j. 07-0272
hedrick,r. p. 01-0107 03-0135
heeney,j. l. 11-0393
hees,h. 12-0010
heeschen,w. 01-0694 01-0695 06-0714 06-0715 07-0560 09-0683 12-0659 12-0663
hefner,p. 06-0343
hegarty,m. p. 11-0532
hegedis,l. 10-0181
hegel,gisela von 02-0171
heglele-hartung, christa 09-0018
hegner,robert e. 03-0171
heidecke,f. w. 07-0618
heidenreich,m. 01-0261
heider,g. 04-0443 07-0363
heider,katharina 08-0139
heidner,greta 08-0133
heidrich,r. 06-0447
heil,g. 12-0332
heilig,annegard 02-0045
heilmann,p. 03-0207
heimbeck,bruno 04-0709
hein,w r. 06-0053
heinicke,w. 11-0164
heinritzi,k. 01-0670 06-0587
heinz,b. a. 07-0374
heinze,p. h. 12-0488
heinze,wolfgang 11-0207
heiseke,d. 11-0199
heiskala,m. 01-0230
heitzman,r. j. 01-0661
hejlasz,zbigniew 02-0029 05-0523
hejlicek,karel 09-0421
hekman,p. 12-0603
helbig,juergen herbert 11-0411
held,j. p. 10-0652
held,jean p. 08-0503
helle,e. 06-0122
hellemann,c. 03-0127 08-0093
hellmann,e. 03-0529
hellmann,ernst 11-0343
hellmen,e. 07-0173
hellstroem,lars-eric 08-0498
helm,birgit 03-0204
helman,r. g. 06-0597
helmer,stephen d. 09-0276
helmke,ronald j. 12-0310
helmond,f. a. 10-0271
helmuth,r. 07-0317 12-0132 12-0652
helwig,michael 12-0162
heming,thomas a. 05-0093
hemken,r. w. 04-0565
henderson,d. j. 11-0465
henderson,g. m. 10-0196

henderson,k. m. 09-0101
henderson,myrna 07-0533
hendriks,g. f. r. 04-0120
hendrikx,w. m. l. 09-0493
hendrix,charles m. 02-0510 06-0535
hengartner,hans 11-0236
henk,f. 12-0424
henkemeyer,josef 04-0176
henken,a. m. 09-0479 09-0515
henne,doris 04-0630
henne-bruns,doris 09-0633
henninger,richard w. 07-0230
henriksen,s. a. 12-0461
henroteaux,m. 10-0228
henry,edward t. 02-0273 03-0239 05-0236
henry,g. 06-0676
hens,elfi 05-0553
hensch,b. 09-0345
henschen,agnes 01-0026
henton,john r. 08-0503
hentschke,j. 05-0458
henych,antonin 04-0418
henze,a. 04-0103
heon,h. 11-0510
heras,m. de las 09-0418
herber,robert f. m. 12-0535
herberhold,claus 01-0002
herbert jun.,e. w. 06-0138 06-0138
herbst,w. 01-0467 02-0449 05-0426 06-0427 07-0373 07-0388
herbst,werner 10-0404 12-0414
herceg,m. 01-0620
herd,r. p. 03-0435 08-0428
herd,rupert p. 06-0524
herigault,robert a. 11-0062
herin,peter 12-0042
hering,lisa 02-0367 09-0369
hermann,m. 02-0641 08-0500 08-0502
hermanns,w. 02-0387
hermans,l. 02-0613 10-0457
hermentin,kurt 01-0499 03-0413
hermsen,c. c. 11-0438
hernandez,c. 08-0093
herndon,d. n. 02-0066
herpen,h. van 05-0003
herrick,j. 06-0293
herrmann,a. 01-0589
herrmann,ch. 11-0623
herrmann,john e. 05-0171
herrmann,v. 11-0623
herrmann-erlee,m. p. m. 06-0018
herrtage,mike 07-0616
herscowitz,herbert b. 04-0226
herter,anneliese 04-0487
hertsch,b. 10-0649 10-0650 10-0663
herwijnen,r. van 07-0362
herzberg,a. m. 01-0133
herzberg,abraham m. 05-0126
herzenberg,l. a. 03-0196
herzog,s. 11-0409
hescheler,j. 03-0084
hess,d. l. 09-0619
hess,david l. 09-0272
hess,r. g. 05-0436
hessel,h. w. 11-0588
hesselink,j. w. 08-0458
hessen,m. t. 09-0368
hessman,bill j. 07-0167
hesterberg,l. 02-0448
hetkamp,d. 01-0339
hetrick,f. m. 04-0116
hettwer,horst 11-0084
hetzel,d. j. s. 04-0058
heuer,j. 01-0239
heuschele,w. p. 05-0456
heuschele,werner p. 08-0372
heusser,c. 10-0184
heuvelman,j. 05-0359
hewicker,m. 01-0469
hext,p. m. 05-0574
heydorn,a. o. 06-0507
heyermann,h. 02-0215
heymer,b. 05-0369 08-0281
heysch de la borde, michel 03-0489
heyward,william l. 08-0623
heywood,l. h. 01-0058
hibburt,c. d. 11-0620
hida,wataru 05-0052
hidiroglou,m. 04-0042 05-0533
hidiroglou,n. 08-0030
hiebl,inge 01-0028 02-0259
hiepe,f. 06-0194
hiepe,th. 02-0599 04-0499 06-0194 08-0257 08-0470 12-0431 12-0451 12-0458 12-0474
higgins,d. a. 02-0422
higgins,kathryn 08-0459
higgins,r. 09-0222 09-0377 11-0551
higgins,r. j. 04-0592
higgins,robert 10-0347
higuchi,t. 10-0080
hihara,h. 02-0417
hikasa,y. 11-0573
hilberg,frank 01-0418
hildebrandt,g. 06-0703 09-0675
hilden,m. 04-0156
hilderson,h. 12-0460
hilgers,l. a. t. 02-0251
hill,brian l. 10-0142
hill,howard 10-0302
hill,j. h. 05-0531
hill,joseph e. 10-0433
hill,m. 12-0165
hill,r. 02-0033
hillamn,r. b. 05-0411
hillard,m. a. 03-0270
hille,g. 02-0460 07-0384
hillen,heinz 03-0536
hillidge,christopher j. 01-0400
hilliger,h. g. 06-0301 08-0254
hillion,e. 04-0420
hillyer,george v. 10-0462 11-0455 11-0456
hillyer,m. h. 03-0316
hinaidy,h. k. 01-0554 04-0405
hinchcliff,kenneth w. 04-0673 07-0561
hindle,j. e. 09-0082
hine,p. m. 09-0163
hing,a. k. 08-0018
hinrichs,k. 05-0305 08-0208 08-0245 09-0066
hinrichs,katrin 10-0242
hinsch,brett g. 06-0495
hinterdorfer,f. 04-0352
hinton,m. 05-0643 09-0355 10-0289
hintz,h. f. 07-0455
hintz,h. f. 07-0588
hinz,k.-h. 06-0642 10-0337
hirahara,tadashi 06-0444
hirai,hidetoshi 07-0395
hiramatsu,kazuhisa 11-0396
hiramune,takashi 04-0354
hirano,masahiro 08-0141
hirano,norio 02-0436
hirata,tsunehiko 08-0564
hird,d. w. 07-0581
hird,david w. 06-0513 10-0284
hirose,h. 04-0024
hirose,hisashi 11-0061
hirota,yoshikazu 03-0363 08-0201
hirsch,h.-p. 04-0618
hirschberger, johannes 05-0224
hirschl,alexander m. 06-0647 11-0568
hirschmann,r.-u. 05-0234
hirst,j. j. 03-0099
hirth,r. s. 01-0162
hiruma,masami 03-0504
hirvi,j.p. 04-0156
hitt,mark e. 10-0124
hjelle,jerry j. 12-0621
hjeltnes,b. 05-0107
hjemdahl,p. 01-0059
hlinak,a. 04-0443 06-0206 07-0363
hobe,helve 04-0155
hoblet,k. h. 03-0512
hodaka,kazuko 01-0030
hodate,koichi 04-0057
hodge,k. 05-0648
hodgen,gary d. 05-0247
hodges,richard j. 01-0318
hodgkinson,s. c. 02-0034
hodgson,d. r. 07-0049
hoedemaker,m. 01-0068
hoefelschweiger,h. 03-0444
hoeffel,john m. 03-0039
hoefler,w. c. 04-0642 08-0079
hoegsved,olof 12-0271
hoeier,r. 09-0073
hoeller,h. 07-0055
hoerchner,f. 02-0498 11-0467
hoerr,f. j. 03-0480
hoerr,frederic j. 10-0132
hoerstke,h. 07-0319
hoeruegel,k. 02-0321
hof,h. 05-0366 06-0343 06-0645
hofer,b. 03-0543
hoffer,m. 12-0181
hoffheimer,mary s. 07-0483
hoffman,a. 09-0381
hoffmann,a. 09-0329 11-0205
hoffmann,anna 06-0219 06-0220
hoffmann,b. 05-0655 07-0254 12-0230
hoffmann,d. 10-0249 12-0321
hoffmann,g. 01-0553 01-0556
hoffmann,gabriele 12-0236
hoffmann,h. 01-0142
hoffmann,hartmut 09-0178
hoffmann,inge 02-0187
hoffmann,l. 02-0347
hoffmann,manfred 05-0312
hoffmann,r. 01-0099 02-0139 04-0140 10-0103 10-0104 11-0147
hoffmann,siegfried 10-0177
hoffmann,w. e. 04-0072
hoffsis,g. f. 01-0672
hoffsis,glen f. 08-0134
hofman,h.-p. 02-0662
hofman,wendell f. 07-0064
hofman,winfried 01-0599
hofmann,susanne 05-0532
hofmann,u. 02-0531 02-0532 05-0029
hofmann,w. 03-0344 10-0291 10-0498
hofmeister,r. j. 12-0115 12-0374 12-0375
hofmeyr,c. f. b. 06-0672
hofmo,peer ola 11-0133
hofschulte,b. 07-0627 09-0661 09-0664
hofschulte,h. 01-0256
hogan,j. s. 05-0019 05-0603 10-0569 12-0561
hogg,james c. 06-0005
hohdatsu,t. 07-0386
hohdatsu,tsutomu 04-0441
hohvec,jiri 05-0321
hojovec,jiri 10-0300

holcombe,d. w. 08-0079
holdas,s. 02-0322
holder,a. a.. 10-0445
holder,a. t. 10-0042
holey,mark e. 09-0151
holl,u. 03-0332
holland,j. j. 01-0408
holland,merrilee 02-0647
hollingworth,j. 10-0346
hollister,mark c. 10-0604
hollmann,p. 07-0236
hollo,f. 06-0529
hollocher,thomas c 12-0296
hollstein,e. 09-0550
holm,t. joergensen 05-0106
holmann,federico j. 08-0096
holmberg,c. a. 11-0530
holmes,c. r. 04-0058
holmes,h. c. 07-0371 10-0369
holmes,w. michael 07-0195
holmgren,jan 07-0330
holmstrom,steven e. 03-0573
holstad,gudmund 08-0277
holstein-rathlou,n.-h. 03-0086 11-0040
holt,g. 10-0573
holt,l. c. 03-0263
holt,p. g. 01-0213 04-0221
holter,james b. 01-0564
holterman,dale e. 02-0542
holtkamp,j. 09-0621
holtz,w. 03-0101 05-0077 08-0086 09-0308 09-0324
holtz,wolfgang 11-0293
holub,a. 09-0124
holub,antonin 10-0601
holzhauer,c. 06-0603 08-0532
holzmann,a. 12-0068
holzmayer,tatyana a. 11-0362
homan,e. j. 03-0365
homer,bruce 08-0394
homik,l. a. 07-0041
homonylo,mary k. 11-0178
homonylo,mary l. 12-0135
honadel,t. e. 08-0241
honda,eichi 02-0459
honda,eiichi 09-0364
honda,k. 10-0080
hondalus,mary k. 03-0292
honegger,p. 10-0547
hong,c. 12-0459
hong,h. 01-0539 08-0455
honhold,n. 02-0615
honigberg,b. m. 11-0441
honnas,clifford m. 04-0197 07-0592 09-0286 12-0643
hons,pavel 05-0319
honzlova,alena 06-0708
hood,leroy 05-0208
hoof,j. van 06-0657
hoogeterp,j. j. 01-0656
hook jun.,reuel r. 04-0379
hookey,i. v. 11-0188
hookey,j. v. 08-0310
hoopingarner,roger 07-0145
hopgood,m. f. 02-0007
hopkins,f. m. 11-0571
hopkins,fred m. 04-0339
hopkins,s. g. 03-0339
hopkins,sharon g. 12-0359
hopkins,sharong g. 10-0355
hoppe,astrid 08-0498
hoppe,harald 09-0176 10-0112
hoppeler,hans 10-0005
hoppen,h. o. 12-0231
hopper,l. dave 02-0172
hopster,h. 09-0342
hopwood,d. a. 11-0198
horacek,mark j. 06-0024
horak,v. 09-0004 11-0177
horchler,heike 05-0387
hore,amitabh 04-0028
horie,takashi 01-0030
horigome,tsuneyoshi 01-0073
horii,natsuko 04-0550
horii,y. 11-0444
horiuchi,teiji 03-0423
horner,g. 08-0373
horney,f. d. 08-0045
hornich,m. 01-0105
hornya,b. 02-0412
horovitz,c. t. 07-0514
horsch,f. 02-0403 07-0341
horspool,l. 06-0527
horst,p. 06-0306
horst,ronald l. 02-0525
horton,r. j. e. 09-0081
horvat,rebecca t. 10-0154
horvath,christopher j. 04-0194
horvath,zoltan (hrsg.) 01-0578
horzinek,m. c. 02-0405 03-0368
hoshi,nobuhiko 02-0005 03-0007 03-0016
hoshino,takumi 10-0540
hoskins,johnny d. 08-0473 09-0511
hosoi,y. 02-0325
hosono,akiyoshi 01-0687
hossain,m. a. 07-0056 10-0628
hossbach,jelena 11-0550
hostacka,anna 01-0359
hoste,h. 05-0507
hotchi,masao 08-0393
hoth,d. 02-0633
houlding,kim d. 03-0315
houlton,john 07-0582
house,robert v. 11-0421
houston,b. 07-0061
houvenaghel,a. 04-0336 05-0349 10-0315 10-0316
houwelingen,j. c. van 12-0114
houwers,d. j. 05-0608
hovde,carolyn j. 04-0245
hoven,r. van den 01-0594
hoversland,roger c. 09-0240
hovorka,j. 10-0464 10-0465
howard,c. j. 03-0357 03-0498 04-0451 09-0257
howard,j. c. 07-0218
howard,j. g. 05-0251
howard,m. a. 10-0520
howard,p. 09-0395
howard,paul e. 03-0600
howard,randy b. 11-0110
howe,k. s. 07-0250
howell,m. j. 10-0461
howland,b. e. 09-0079
howlett,c. r. 11-0002
hoy,st. 02-0338 05-0340 09-0340 09-0383
hoyer,p. b. 06-0049 09-0067
hradecky,j. 08-0164
hradecky,p. 06-0002 06-0007
hristov,s. 04-0623
hruban,v. 08-0164
hruska,k. 11-0309
hruska,karl 10-0223
hryniewicz,w. 05-0382
hsia,l. c. 05-0300
hsieh,wang-ting 07-0323
hsu,david 08-0335 08-0336
huang,h. f. s. 09-0114
huang,hosea f. s. 10-0250
huang,j.-y. 02-0248
hubbard,gene b. 06-0150 06-0151
hubbell,john a. e. 08-0574
huber,p. 03-0460
hubert,j. 02-0621
huberty-krau,p. 04-0456
hubler,m. 05-0676
hubmayr,rolf d. 02-0073
hudina,v. 10-0482 10-0483 10-0485 10-0488
hudson,leslie m. 05-0567
hudson,p. j. 09-0500
huebert,p. 07-0565
huebert,p. h. 10-0397
huebner,andrea 10-0011
huebner,andreas 06-0004 09-0003
huebner,r. 03-0126 06-0098
huebner,reinhard 05-0088
huebscher,ulrich 02-0411
huefner,j. 03-0613 03-0614
huehn,regina 11-0281
huehn,u. 02-0320 02-0321 04-0290 05-0299
huehn,uwe 10-0266 11-0292
huenigen,h. 12-0008
huestis,wray h. 05-0231
hueston,w. d. 09-0576
hueston,william d. 08-0553
huet,yvette m. 10-0592
huethwohl,hans 04-0346
huffman,j. e. 03-0428 08-0440
huffman,jane e. 11-0462
hugdahl,m b. 09-0387
hugghins,ernst j. 07-0563
hugh-jones,m. e. 08-0156
hughes,carolyn s. 08-0367
hughes,g. j. 03-0214
hughes,p. e. 02-0306 06-0063
hughes,p. eric 01-0405
huhold,k. 11-0268
huismans,hendrik 01-0440
hulkower,keren i. 08-0295
hull,b. l. 01-0672 05-0157 05-0525
hulland,t. j. 06-0152
hulot,f. 11-0306
hulsebos,l. h. 01-0491
hultmark,dan 09-0254
humblot,p. 06-0073 06-0089 07-0344 09-0336
hume,richard i. 11-0064
huml,oto 03-0501
humme,jim 12-0029
hummel,g. 04-0018
humphries,w. r. 07-0477 09-0524
humprey,w. d. 05-0080
hunder,g. 10-0617
hundley,fiona 08-0345
hungerland,c. 05-0155
hunneman,w. a. 02-0398
hunsaker,h. a. 03-0496
hunt,judith m. 07-0577
hunt,k. 12-0464
hunt,k. r. 10-0451
hunt,r. v. 04-0164
hunter,a. c. 03-0523
hunter,a. g. 03-0262
hunter,m. g. 09-0082 10-0274 10-0275 10-0276
hunter,r. h. f. 02-0096 03-0273 09-0103
huntington,p. j. 12-0623
hunton,j. r. 02-0131
huopaniemi,t. 11-0079
hurcik,v. 07-0242
hurezan,t. 08-0236
hurka,h. 06-0703
hurley,dorset 06-0137
hurley,w. l. 07-0059
hurrell,j. g. r. 03-0446
hurvitz,arthur il 06-0555
hurwitz,s. 07-0060
husa,l. 12-0221

husband,a. j. 02-0221 04-0521 10-0333
huskamp,b. 10-0641
huskic,e. 08-0003
hussain,k. a. 02-0421
hussein,h. s. 10-0475
hustas,l. 12-0369
husted,paul w. 06-0569
hutchins,d. r. 11-0330 11-0614
hutchinson,g. w. 11-0472
hutchinson,l. j. 03-0513
hutnikiewicz,barbara 09-0673
huwer,m. 11-0467
huynh,v. 02-0626 07-0372
hwang,s. y. 03-0248
hyatt,alex d. 03-0366 06-0441
hyatt,robert e. 11-0073 11-0074 11-0075
hyland,j. h. 06-0067
hylemon,phillip b. 07-0195
hylton,walter 01-0564
hyttel,p. 01-0303 08-0228 08-0229 09-0309
hyun,soon-ho 07-0194
i"anson,h. 02-0105
iaizzo,paul a. 05-0045
iannelli,domenico 01-0320
ibanez,v. vilar 05-0135
ibatov,a. d. 08-0067
ibishev,g. i. 04-0652
ibragimov,r. p. 02-0154
ibragimova,a. i. 11-0033
ibrahim,i. m. 12-0495
ibrahin,latif 05-0422
ibrovic,m. 08-0003
ichihashi,yasuo 02-0467
ichijo,shigeru 02-0598 07-0390 08-0361 11-0503
ichikawa,hiroyuki 03-0019
ichikawa,masao 07-0326
ichiman,y. 10-0322
ide,s. 07-0386
ide,seidya 03-0504
ideris,aini 02-0391
ifantidis,michael 10-0113
igarashi,yukio 12-0219
igbinosa,i. b. 08-0432 08-0433
igboeli,g. 02-0310
iglesias,deborah 11-0462
iglesias,j. gerardo 04-0473
ignatov,georgi 01-0444 11-0453
ignatova,marija 01-0444
ihara,norihiko 09-0002
ihrke,peter j. 04-0489
iida,k. 01-0237
iida,m. 09-0199
iida,takaji 09-0128
iijima,t. 04-0024
iijima,yuji 02-0463
iizuka,yoshikazu 03-0232
ijocev,mikhail 11-0531
ike,kazunori 02-0357 02-0602 03-0504
ikeda,f. 07-0004
ikeda,ken 07-0053
ikeda,toshio 12-0653
ikegami,machiko 07-0029
ikeuchi,yoshihide 09-0672
ikram,z. 10-0573
ikuta,kazuyoshi 06-0475
il"ina,s. i. 02-0250
ilchmann,g. 02-0513 07-0337
iliev,janislav 03-0280 12-0041 12-0217
ilieva,a. t. 02-0117
ilievski,v. 03-0575
iljasov,ju. i. 06-0109 08-0264 12-0090
iljushechkina,i. 10-0563
ilkiw,j. e. 11-0492 11-0493
illana,susana 11-0432
imai,k. 07-0508
imaizumi,kazuo 11-0327
imakawa,k. 02-0089
imakawa,kazuhiko 09-0231
imamovic,vahida 02-0143 02-0144
imamura,masahiro 07-0217
imaoka,k. 11-0392
imbescheidt,claudia 03-0619
imdorf,anton 05-0133
inaba,hayashi 11-0415
inaba,toshio 08-0074 09-0065
inada,s. 01-0225
inagaki,shuji 08-0318
infascelli,f. 10-0247
ingh,t. s. g. a m. van den 11-0522
ingh,t. s. g. a. m. van den 04-0401 08-0140
inglis,n. f. 01-0192
ingr,ivo 06-0706
ingraham,r. h. 07-0025
ingram,c. d. 04-0013
ingram,l. t. 04-0496
ingwersen,w. 11-0609
ingwersen,walter 07-0042 11-0608 11-0610
inman,r. d. 05-0180
inno,youchi 10-0301
inoue,masanao 06-0352
inoue,noriko 08-0506
inoue,satoshi 05-0148
inoue,takeshi 04-0020
inoue,toru 04-0415 09-0203
inozemcev,v. p. 04-0607
inozemceva,i. e. 11-0499
inskeep,e. k. 07-0074 11-0298 11-0303
inumaru,s. 07-0358
inwang,u. d. 05-0590
iokem,a. 12-0401
iovlev,v. i. 02-0206
ipatenko,n. g. 04-0380
ippen,r. 04-0630 05-0612 06-0316
ireland,j. j. 05-0066
iritani,a. 11-0290
irps,h. 10-0291
irsig,monika 07-0431 12-0268
irvin,a. d. 01-0551 09-0476
irvine,c. h. g. 06-0052 10-0046 10-0047
irwin,michael h. 01-0010
irwin,s. w. b. 06-0518 08-0438
isachenko,v 01-0301
isachenko,v. v. 08-0098
isaev,v. v. 09-0391
isakova,l. s. 08-0067
isaman,l. 09-0285
isataeva,sh. i. 07-0346
iseki,m. 03-0408
isembekov,zh. m. 01-0329
isenbuegel,e. 06-0665
ishekenov,m. s. 01-0555
ishibashi,takehiko 06-0267
ishibashi,toshiko 01-0635
ishida,mitsugi 04-0550
ishida,mitsuhara 07-0022
ishida,takuo 03-0385
ishida,tatsuo 06-0352
ishida,toshio 09-0394
ishida,yo 10-0480
ishida,yoshinari 11-0136
ishida,yoshirou 09-0138
ishiguro,naotaka 11-0332
ishihara,katsuya 08-0460 08-0461 10-0469
ishihara,yoko 12-0198
ishihara k,atsuya 07-0437
ishii,kenji 02-0630
ishii,shinichi 06-0091
ishijima,yoichi 11-0386
ishikawa,hidero 03-0293
ishiyama,toshiro 12-0547
isibasi,armando 11-0556
iskandarov,m. i. 06-0362
iskander,samy s. 12-0191
iskhakova,kh. l. 09-0600
islam,m. r. 08-0339
ismagulov,a. i. 12-0197
ismail,i. m. 12-0063
ismail,s. t. 01-0267
isoard,p. 12-0281
isogai,emiko 02-0235
isogai,hiroshi 02-0235
isojima,shinzo 09-0245
isomaa,v. 09-0071
ispenkov,a. e. 07-0527
israel,barbara a. 10-0399
issel,c. j. 02-0421
issel,charles j. 09-0427
isshak,nabih sabry 12-0558
istasse,l. 12-0497
istoshina,s. p. 02-0252
itabashi,hisao 12-0195
itagaki,hiroshi 06-0506 10-0425
itagaki,tadashi 10-0463
itami,toshiaki 09-0131
itatani,carol ann 10-0442
ito,a. 05-0498
ito,fuminari 01-0135
ito,fumio honma 08-0353
ito,hisao 02-0016 06-0042
ito,kazuhiko 04-0260
ito,seiji 02-0083
ito,shigeo 01-0024
ito,t. 06-0393
itoh,michiichiro 04-0008
itoi,hiroshi 11-0536
itoi,yutaka 06-0492
ivacic,z. 01-0423 01-0424
ivancsics,j. 05-0078
ivanekha,e. v. 07-0136
ivanickaja,l. p. 10-0595
ivanickijj,m. e. 06-0586
ivanics,e. 12-0309 12-0316
ivanjushin,b. i. 08-0420
ivanov,a. a. 01-0221 05-0187
ivanov,a. g. 02-0117
ivanov,a. t. 07-0299
ivanov,d. p. 07-0526 09-0366
ivanov,eh. v. 07-0131
ivanov,ivan e. 09-0442
ivanov,ju. a. 03-0169
ivanov,v. l. 03-0175
ivanov,v. s. 04-0469
ivanova,l. g. 06-0487
ivanova,l. n. 11-0038
ivanova,m. d. 09-0094
ivanova,n. a. 04-0396
ivanovska,n. 09-0453
ivanovskijj,eh. v. 04-0680
ivashkin,v. m. 01-0543
ivetic,v. 04-0017 04-0397
iwabuchi,isao 09-0473
iwai,hiroshi 02-0190
iwamatsu,shigeru 09-0393
iwasaki,hitoshi o. 04-0660
iwasaki,masao 05-0510
iwashita,osamu 07-0401
iwata,munehico 05-0123
iyadurai,o. d. 11-0078
izaike,yoshiaki 08-0225 09-0310
izumi,tohru 01-0030
izumida,akihiro 08-0318
j. petter,annie 04-0147
jaartsveld,f. h. j. 02-0393 04-0626
jablochkov,a. l. 12-0344
jackson,a. r. b. 11-0354

jackson,e. r. 03-0510
jackson,p. 03-0245
jackson,peter 08-0472
jackson,peter d. 03-0128
jackson,r. a. 04-0534
jacob,h. j. 02-0017
jacob,w. k. 11-0253
jacobs,d. e. 01-0535 10-0476
jacobs,g. 08-0514
jacobs,gilbert 07-0169
jacobs,k. a. 12-0623
jacobs,r. f. 03-0216
jacobs,r. m. 02-0210
jacobsen,b. p. 11-0103
jacobsen,karen l. 05-0174
jacobson,elliott r. (hrsg.) 10-0120
jacquemin,e. 08-0147
jacquet,a. 08-0341 08-0347
jactel,b. 12-0215
jacun,a. s. 08-0095
jaeger,juliane 08-0559
jaeger,klaus 04-0408
jaeger-mischke, ismene 11-0152
jaeggi,claudine 06-0043
jaeschke,g. 07-0444 10-0511
jaffe,charles l. 08-0408
jager,l. p. 02-0592
jager,linda de 12-0020
jager,t. de. 11-0491
jagger,d. w. 11-0445
jagol"nik,v. i. 12-0570
jagusztyn-krynicka, elzbieta 05-0356
jahn,b. 06-0367 12-0307
jahn,s. 06-0206
jaillard,c. 06-0025
jain,m. 02-0491
jain,m. c. 03-0112
jain,n. c. 05-0431 08-0551
jain,n. k. 01-0169
jakic,dobrila 06-0332
jakobsen,pal 05-0097
jakoniuk,piotr 07-0204
jakowski,richard 12-0557
jakowski,richard m. 08-0484
jakubczak,antoni 01-0684 12-0666
jakubovskijj,m. v. 07-0436 09-0481
jakubowski,a. 02-0397
jakubowski,karol 11-0026
jakubowski,tadeusz 09-0614
jakushev,v. ju. 01-0119
jakusheva,o. v. 08-0308
jakushkina,i. v. 04-0650
jalon,j. a. gracia de 09-0418
james,eric. r. 01-0509
james,katherine m. 05-0560
james,l. f. 08-0521
james,l. thur 01-0177
james,r. f. l. 10-0157
jameson,leslie c. 07-0057
jamison,jeffrey m. 03-0289
jan"kova,v. i. 10-0329
jana,r. 04-0619
janchenko,a. e. 08-0441
janchev,i. 12-0349
jandhyala,b. s. 05-0648
janeski,k. 08-0544
janeway jun.,charles a. 03-0197
janiak,krysztof 01-0610
janicke,ilse 01-0020
janik,vladimir 10-0134
janke,b. h. 08-0346 09-0569
jankovic-zagorcic, anica 03-0596
jankowski,jan 01-0663
jankowski,stanislaw 12-0546
jann,h. w. 06-0561
janota,jiri 09-0221
janovy jun.,john 05-0121
janowski,henryk 03-0376
janowski,t. 11-0092
janowski,tomasz 11-0240 11-0241
janse,e. marga 10-0193
jansen,j. 01-0317
jansen,wim h. 11-0328
janssen,d. 05-0444
janssens,l. a. a. 04-0687
jansze,margriet 02-0251
jantosovic,j. 10-0418
janusz,m. j. 10-0415
janz,i. 04-0628
jarilin,a. a. 02-0205
jarnykh,v. s. 01-0696
jaros,jaroslav 12-0403
jarosz,jan 07-0209
jarp,jorun 03-0521
jarrett,r. g. 02-0505 07-0199 11-0574
jarrett-zaczek,d. 08-0163
jarrin-maldonado,j. h. 01-0292 12-0228
jarry,anne 12-0183
jarry,hubertus 06-0041
jarvis,gary a. 10-0326
jarzabek,zofia 07-0331
jashina,v. g. 06-0477
jasiorowski,henryk 08-0529 08-0530 09-0563
jasper,d. e. 01-0614 08-0301 09-0575
jasper,donald e. 09-0571
jaspers,d. 10-0374
jastrebov,a. s. 02-0427 07-0503
jaton,j.-c. 03-0214
jaussaud,ph. 07-0520 11-0570
jawad,n. m. a. 11-0112
jaworski,adam 07-0323
jay,michael 01-0032
jayachandran,c. 09-0622
jazbec,i. 01-0423
jean-blain,c. 05-0543
jean-blain,cl. 01-0587
jeanvoine,g. 02-0052
jeckstadt,sabine 10-0348
jedra,malgorzata 07-0331
jedruch,janusz 03-0268
jedruszuk,andrzej 02-0155 06-0139
jeffcott,l. b. 06-0067
jelihzarova,ih. b. 09-0319
jelinek,p. d. 11-0508
jelinski,marian 07-0147 11-0162
jeljaszewicz,j. 05-0382
jeney,galina 05-0131
jeney,z. 05-0131
jenkin,g. 03-0099 04-0084
jenkins,christine c. 08-0439
jenkins,david h. 03-0377
jenkins,k. j. 04-0042
jennings,d. m. 07-0377
jensen,a. mikel 09-0440
jensen,allen e. 09-0592
jensen,j. d. 10-0078
jensen,j. o. t. 04-0160
jenson,a. bennett 08-0382
jentsch,d. 11-0311
jentsch,thomas j. 01-0020
jeppensen,leif lau 07-0062
jerabek,jan 06-0606
jeremic,svetlana 04-0407
jernigan,antoinette d. 03-0553 04-0647 06-0667
jerzykowski,jerzy 03-0608
jeska,e. l. 09-0504
jeska,edward l. 03-0443
jessen,claus 06-0039 07-0058
jessett,d. m. 01-0431
jestin,a. 01-0443 01-0475
jeurissen,suzan h. m. 10-0193
jezyk,p. f. 12-0123
jha,g. j. 10-0535
ji,xiao bing 12-0296
jichao,liao 03-0125
jimenez,f. 10-0264
jimenez,r. 03-0540
jin,donald f. 03-0105
jobe,alan 07-0029 12-0029
jodouin,c.-a. 06-0189
joechle,w. 06-0076 10-0227
joens,l. a. 01-0403
joensson,i. 03-0045
joensson,lars 08-0358 10-0383
joergensen,b. 12-0339
joerger,k. 02-0639 07-0178 10-0245
joffret,marie line 10-0390
johannsen,u. 01-0149 08-0496 09-0531
johansen,k 03-0081
johansson,g. 03-0045
johke,tetsu 04-0057
john,m. 11-0191
johns,edward j. 11-0083
johnson,a. earl 06-0582
johnson,a. l. 07-0069 07-0080
johnson,a. m. 11-0437
johnson,alan m. 11-0432
johnson,b. j. 06-0580
johnson,ben w. 10-0639
johnson,bjoern arne 02-0565
johnson,c. a. 08-0573
johnson,d. w. 07-0501
johnson,eric a. 04-0382 09-0219
johnson,g. w. 12-0604
johnson,helge 02-0565
johnson,jennifer l. 06-0347
johnson,joyce k. 07-0423
johnson,kenneth a. 06-0686
johnson,l. 06-0080
johnson,l. a. 07-0101 09-0118
johnson,p. a. 02-0101 10-0076
johnson,philip j. 03-0565
johnson,r. d. 03-0005
johnson,r. h. 04-0485
johnson,r. p. 07-0387
johnson,robert c. 09-0537
johnson,russell c. 03-0189
johnson,t. 02-0334
johnson,w. d. 06-0550
johnson,w. h. 06-0251
johnson,w. thomas 02-0536
johnson,walter 02-0189
johnston,barbara m. 01-0021
johnston,c. f. 05-0497
johnston,k. g. 11-0330
johnston,miles g. 09-0025
johnston,roberte 02-0443
johnstone,i. b. 11-0606
johnstone,i. p. 02-0285
jojic-malicevic,ljiljana 07-0360
jokinen,m. p. 01-0166
jolly,douglas j. 01-0419
jomard,a. 06-0020
jonasson,h. 10-0034
jones,a. 03-0429
jones,b. v. 09-0257
jones,c. t. 06-0013 06-0032
jones,d. 05-0365
jones,d. s. c. 05-0063 10-0083
jones,david t. 06-0050
jones,g. e. 10-0602
jones,john r. 09-0159 09-0160
jones,m. c. 05-0083

jones,norman l. 07-0044
jones,p. w. 11-0539
jones,r. c. 08-0339 08-0367 09-0452 10-0378
jones,r. h. 06-0366
jones,r. s. 09-0643
jones,robert l. 07-0489
jones,w. o. 08-0197
jong,david de 09-0174
jong,m. f. de 10-0586
jong,w. a. de 01-0652 09-0362 12-0293
jongejan,f. 04-0493
jongsma,h. w. 02-0526
jonic,b. 08-0528
jonjic,n. 01-0202
jonjic,s. 01-0202
jonsic,s. 02-0453
joo,h. s. 04-0452 06-0458 06-0604 08-0328
joosten,i. 09-0291
jordan,h. e. 11-0448
jordan,jeanne a. 01-0454
jordan,tim 02-0277
jordanow,n. 04-0637
jorga,w. 04-0385
jorquera,b. 07-0014
josens,g. 01-0525
joseph,p. l. 04-0679
joseph-enriquez, brigitte 12-0529
joseph-francois, arlette 01-0373
joshi,p. n. 12-0610
joshua,g. w. 11-0479
josipovic,d. 12-0417
jotowa,iwanka 03-0342 04-0417
jouan,pierre 05-0073
joubert,jean c. 04-0371
joubert,l. 08-0356
joung,a. s. 03-0396
jovanovic,j. m. 05-0579
jovanovic,m. j. 03-0506 08-0492
jovanovic,v. 12-0110 12-0111
jovanovic,z. 04-0294
jovanovitch,m. 05-0339
joyce,patrick 03-0420
jubb,t. f. 11-0506
juchem,r. 01-0165
judrjavchenko,a. v. 04-0703
juhr,n.-c. 06-0379 09-0352
jujiwara,sumie 10-0463
jukhimenko,l. n. 07-0114 07-0115 12-0091
julian,r. j. 02-0546
juliane,maria a. 03-0459
jumatov,e. a. 10-0039
juneja,s. c. 10-0280 12-0064
junera,henriette roberte 11-0118
jung,w. 03-0615
jungfleisch,j. 02-0670
jungi,t. w. 01-0200
junginger,b. 10-0590
jungmann,ruth 04-0499 12-0431
jungnitz,h.-a. 09-0666
junkergaard,j. 10-0034
jura,j. 09-0327
jurak,e. 12-0583
jurak,evzen 02-0162
jurasek,viliam 08-0448
jurcina,a. 04-0229
jurd,r. d. 04-0117
jurin,b. l. 12-0158
jurin,v. l. 01-0214 12-0182
jurinka,a. 03-0483
jurkov,v. m. 01-0332
jurov,a. ju. 11-0076
jurov,k. p. 06-0478 09-0426
jurvelin,j. 02-0008
jushin,m. ju. 09-0407
jusin,g. a. 11-0504
jyvaesjaervi,e. 11-0079
kaaden,o.-r. 01-0413 04-0263 10-0351 11-0383 11-0384
kaaden,oskar-rueger 01-0422 08-0387 11-0385
kaattari,s. 04-0124
kaattari,s. l. 04-0111 04-0161
kaatz,glenn w. 09-0367
kabelik,v. 02-0412
kabiersch,alexa 12-0004
kabisch,doris 02-0552
kabulov,sh. m. 11-0037
kacem,n. hadj 01-0125
kachanova,s. p. 06-0149
kachru,d. n. 12-0534
kachura,v. s. 09-0315 09-0320
kaczmarski,wladyslaw 07-0204
kadel,wade 09-0509
kadian,s. k. 11-0412
kadosaka,t. 09-0501
kadota,koichi 05-0156 09-0203
kadziolka,adam 10-0125 12-0255
kaeferstein,f. k. 11-0625
kaehn,k. 02-0017
kaehn,w. 07-0281 07-0290 12-0053
kaehn,wolfgang 02-0333
kaem,r. i. 11-0225
kaemmerer,k. 11-0230
kaempfer,martine 01-0590
kaeufer-weiss,i. 07-0229
kagabu,yukio 12-0555
kagan,j. s. 07-0474
kahan,t. 01-0059
kahnchev,kahncho 04-0177
kai,k. 08-0150
kai,kazushige 03-0362
kail,n. 06-0020
kaila,k. 11-0058
kaino,kouichi 05-0379
kainoh,takeshi 03-0293
kaiser,b. 02-0625
kaiser,d. 10-0340
kaiser,h. 10-0106
kaiser,r. 01-0290
kaji,toshiyuki 10-0540
kajio,norikazu 09-0461
kakhovskijj,a. e. 07-0113
kakiichi,norihide 02-0348
kakino,jun 12-0555
kakiuchi,terutaka 02-0199
kakoma,i. 06-0250
kal"nickijj,b. d. 06-0009
kalajjdzhijjski,angel 05-0326
kalamkarova,l. i. 01-0693
kalbe,p. 05-0260 11-0260
kalcheva,margarite 01-0604
kaleta,e. f. 03-0351 04-0341 06-0608 07-0376 10-0372 12-0381
kalinin,n. l. 05-0187
kalinkovich,a. g. 01-0224
kalisinska,e. 03-0024
kallet,andrew 01-0596
kallweit,e. 03-0067
kalmykova,t. p. 01-0349
kalojanova,lilija 06-0323
kalouskova,j. 09-0525
kaludina,tinka 05-0086
kaluzewski,stanislaw 05-0344
kamada,masanobu 02-0299 02-0357 02-0602
kamaljan,r. g. 11-0261
kaman,jiri 01-0583 06-0718
kamata,hiroshi 11-0327
kamata,shinichi 02-0348
kambegow,b. d. 02-0260
kamburov,petahr 09-0488
kamei,yuto 05-0099 08-0105
kamel,sahar 09-0241
kamemaru,takumi 02-0299
kameoka,toshinori 10-0301
kamerling,steven g. 08-0609
kamimura,shunichi 09-0289
kaminskaja,g. o. 06-0388
kamio,tsugihiko 10-0555
kamiya,haruo 08-0446
kamiya,masao 01-0515 10-0456
kamiya,shinji 10-0230
kamiyama,t. 09-0378
kampelmacher,e. h. 02-0375
kamphues,j. 01-0326
kanaev,a. i. 12-0085 12-0087
kanai,kinya 09-0127
kanai,y. 11-0392
kanai,yukio 01-0291
kanarskaja,g. p. 06-0635
kanauchi,tsuneo 01-0369
kanchev,l. n. 10-0285
kanda,jun 05-0008
kandeel,f. r. 02-0065
kandler,j. 09-0560
kaneda,yoshie 03-0362
kaneda,yoshihiro 08-0607
kaneene,john b. 11-0602
kaneko,ken-ichi 05-0379
kanellos,jerry 03-0183
kanemaru,takumi 04-0538
kangasniemi,r. 01-0608 01-0609
kanitz,wilhelm 11-0279
kannan,yasuyuki 05-0008
kannisto,p. 09-0030
kanno,yasunori 04-0510 10-0435 10-0436 11-0439
kano,y. 06-0061
kano,yutaka 08-0023
kanoe,m. 08-0150
kant,h. j. g. van de 09-0109
kant,j. 12-0396
kanter,s. 02-0471 10-0430
kantharidis,phillip 08-0344
kantola,m. 10-0087
kantor,a. 05-0691
kantor,i. n. de 05-0400
kantrowitz,b. m. 07-0610
kaphengst,p. 02-0568 02-0576
kaplan,howard a. 09-0096
kappes,john c. 07-0397
kapralova,l. t. 08-0013
kapurdova,mariana 09-0358
kara,u. a. k. 04-0496
karabashjan,l. v. 02-0028
karabasova,m. a. 07-0232
karadzhov,stoil 01-0173
karaev,z. o. 01-0483 08-0388
karaivanov,ljuban 06-0323
karal"nik,b. v. 10-0153
karasawa,y. 03-0051
karasek,s. 09-0194
karasev,n. f. 08-0441
karasina,f. m. 06-0132
karataev,gennady i. 11-0362
karavaev,ju. d. 07-0306 07-0346 08-0327
karch,helge 11-0336
karelin,a. i. 04-0437
karelin,v. p. 06-0149
karg,h. 05-0290 05-0297 08-0054 09-0259
karge,e. 09-0428
karimov,b. a. 09-0607
karkhanis,yashwant d. 06-0504
karkishhenko,n. n. 10-0615
karl,h. 11-0631
karlach,vladislav 05-0070
karlberg,knut 09-0335
karlsson,roger 03-0047
karmanova,e. p. 01-0617

karmin,o. 01-0042
karns,philip a. 08-0609
karounos,d. g. 03-0192
karpinska,ewa 03-0335 05-0441
karpov,v. m. 01-0146
karput",i. m. 09-0628
karsch,f. j. 06-0069 06-0070
karssowa,i. w. 02-0260
kartashova,valentina 03-0520
kartvelishvili,r. g. 10-0064
karwath,horst 11-0289
kary,i. 03-0168
kary,inga 02-0156 04-0172
kas"janov,a. n. 06-0362
kasari,t. r. 08-0615
kasari,thomas r. 09-0532
kasatkina,n. v. 06-0490 08-0421
kashhenko,s. s. 07-0555
kashkin,k. p. 05-0195
kasornchandra,j. 05-0108
kasper,i. 01-0328
kass,r. s. 01-0039
kassai,t. 11-0561
kastelic,j. p. 02-0329 02-0332
kaswan,renee l. 10-0144 11-0521
katae,hiromi 03-0447 11-0452
katdare,meena 12-0610
katdare,s. m. 12-0610
katenkamp,d. 06-0159
katic,p. 04-0132
katitch,r. v. 05-0339
katiyar,a. k. 08-0130
katie,jessica 06-0501
kato,shiro 06-0475
katoh,k. 11-0023
katoh,tadashi 11-0415
katrinka,m. 03-0227 03-0228 03-0506 05-0339
katska,l. 01-0065
katsui,n. 01-0175
katunguka-rwakishaya,e. 02-0258
katunuma,nobuhiko 05-0205
katz,david f. 02-0109
katz,jeffrey 03-0042
katz,stanley e. 01-0657 06-0652 06-0655

kauffold,p. 10-0252
kaufhold,b. 01-0674 04-0696
kaufman,marc p. 11-0066
kaufman,o. ja. 11-0082
kaufmann,s. h. e. 04-0356
kaukas,anne 05-0643
kaul,m. 11-0628
kaulfuss,k.-h. 10-0279
kaur,j. 11-0628
kaura,yogindra k. 08-0146
kautzsch,s. 02-0268 02-0275
kawabata,asao 04-0057
kawacka,yoshihiro 04-0429 12-0581
kawaguchi,h. 03-0406
kawaguchi,harumoto 06-0502
kawaguchi,naohiko 08-0023
kawahara,rodney s. 04-0261
kawahara,takato 04-0278
kawai,h. 03-0051
kawai,kenji 03-0139 09-0133
kawai,koichi 01-0037
kawai,yuzoh 10-0580
kawakami,eiichi 02-0308
kawakami,koichi 03-0139
kawakura,h. 02-0455
kawamura,tadashi 11-0452
kawanabe,m. 12-0467
kawano,junichi 01-0361 06-0339
kawaoka,y. 04-0442
kawasa,shiro 04-0514
kawashima,tomoyuki 02-0055
kawata,k. 12-0587
kawata,mitsuhiro 09-0002
kawata,yoichi 07-0264
kawazu,shin-ichiro 10-0555
kawazu,shinichiro 04-0601
kawiak,j. 12-0357
kayar,susan r. 10-0005
kazacos,k. r. 01-0522
kazacos,kevin r. 10-0468
kazadi,l. 05-0473
kazakov,b. e. 01-0111
kazarjan,k. a. 06-0165
kazda,j. 12-0152

kazemi,m. 10-0232
kcojan,zh. a. 10-0309
keane,delwyn p.. 04-0478
kechemir;n. 10-0473
keck,g. 01-0328
keck,gudrun 12-0166
keefe,p. d. 04-0013
keel,b. a. 03-0244
keel,brooks a. 02-0116
keeler,jill kristan 05-0693
keeler,k. d. 06-0265
keeler,richard f. 11-0597
keen,c. l. 11-0530
keen,peter m. 10-0324
keenan,l. 10-0069
keene,bruce w. 12-0611
kehayov,i. r. 05-0210
kehnscherper,g. 02-0401 07-0491
keil,g. m. 01-0406
keil,h.- w. 04-0290
keil,susanna 10-0137
keirim-markus,i. b. 04-0190
keisari,yona 04-0205
keiser,m. n. 09-0512
keisler,d. h. 10-0232
keith,s. 08-0430
kel"bikhanov,n. m. 01-0696
keller,h. 02-0428 11-0516
keller,m. 10-0627
keller,p. 08-0489
keller,svea k. 01-0020
kellermann,f. 07-0512
kellner,steven james 07-0347
kelly,andrew b. 11-0535
kelly,c. m. 09-0067
kelly,d. f. 07-0156
kelly,j. m. 09-0023 10-0220
kelly,katherine 10-0185
kelly,r. k. 04-0164
kelly,r. w. 02-0334
kelly,roger 08-0358
kelly,w. a. 06-0359
kelly,w. r. 02-0258 11-0532
kelsey,m. 01-0603
kelterborn,e. 11-0329
kelton,d. f. 10-0644
kelton,david f. 01-0318
kemp,douglas t. 02-0593
kempf,c. 06-0479
kempf,i. 11-0372
kempf,isabelle 09-0401

kemppainen,r. j. 05-0041
kendall,e. a. 10-0225
kendall,j. z. 06-0231
kenigsberg,ja. eh. 06-0611
kennedy,barbara b. 04-0261
kennedy,c. r. 01-0114 02-0146
kennedy,g. a. 05-0565
kennedy,george a. 02-0172
kennedy,james p. 12-0437
kennedy,kathleen a. 11-0050 11-0052
kennedy,s. 01-0439
kenzhebaev,s. a. 01-0520
keogh,e. j. 05-0050
kerboeuf,c. 03-0433
kerboeuf,dominique 02-0621
kerchove,g. de 12-0244
kerekgyarto,cs. 08-0363
kerkhofs,p. 11-0361
kerlin,r. l. 02-0369 07-0216
kerr,j. b. 04-0077
kerr,jeffrey b. 12-0066
kerr,l. y. 05-0694
kerr,larry a. 05-0567
kerr,m. a. 06-0217
kerr,w. w. 12-0559
kersjes,a. w. 02-0640
kessel,r. p. m. van 09-0669
kesserwani,hassan 03-0085
kestemont,p. 06-0103
kettmann,r. 10-0361
kevern,n. r. 08-0115
kevlishvili,o. sh. 02-0179
key,s. 09-0322
keys,j. l. 10-0234
keysary,a. 06-0381
khabibullin,i. 04-0286
khac,duc do 04-0633
khajjbulaev,k. kh. 08-0102
khajjdarov,a. kh. 12-0047
khakimov,z. z. 11-0554
khalacheva,marija 09-0474 12-0443
khalifa,b. a. a. 07-0562
khalla,d. ju. 07-0435
khamiev,s. kh 05-0470
khan,k. n. m. 07-0378
khan,s. a. 06-0226
khan-dawood,firyal s. 01-0265

khananashvili,m. m. 10-0064
khangarot,b. s. 09-0154 09-0155
kharalambi,eftimov kharalambiev 03-0502
kharatishvili,n. m. 11-0016
kharitonova,m. p. 04-0076
kharlamova,s. b. 05-0652
kharlanova,n. g. 04-0323
khaustov,v. i. 08-0342
khavkin,theodor 08-0149
khaznadar,n. 06-0093
khljustov,s. v. 12-0416
khlopovskaja,e. i. 05-0201
khodakova,a. a. 04-0661
khokhlachev,o. f. 04-0480
khokhlova,i. i. 05-0342
kholod,v. m. 07-0460
khomenko,n. r. 04-0656
khomenko,v. s. 04-0656
khorokhorina,v. a. 08-0193
khoron"ko,v. v. 10-0615
khoroshev,ju 04-0286
khosla,chaitan 03-0297
khrabrova,i. m. 06-0310
khripunov,e. m. 10-0370
khristalev,a. v. 01-0536
khristev,khristo 12-0178
khromova,l. a. 01-0543
khruckijj,a. e. 05-0513
khrustaleva,g. i. 03-0094 10-0026
khudolejj,v. v. 12-0106
khuller,gopal k. 11-0190 11-0192
khurana,n. k. 04-0036
khvahrchilkov, vladimir 04-0364 12-0619
khvojjnev,anastas 1'-0142
kibenge,f. s. b. 09-0434
kidawa,z. 11-0085
kidd,c. 11-0080
kidc,hiroshi 05-0205

kiefer,juergen 05-0141
kiel,d. p. 03-0216
kielwein,g. 12-0658
kierszenbaum,f. 03-0394
kiesenhofer,e. 02-0336
kiesling,d. o. 12-0588
kiessling,udo 09-0636
kietzmann,m. 04-0678
kievits,j. m. c. a. 11-0588
kihara,shigeharu 05-0493
kihm,u. 01-0466
kikuchi,naoya 04-0354 07-0357
kikuchi,yoshihiro 05-0052
kilbane,john j. 08-0381
killian,g. j. 08-0241
kilstrup,mogens 10-0308
kim,c. kurtis 03-0348
kim,h. s. 06-0604
kim,jin k. 12-0042
kim,k. e. 02-0091
kim,w. h. 12-0059
kim,yong s. 10-0412
kimber,i. 02-0238
kimberling,c. v. 09-0411
kimman,t. g. 12-0337
kimura,eiji 06-0228
kimura,genki 02-0082
kimura,r. 02-0066
kimura,susumu 08-0368
kimura,takahisa 09-0129 09-0139 09-0141
kindahl,h. 06-0072
kindermann,ursula 10-0574
kindler,a. 06-0510
kineman,r. d. 11-0060
king,g. j. 01-0295 09-0092 09-0278 09-0279 10-0234
king,gayle a. 06-0034
king,j. m. 05-0411 06-0560 07-0459
king,j. n. 10-0506
king,john m. 04-0192 07-0160 10-0132 10-0311
king,l. j. 07-0244
king,r. j. b. 04-0011
king,robert r. 12-0641
kinjo,toshio 03-0311
kinkelin,p. de 04-0134 04-0137 06-0106
kinoshita,shigeto 05-0526
kint,j. a. 04-0556
kintscher,m. 07-0187
kiorpes,anthony l. 02-0571
kious,c. w. 09-0175
kiper,m. l. 06-0676
kiper,mary l. 12-0511
kipfer,h. 03-0543
kipiani,v. a. 02-0179
kipperman,barry s. 03-0574
kiprianova,e. a. 11-0345 12-0569
kiracofe,g. h. 07-0530 08-0080
kiracofe,guy 03-0264
kiraly,ildiko 06-0630
kirby,margaret l. 04-0033
kirchheim,h. 01-0035 09-0036
kirchhoff,h. 01-0387
kirchhoff,helga 05-0389
kirilina,e. a. 12-0188
kirisawa,rikio 02-0461 09-0394
kirk,e. j. 03-0005
kirk,s. j. 07-0506
kirk-yourtee,c. l. 02-0534
kirker-head,c. a. 03-0578
kirkin,a. f. 05-0195
kirkland,p. d. 06-0482 11-0342
kirkman,e. 11-0077
kirkpatrick,c. j. 01-0517
kirkpatrick,carl e. 12-0428
kirkwood,r. n. 01-0294
kirpal,g. 12-0330
kirpichnikov,v. s. 08-0264 12-0090
kirsch,c. m. 05-0034
kirsch,r. 04-0464
kirschner,suan e. 10-0142
kirsh,r. 11-0587
kirzhaev,f. s. 09-0599
kiselev,a. v. 12-0363
kiselev,l. l. 01-0062
kishore,subodh 10-0364
kisielow,pawel 05-0197
kiskaroly,m. 08-0110 08-0111
kisljakova,z. i. 07-0497 09-0559
kiss,j. z. 03-0091
kiss,m. 01-0274
kissling,r. c. 02-0394
kita,e. 01-0175
kita,jerzy 02-0413 05-0334 06-0411
kita,mitsuo 01-0386
kitada,tokuzou 03-0611
kitaev,eh. m. 06-0258
kitagaki,takahisa 04-0333
kitagawa,hiroshi 02-0005 03-0007 03-0016 04-0219 06-0008 06-0042 07-0011 08-0199
kitagawa,hiroshi. 02-0016
kitagawa,hitoshi 07-0437 08-0460 08-0461 10-0469
kitamura,kenji 05-0036
kitamura,nobuo 03-0014 03-0015
kitao,t. 04-0127
kitao,tadatoshi 03-0142
kitchell,barbara e. 03-0182 11-0169
kitchell,r. l. 03-0005
kitchell,ralph l. 01-0046
kito,s. 07-0071
kitzig,m. 08-0075
kitzig,marianne 11-0279
kitzman,joseph v. 02-0593
kiupel,h. 04-0629
kivipelto,jan 08-0580
kiviranta,i 02-0008
kjuchikjanc,m. a. 05-0011
klaassen,c. h. l. 05-0486
klachkova,ju. f. 04-0311
klaczinski,karin 06-0419
klapper,p. e. 08-0377
klapper,s. 07-0245
klapperstueck,m. 07-0484
klare,ingo 11-0562
klarman,d. 12-0330
klarmann,d. 12-0329
klatt,c.-h. 09-0665
klatt,e. 07-0388
klatt,g. 09-0343
klatte,doris 04-0532
klaus,g. g. b. 06-0199
klaverkamp,j. f. 04-0164
klechkina,p. 06-0102
kleczkowski,miroslaw 07-0451
klee,wolfgang 05-0575
klein,h.-j. 10-0495
klein,j. 03-0616
klein,michael 05-0488
klein,olaf 06-0562
klein,w. r. 11-0604 11-0605
klein,werner 05-0045
klein,wim r. 06-0624
klein,zdenek 02-0522
kleine,lawrence j. 10-0656
kleine-kuhlmann, regina 06-0689
kleiner,ulrike 05-0323 05-0324 05-0325 10-0294 10-0295
kleiner,w. 02-0568
kleinschroth,ernst 07-0511
kleiss,th. h. j. 06-0710
klemcke,h. g. 08-0059
klemcke,harold g. 05-0026
klemparskaja,n. n. 01-0210
klemparskala,n. n. 12-0189
klepsch,a. 10-0116
kleven,s. h. 10-0161
klewiec,jozef 12-0599
kley,b. v. 09-0070
klieforth,r. b. 05-0456
klieve,a. v. 09-0594
klimentowski, stanislaw 04-0423
klimik,v. t. 01-0331
klimuszko,danuta 06-0331
klindt,j. 06-0062
kline,richard l. 07-0329
klinger,j. d. 06-0346
klochkov,d. v. 02-0106
kloecking,h.-p. 06-0219 06-0220 06-0640 06-0641
kloosterman,a. 09-0479
klopman,gilles 06-0167
kloppe,l. h. 05-0253
kloss,helga 04-0301
klossowska,ann 01-0610
klucas,carol a. 07-0369
klucznick,pawe 02-0157
kluczniok,pawel 11-0153
kludas,u. 11-0397
klug,e. 07-0103
klug,erich 09-0119
klug,f. 01-0279 01-0290 10-0501
kluge,r. 01-0244
klyszejko,bernard 01-0130
knap,jozef 07-0349
knapen,f. van 01-0498 08-0457
knasiecka,violetta 09-0007
knaus,bernd-uwe 02-0501
knecht,charles d. 09-0645
kneifel,w. 09-0671
knell,c. m. 04-0077
knezevic,milijana 07-0262
knezevic,p. f. 09-0184
knezik,j. 10-0409
knickerbocker,j. j. 10-0085
knifton,a. 10-0589
knight,a. d. 01-0033
knight,a. p. 07-0476 08-0249
knight,anthony p. 02-0555
knight,c. h. 11-0304
knight,d. h. 11-0480
knight,debra a. 07-0490 07-0587 07-0589
knight,k. l. 01-0208 02-0219
knight,p. g. 03-0098 11-0100
knirel",ju. a. 02-0365
knoeller,j. 04-0667
knoeppler,h.-o. 06-0658 11-0137
knol,b. w. 09-0192
knoppert,n. w. 10-0344
knospe,c. 09-0008
knottenbelt,d. c. 05-0258
knotts,l. k. 07-0089
knowles,n. j. 06-0402 06-0439
knowles,s. e. 02-0007
knox,d. a. 09-0167
knox,kay 03-0560
knox,p. 01-0006
ko,h. l. 11-0182 11-0197
ko,y 05-0027
koban,ingrid 06-0302
kobayashi,hiroyuki 02-0031
kobayashi,kazuo 08-0393
kobayashi,m. 04-0537
kobayashi,shigeo 08-0466
kobayashi,takeru 12-0195
kobayashi,toshio 02-0031 09-0048
kobayashi,y. 01-0231 03-0321
kobayashi,yasuo 10-0580
kobayashi,yoshinori 04-0348
kobazev,v. i. 06-0600
koberg,j. 10-0291
koberstein,stefan 06-0705
kobisch,m. 12-0607
kobisch,marylene 09-0365
koblik,p. 04-0701
koblik,philip d. 03-0593 08-0484

kobluk,calvin n. 08-0045
kocabatmaz,m. 07-0055
kocan,a. alan 03-0397
kocan,katherine m. 03-0397
koch,arthur l. 11-0174
koch,e. 02-0337
koch,h. 04-0234
koch,kerstin 01-0398
koch,margit 05-0461
koch,u. 06-0691
koch-erhorn, burkhard 05-0545
kochan,ewa 12-0005 12-0014
kochi,sims k. 03-0189
kodama,h. 09-0248
kodama,hiroshi 01-0097
kodama,michi 04-0415
kodama,yoshikatsu 09-0212
koeda,t. 06-0485
koefer,j. 04-0352 06-0548
koehler,b. 01-0382 07-0316
koele,marianne 10-0101 11-0146
koelbl,o. 02-0141
koelbl,s. 06-0425
koelbl,sylvia 02-0407 06-0462
koenen-dierick,k. 06-0657
koenig,bernd 04-0171
koenig,h. 01-0078 01-0079
koenig,h. e. 01-0670 04-0078 08-0129
koenig,i. 06-0282
koenig,ingo 06-0274 10-0253 11-0294
koenig,w. 01-0193
koeniger,n. 03-0161 11-0154
koeppel,e. 03-0590
koeppel,peter 08-0189
koeppen,w. d. 06-0336
koerber,r. 07-0448
koerner,ida-johanna 09-0226
koerting,w. 04-0140
koesters,j. 06-0389 10-0633 10-0634 12-0582
koesters,josef 04-0258
koestlin,r. g. 05-0685 08-0594 08-0600
koetsche,w. 02-0384
koga,osamu 09-0009
koga,t. 03-0309
koga,tetsuya 12-0317
koga,y. 02-0255
kogika,marcia mery 05-0402
kogure,yoshiaki 11-0633
koh,tee-siaw 06-0546
kohda,masanori 03-0023
kohler,h. 02-0248
kohler,t. 12-0010
kohler,u. 06-0479
kohlert,renate 06-0572
kohlich,a. 03-0170
kohlich,astrid 10-0117
kohnen,bettina 06-0701
kohyama,k. 04-0094
koide,f. 06-0437
koike,t. i. 10-0058
koiter,t. r. 11-0558
kojia,zuiko 04-0046
kojima,s. 04-0537
kojjchev,veselin 12-0298
kojjnarski,vencislav 01-0496 09-0469
kok,k. 05-0161
kokkonen,getrude c. 12-0062
kokolis,n. 09-0087
kokosharov,t. p. 04-0328
kolacek,miroslav 12-0550
kolacz,jan 04-0455
kolacz,roman 02-0036
kolarova,vjara 03-0147
kolb,e. 02-0069 02-0531 02-0532 04-0189 04-0553 05-0029 12-0589
kolbe,ilona 10-0614
kolbina,e. a. 01-0176
kolesnichenko,t. g. 10-0298
kolesnikov,v. g. 12-0295
kolev,andreja 03-0006
kolin,jan 08-0274
koljada,t. i. 02-0262
koll,h. 08-0226 09-0316
koller,j. 10-0470
kollias jun.,george v. (hrsg.) 10-0120
kollowa,carolin 09-0684
kollowa,t. 09-0684
kolobkov,n. i. 06-0300
kolokol"cev,m. m. 09-0507
kolomycev,a. a. 09-0236
koloskova,t. g. 10-0450
kolosova,n. g. 11-0226
kolpashhikova,i. f. 10-0191
komai,michio 04-0559
komarek,barbara 05-0669
komarek,juergen v. 05-0669
komarek,vl. 02-0070
komarovskaja,t. p. 12-0305
komatsu,shichiko 05-0123
komine,ken-ichi 11-0386
komoda,masao 06-0492 11-0536
kompter,christine 05-0462
kon,yasuhiro 07-0011 08-0199
koncicki,andrzej 01-0663 11-0389 11-0390 11-0391 12-0334
koncicki,andtzej 10-0321
konde,linda j. 03-0487 07-0171
konder,j. e. 09-0305
kondo,t. 09-0248
kondracki,marian 04-0604
kondrat"eva,t. k. 05-0221
kondratjuk,t. p. 04-0049
kondrukh,t. v. 10-0065
konecny,stanislav 12-0550
kong,john m 09-0537
kong,w. 06-0049
konishi,t. 03-0406
konishi,takao 06-0502
konjukhov,a. f. 08-0070
konno,s. 06-0485
kono,aikira 04-0498
kono,tomohiro 06-0010
kono,y. 03-0349
kono,yuji 06-0481 08-0329
kononov,a. n. 07-0186
konoplev,e. 07-0277
konopljannikov,a. g. 01-0082
konopljannikova,o. a. 01-0082
konoshenko,g. i. 01-0217
konovalova,g. g. 10-0038
konovcalova,g. g. 11-0036
konrad,frido-mirko (hrsg.) 01-0341
konrad,j. 01-0503
konschake,a. 06-0413
konte,m. 05-0338 06-0375
kontsek,p. 05-0209
kontsek,peter 02-0245
kontsekova,e. 05-0209
kontsekova,eva 02-0245
koolen,m. 09-0420 09-0457
koolmees,p. a. 06-0724 06-0725 09-0185
koonce,k. 12-0229
koopman,j. p. 08-0145
koopman,m. b. h. 04-0120
koopmans,yvette 10-0187
koops,w. 09-0333
koos,brian j. 12-0500
kopacka,miroslav 12-0544
kopcha,m. 03-0477
kopec,roza 02-0044
kopelovich,levy 12-0121
kopp,h. 03-0323
kopp,joachim 09-0226
koppe,thomas 04-0007 08-0007 11-0004
korbel,r. 05-0423 10-0633 10-0634 12-0308
korber,bette 05-0208
korchagin,a. i. 06-0528
koren,jozef 12-0413
korenaga,m 02-0508
koritnik,donald r. 03-0104
korkach,v. l. 02-0019
kormilin,v. v. 06-0101
korner,p. i. 07-0045
korobejjnikova,e. p. 05-0059
korol",b. a. 11-0211
korolev,m. b. 08-0342
korolev,n. i. 06-0417
koroleva,v. p. 06-0487
koroljuk,a. m. 06-0349
koromyslov,g. f. 07-0306 08-0327
korot"ko,g. f. 10-0062
korovenkov,a. n. 10-0410
korovin,r. r. 01-0157 04-0475
korovkin,v. i. 02-0164
korpachev,v. v. 05-0038
korshunov,v. m. 06-0330
korte,gary e. 12-0012
korthuis,ronald j. 06-0030
kortin,h. c. 11-0566
kortum,w. m. 02-0579
korudzhijjski,nikola 10-0246
korzenko,v. n. 12-0649
kosaka,yuji 07-0357
kosar,k. 08-0568
kosarcic,d. 06-0280 06-0473
kosary,judit 06-0630
kosheleva,n. i. 09-0249
koshland jun.,daniel e. 05-0225
kosickaja,l. s. 08-0167
kosiniak,kazimierz 04-0004
koskova,stanislava 02-0478
kossakowski,stefan 09-0552
kostecki,ryszard 06-0139 07-0147 10-0119
kostiala,a. a. i. 04-0165
kostov,jjoncho 02-0660 05-0520
kostromin,a. p. 04-0249
kostyuk,p. g. 05-0057
kosutzka,e. 11-0106
kosutzky,j. 11-0106
kosw,ja. ju 06-0398
kot,a. p. 07-0332
kotel"nikov,g. a. 02-0495
kotlan,b. 05-0153
kotsuji,fumikazu 12-0597
kott,r. w. 07-0339
kotulova,d. 07-0537
kotwica,jan 11-0277
kouwenhoven,b. 10-0380
kovacs,f. 12-0438 12-0494
kovacs,l. 02-0517
kovacs-szabo,ilona 06-0630
koval",m. p. 07-0266 09-0293
koval"chuk,v. k. 04-0209
kovalenko,v. 06-0279
kovalev,i. i. 07-0571
kovalev,m. i. 07-0570
kovalev,n. a. 07-0383 08-0538
kovalev,o. a. 02-0020
kovalev,v. 12-0605
kovalev,v. l. 07-0505
kovalevskijj,k. m. 08-0624
kovshikova,l. p. 08-0004

kowalewski,h.-j. 04-0586
kowalski,andrzej 05-0030 07-0036 11-0028
kowalski,bogdan 06-0411
kowalski,cezary 08-0575
koyama,hiroyuki 06-0186
koyama,koji 09-0245
kozachenko,n. g. 12-0087
kozaczynski,wojciech 06-0387
kozai,yukio 11-0536
kozak,jerome j. 12-0651
kozaki,s. 03-0096
kozakiewicz, bronislaw 08-0537
kozhanov,k. n. 01-0601
kozhukharov,emil 05-0663 09-0626
kozirowski,marek 06-0017
kozlov,a. a. 11-0016
kozlov,v. a. 01-0222
kozlowski,s. m. 06-0712
kozuch,o. 04-0484
kraaijeveld,c. a. 08-0380
kraal,g. 12-0181
kraeling,r. r. 05-0645 06-0064
kraemer,d. c. 04-0369
kraemer,elisabeth 12-0642
kraemer,h. h. 12-0642
kraeusslich,h. 04-0100 05-0295 12-0234
kraeuter,j. n. 05-0101
kraft,h. 06-0542 09-0265 11-0046
kraft,w. 01-0576 08-0489 10-0486
krahenbuhl,james l. 07-0198
krahstev,luka 09-0485
krahulec,juraj 07-0092
krahwinkel jun.,d. j. 08-0505
krainer,wolfgang 04-0173
kraiss-gothe,anne 10-0486
krakosevich,anatolijj 10-0259 10-0263
krakowka,s. 03-0356
krakowka,steven 09-0237
kralikova,j. 10-0502
kramarev,s. a. 04-0209
kramer,d. l. 09-0161
kramer,george c. 11-0054
kramer,irena 12-0088
kramer,tim r. 02-0536
kranauskas,a. eh. 12-0073
kranz,h. 04-0163
kranz,j. s. 02-0416
krasnikov,g. a. 09-0360
krasnodebska-depta, anna 01-0663 12-0334
krasnova,t. n. 07-0130
krasochko,p. a. 04-0409
kraus,d. 10-0287
kraus,karl h. 10-0140
krause,h. p. 02-0458 04-0321
krause,ina 12-0192
krauser,k. 02-0557
krauss,h. 02-0449 05-0393 05-0426
krauss,r. m. 02-0530
krausse,rea 11-0187
kravchenko,l. v. 12-0073
kravchuk,e. p. 01-0331
krawiec,donald r. 03-0482 06-0543
krdzalic,p. 05-0579 08-0492
kreager,k. 01-0637
krech,u. (hrsg.) 10-0350
krehbiel,j. d. 06-0422
krehbiel,janver 09-0535
kreider,j. l. 06-0285
krell,p. j. 07-0387
kremer,a. 11-0009
kremer,axel 05-0002
kremer,leonor 04-0039
kremer,w. d. j. 08-0531
kremlev,e. p. 07-0531
kremlev,s. g. 05-0200
krempl,h. 05-0541 07-0453
krenn,v. 12-0022
krenzelok,edward 09-0549
kretschmar,m. 06-0628
kretzschmar,ch. 09-0446
krey,m. 03-0272
krieg,debra p. 12-0310
krieg,r. 08-0238
krieg,t. 10-0353
kriegel,y. 09-0475
kriegleder,hannes 03-0439
kriger,n. v. 11-0214
krippner,st. 04-0431
krische,gisela 04-0617
krishna,lal 06-0588
krispin,t. i. 04-0248
krivoruchko,v. i. 12-0164
krivosheev,o. g. 09-0040
krizanova,ol"ga 03-0064
kroeger,joachim 04-0292
krohne,s. d. 11-0553
krolak,marian 01-0377 03-0312
krolikowska,krystyna 12-0599
krolinsi,jacek 01-0396
kronfeld,d. s. 07-0591
kronfeld,david s. 08-0577
kropinski,andrew m. 01-0181
kroth,p. 12-0332
krovacek,karel 02-0358
kruchikh,v. a. 10-0319
krueger,a. 12-0474
krueger,h. 02-0349 05-0327
krueger,james m. 07-0040
krueger,k. 05-0689 12-0647
krueger,m. 01-0189 07-0340 07-0341
krueger,s. 06-0721 07-0519
kruff,b. 05-0301 08-0231
kruglikov,b. a. 12-0352
krugljakov,p. p. 06-0006
kruijf,j. m. de 05-0664
kruip,th. a. m. 11-0107
krupjanko,n. i. 12-0079
krupka,vratislav 10-0585
krupnik,ja. g. 04-0561
kruschke,p. 01-0416
krustev,h. 08-0168
krutickaja,l. i. 07-0219
krutsch,h. w. 01-0350
krutzina,c. 01-0051
krylov,o. n. 02-0150
krylov,o. r. 05-0200
krylov,v. 05-0480
krylov,v. n. 06-0338
krymskaja,l. g. 01-0222
krzymowski,tadeusz 06-0017
krzywanek,h. 03-0061
kubasa,karin 03-0581
kubasa,peter 12-0303
kubat,k. 12-0434
kubens,britta s. 11-0335
kubesch,peter 01-0360
kubicek,karel 05-0321 10-0292
kubo,keishi 09-0048
kubo,masanori 06-0480 07-0342 08-0340 11-0186 11-0366
kubota,k. 08-0033
kubota,kinziro 09-0011
kubota,m. 08-0033
kubota,miyuki 03-0018
kubota,takayuki 04-0355
kucera,jan 11-0425
kucera,p. 10-0616
kucera,pavel 12-0021
kucerova,jaroslava 02-0522
kucerova,zdena 10-0585
kudashov,a. i. 01-0600
kudeleva,g. v. 10-0360
kudisch,michele 11-0511
kudo,yoshio 05-0528
kudoh,ryuta 04-0354
kudrjashov,a. a. 06-0477
kuecking,elisabeth 04-0544
kuehnemund,otto 05-0360
kuehnert,m. 11-0600
kuekedi,a. 03-0336
kuenneken,j. 11-0316 12-0211
kuenzel,e. 03-0011
kuenzel,w. 11-0601
kuepfer,u. 01-0078 01-0079
kuepper,h. 08-0597
kuhlmann,h. 06-0131
kuhn,g. 06-0303
kuhn,michael 01-0352
kuhn,r. e. 01-0491
kuhnen,gernot 07-0058
kuijpers-jagtman,a. m. 09-0006
kuiper,johan 02-0022
kuk,nguen kim 12-0285
kuka,ali 10-0334
kukral,holger 03-0471
kukushkina,n. v. 01-0364
kul"baev,i. s. 02-0042
kul"djushevskaja,t. v. 05-0223
kulaev,i. s. 11-0346
kulakkattolickal,a. t. 09-0161
kuleta,zygmunt 11-0240 11-0241
kulieva,n. s. 10-0607
kulig,willibald 03-0074
kulig-filipowska,anna 05-0188
kulik,a. m. 06-0046
kulikova,o. s. 12-0305
kulincevic,j. m. 10-0114
kuller,h.-j. 11-0134
kuller,j. 02-0444
kulvachev,z. 05-0392
kumagai,seikou 08-0419
kumar,a. 07-0190
kumar,d. 05-0103 05-0111 05-0124
kumar,n. 06-0128
kumar,sanjeev 04-0513
kumar,savitri p. 09-0033
kumazawa,t. 01-0034
kume,katsumi 05-0403
kumi-diaka,j. 08-0406 08-0572 11-0001
kumkumadzhjan,v. a. 12-0345
kummerfeld,n. 10-0493
kumura,shuichi 04-0559
kunakov,a. a. 12-0365
kuniki,h. 07-0202
kunita,satoshi 06-0186
kuniyasu,chikara 07-0356
kunkel,robin g. 07-0179
kunkle,gail a. 04-0675
kunstyr,i. 01-0493
kunter,e. 05-0307
kuntze,a. 04-0530 12-0640
kuntze,o. 12-0640
kuntzsch,hannelore 01-0276
kunz,p. l. 12-0278
kunze,claus 11-0286
kuo,chii-yuh 09-0244
kuprijanova,t. a. 01-0223
kupsky,william j. 02-0430
kurabekova,r. m. 10-0066
kurata,shoichiro 04-0228
kurbatova,e. a. 07-0184
kurihara,mitsunori 06-0305
kurilenko,a. 06-0432
kurinenko,b. m. 07-0215

kuriyama,hirosi 05-0036
kurmanov,i. a. 06-0576
kurochkin,ju. v. 12-0099
kurohmaru,m. 12-0006
kuroki,masahiko 03-0362
kurosawa,takashi 03-0337
kursa,jaroslav 02-0522
kurskijj,m. d. 04-0049
kurth,j. 06-0691 07-0085
kurtzhals,j. 07-0417
kury,evelyn 11-0237
kuryszko,j. 07-0225
kurzweg,w. 03-0283 07-0296
kusaba,hartu 12-0219
kusel,j. r. 02-0492 03-0424
kushnaryov,vladimir m. 11-0196
kushnir,a. t. 10-0370
kuss,erich 01-0045
kusuda,riichi 03-0139 03-0143 05-0098 09-0133
kusunoki,hiroshi 06-0082
kutina,s. n. 01-0219
kutschke,j. 12-0045
kutschmann,k. 09-0193
kuttin,e. s. 08-0396 09-0471
kutuza,s. b. 09-0465
kutuzov,l. s. 05-0342
kutzer,e. 05-0471 09-0470
kuvshinov,v. l. 04-0479
kuwahara,masayoshi 11-0061
kuwayama,m. 08-0072
kuz"min,ju. a. 02-0232
kuz"min,s. p. 06-0586
kuz"mina,eh. 01-0143
kuz"mina,t. d. 12-0189
kuzel,miroslav 08-0155 08-0155
kuzelova-stejskalova, eliska 02-0314
kuzin,b. a. 11-0296
kuzin,i. i. 08-0180
kuzmak,jacek 03-0341 05-0419
kuznecov,ju. a. 07-0435
kuznecov,v. a. 06-0412
kuznecov,v. d. 01-0171 04-0643
kuznecov,v. je. 09-0314 09-0319
kuznecova,g. d. 05-0459
kuznecova,k. a. 12-0481
kuznecova,s. v. 04-0469
kuznecova,t. v. 03-0120
kuzuya,mitsutaka 09-0212
kvachev,v. g. 12-0382
kvakina,e. b. 05-0059
kvasnicka,w. g. 02-0559
kwasniowski,w. 01-0414
kwiatek,krzysztof 06-0387
kwiatkowski,tadeusz 01-0269
kwon,myung-sang 05-0228
kyikawa,taichi 09-0672
kyle,jean e. 11-0427
kyosseva,s. v. 08-0035
kyurkchiev,s. d. 05-0210 09-0094
l"haridon,r. 05-0445
laak,e. a. ter. 06-0376 12-0337
laakso,dayle h. 12-0135
laasch,f.-o. 02-0321
lab,max j. 09-0055
labarere,jacques 10-0162
labarre,b. 12-0147
labarthe,j. c. 11-0352
labasch,franziska 05-0564
labbe,r. g. 03-0188
labbe,s. 05-0562
lablonde,cheryl 03-0301
labohm,r. 02-0606
laburdova,a. p. 09-0558
laburn,h. p. 11-0057
labussiere,j. 09-0275
lacey,e. 01-0526
lacey,r. w. 06-0653
lacheretz,a. 01-0602 08-0260
lachmann,g. 12-0200 12-0521
lachmann,p. j. 03-0226
lachowicz,tadeusz m. 02-0185 12-0475
laciak,vlastimil 08-0410
lacombe,jacques 01-0040
lacroix,gilles l. 04-0158
lacroix,j. s. 01-0052
lacroix,m. c. 10-0233
lacy,d. brooks 02-0533
laczay,p. 07-0539 07-0545 11-0538 12-0573 12-0574
ladds,p. w. 10-0249 10-0333 10-0514 12-0321
laemmler,ch. 12-0144 12-0145
laere,o. van 07-0151
lafrado,louis j. 10-0366
lafrance,m. 02-0087 05-0068
lagadec,patricia 04-0204
lagoni,n. 02-0167
lagreca,liliana 03-0286
lahitte,j. ducos de 03-0417 08-0450
lahrmann,k. h. 01-0333 12-0227
lahtinen,t. 02-0008
lahunta,a. de 07-0159
lahunta,alexander de 03-0488
lai-fook,s. j. 02-0060
laidley,c. w. 09-0142
laing,elizabeth j. 10-0605
laird,s. m. 11-0204
lairmore,m. d. 06-0408 12-0358
lairmore,michael d. 08-0321
lake,j. r. 05-0592
lakisov,v. m. 01-0669 07-0571
lakomy,miroslaw 09-0050
lallier,r. 09-0222
lalor,p. a. 03-0196
lam,joseph s. 11-0178
lamb,christopher r. 07-0170
lamb,e. j. 11-0283
lamb,f. s. 07-0018
lamb,j. r. 12-0168
lambert,a. 06-0119
lambert,k. 10-0176
lambert,m. 01-0389
lambert,r. d. 07-0086
lamers,c. b. h. 08-0140
lamers,marinus c. 06-0205
lamina,josef 12-0457
lamming,g. e. 02-0088 06-0059 10-0275
lamont,suan j. 09-0246
lamouliatte,f. 02-0470
lampeitl,franz 10-0109
lamperti,albert a. 03-0118
land,r. b. 09-0100
landau,irene 05-0476
landgraf,rainer 06-0028
landin,v. z. 10-0038
landkvist,u. 08-0181
landmann,j. 02-0642
landmann,lukas 07-0008
landsverk,kristina 09-0335
landsverk,thor 09-0228 10-0175
lane,j. g. 12-0120
lane,v. m. 08-0135
lane,v. michael 05-0673
lang,a. 09-0354
lang,gerhard h. 08-0303
lang,j. 03-0460 08-0139
lang,th. 10-0103 11-0147
lange,a. 09-0186
lange,bodo 04-0419
lange,h. 01-0467 05-0426 06-0427 07-0388
lange,hildburg 10-0404 12-0414
lange,k. 06-0608
lange,ulrike 02-0501
lange,wolfgang 11-0285
langenfeld marian 12-0005
langenfeldt,marian 12-0014
langfeldt,n. 09-0683
langfeldt,norbert 05-0684
langhammer,j.-p. 03-0559
langlois,bruce e. 11-0339
langman,m. 12-0478
langston,vernon c. 11-0560
languet,b. 12-0404 12-0405
lani,b. 02-0365
lanikova,alena 02-0478
lantier,f. 02-0354
lapierre,h. 09-0056 11-0047
laporte,j. 02-0426
lappin,michael r. 07-0168
laptev,ju. v. 06-0470
laptev,s. v. 05-0466
lardy,henry a. 01-0086
lariviere,s. 07-0328 11-0551
larkin,h. 02-0258
laroche,micheline 09-0376
larramendi,rocio 03-0319
larrubia,o. 03-0540
larsen,calvert 09-0551
larsen,else bang 08-0186
larsen,h. e. 08-0285
larski,zdzislaw 11-0387
larson,l. l. 04-0080 06-0252
larson,leon a. 03-0503
larson,ruby 06-0452 06-0453
larssen,maria helena matiko akao 05-0510
larsson,j. i. ronny 08-0108
larue,lauren h. 05-0547 06-0541
larue,susan m. 10-0138
lascelles,a. k. 06-0325
lasota,b. 02-0134
lassila,olli 05-0192
lat,j. 02-0666
lat,jaromir 03-0607
latge,j. p. 08-0390
lathrop,william 09-0328
latimer,brenda e. 07-0038
latimer,kenneth s. 07-0168
latinovic,v. 09-0561
latova,jana 03-0607
latt,thomas 06-0333
lau,sze-mei 07-0035
laub,r. 10-0172
lauch,m. 09-0058
lauche,anke 12-0477
laudan,r. 04-0145
laude,h. 01-0450 09-0234 09-0639
laue,elke 05-0005
laue,reinhard 01-0043
laue,w. 09-0550
laughlin,m. harold 03-0054 08-0056
lauk,h. d. 10-0631
laurensen,j. 12-0620
laurincik,j. 08-0617
lauterio,thomas j. 02-0037
lautrou,y. 09-0215
lauwers,h. 01-0009 07-0163 08-0002 10-0007
laux,david c. 11-0176
lavach,j. d. 10-0139
laveglia,j. 08-0586
lavenant,laurence 09-0233
lavergne,l. 08-0590
laverne,sophie 09-0233
laverty,sheila 09-0286
lavore,p. di 11-0071
lavrent"eva,l. l. 12-0096
lavrova,l. k. 09-0412
law,a. s. 10-0276
law,l 09-0238
lawhorn,bruce 03-0594
lawik,bogumil 01-0689

lawler,dennis f. 11-0526
lawrence,keith 10-0571
lawrence,s. b. 09-0490
laws,a. j. 03-0478
laws-king,a. 01-0266
lawson,edward e. 04-0068
lawson,g. h. k. 05-0378
lawson,gordon h. k. 03-0314
lawson,j. e. 03-0475
lawson,j. r. 09-0489
lawson,k. f. 01-0452
lawton,w. a. 01-0646
lax,a. j. 11-0363
lazareva,d. n. 01-0638
lazarevic,n. 08-0548
lazarov,toto 05-0326
lazary,s. 06-0156
lazary,sandor 01-0227
lazdins,i. 06-0448
le brun,n. 06-0119
le conte,yves 04-0178 10-0115
le foll,p. 01-0470 09-0415 09-0686
le guenno,b. 12-0418
le jambre,l. f. 02-0503 08-0469
le jan,c. 05-0330 06-0468
le neindre,p. 07-0554
lea,r. g. 09-0331
lea,r. w. 09-0095
leach,douglas 01-0676
leach,douglas h. 12-0009
leach,m. 09-0548
leak,irene 11-0339
lean,j. 05-0280
leary 3,herbert j. 10-0512
leatherland,j. f. 05-0113 09-0142
leathers,c. w. 01-0397
lebedev,b. i. 07-0425
lebedev,e. a. 06-0412
lebedeva,n. e. 10-0092
lebel,lena 06-0035
lebertz,h. 05-0381
leblanc,m. m. 06-0068
leblanc,michelle m. 06-0590 09-0297
leblanc,p. h. 12-0630
lebo,d. f. 11-0376
lebo,roger 01-0015
lebret,p. 05-0600
lecerf,f. 01-0064
lechler,r. i. 06-0196
lechner,christine 06-0464
lechowski,l. 10-0550
leck,greg 06-0575
leclerc,claude 10-0390
lecomte,j. 04-0481
ledec,m. 11-0126
leder,r. r. 08-0135
leder,robert l. 05-0673
lederer,edgar 04-0507
leduc,l. e. 02-0222
ledwozyw,andrzej 10-0125 12-0255
lee,alice h. 02-0631
lee,c. c. 03-0429
lee,c. s. 04-0085
lee,d. l. 09-0500
lee,david 04-0066
lee,david s. 06-0621
lee,gregory chi-yu 09-0244
lee,h. t. 10-0076
lee,j. h. 05-0300
lee,m. s. 05-0113
lee,meng-show 09-0011
lee,w. y. 09-0450
lee-parrits,david e. 07-0170
leeman,marc 09-0059
leese,h. j. 02-0108
leeuw,w. a. de 08-0452
leeuwen,j. m. van 11-0322
lefaucheur,l. 08-0008
lefebvre,j. 07-0087
lefer,allan m. 09-0585
lefer,david j. 09-0585
leff,p. 04-0053
lefferts,peter l. 06-0034
leffler,charles w. 02-0594
leffler,r. g. 06-0695
leforban,y. 08-0365
legan,s. j. 02-0105
legendre,alfred m. 10-0419
lehmacher,u. 05-0355
lehman,j. 06-0117
lehmann,b. 10-0566
lehmann,j. 08-0103
lehmann-horn,frank 05-0045
lehmkuhl,howard d. 10-0367
lehnen,b. 07-0282
lehnherr,berchtold 05-0133
lehrer,m. 09-0517
lehrer,z. 09-0517
lei,j. c. 01-0473
leib,michael s. 03-0487 03-0585
leibetseder,j. 09-0522
leidl,w. 06-0283
leidl,w. 07-0281 07-0290
leidl,werner 02-0333
leigh,s. e. a. 02-0077
leighton,a. t. 05-0083
leijh,p. c. j. 01-0226
lein,d. h. 06-0637
leinemann,m. 11-0631
leininger,w. c. 05-0529
leipold,h. w. 07-0567 09-0207 12-0126
leirer,r. 06-0378
leiro,j. 09-0505
leiser,r. 09-0093 12-0023
leiser,rudolf 04-0088
leistner,l. 01-0690
leitold,b. 06-0425
leitold,beatrix 02-0419
lejeune,philippe 09-0059
leka,aristidh 03-0549 09-0472
lekeux,p. 04-0054 04-0055 07-0050 07-0051 08-0048 08-0051 08-0570 09-0044 11-0220 12-0485
lellis,ron de 03-0032
lemaire,g. 10-0669
leman,a. d. 06-0604
leman,allen d. 04-0300
lemekhov,p. a. 04-0535
lemesh,v. m. 08-0325 12-0365
lemesheva,m. m. 03-0050
lemidov,s. v. 04-0249
lemke,e. 05-0540
lemke,petra 02-0570
lemmermoehle,g. 04-0627
lempert,b. a. 02-0186
len"kova,v. a. 09-0389
lengemann,f. w. 03-0304
lengy,jacob 02-0494
lengyel,a. 08-0363
lengyel,anna 08-0364
lenk,t. 07-0529
lennarz,william j. 09-0096
lens,s. 12-0412
lensch,juergen 02-0586
lenz,r. w. 06-0087
lenz,w. 01-0183 05-0355
leo,m. 04-0189
leon,e. 03-0416
leon-ortega,p. 08-0434
leonard,catherine 03-0523
leong,t. s. 01-0117
leonhard,i. 02-0388
leonhard,irina 04-0387
leonov,a. 04-0616
leopold,a. 12-0231
lepage,o. m. 07-0617
lepekhin,a. v. 02-0194
lepercq,marie-francoise 12-0048
lepom,p. 04-0301
lepper,a. w. d. 07-0199 12-0322 12-0323
leppla,stephan h. 08-0148
lerch,c. 08-0502
lerch,p. g. 01-0200
lerondelle,catherine 07-0406 07-0517
lesage,marie-claude 01-0528 01-0529
leschen,w. 01-0102
leshin,l. s. 11-0060 12-0025
lesiak,marek 01-0610 09-0029
lesnick,c. e. 07-0213
lesnik,. 10-0409
lesnik,f. 04-0229
lesnykh,v. i. 10-0307
lessen,ingrid van 05-0650
lessing,rudolf 01-0251
letchworth 3, geoffrey j. 10-0399
leteckijj,v. a. 07-0499
letellier,c. 09-0595
letellier,carine 05-0421
letkova,v. 10-0464 10-0465
letkova,valeria 08-0448
lettow,ellen 10-0137 10-0665
leu,h. j. 10-0200
leugner,silvia 02-0554
leutskaja,z. k. 10-0192 10-0447 10-0448 11-0470 11-0471
levanova,g. f. 10-0155
levashev,a. t. 12-0363
lever,a. f. 07-0020
levett,p. n. 05-0410
levi,m. i. 12-0185 12-0481
levick,j. r. 01-0006 01-0033
levin,k. 04-0102
levine,jay f. 12-0446
levine,rhea j. c. 05-0492
levison,m. e. 09-0368
levkovich,l. b. 12-0649
levrier,b. 12-0542
levy,e. 11-0266
levy,michael g. 12-0446
lewicki,norbert 01-0182
lewin,harris a. 06-0415 10-0357
lewis,a. g. 08-0377
lewis,d. h. 04-0123
lewis,daniel d. 08-0439
lewis,daniel dean 07-0470
lewis,h. 07-0548
lewis,john c. 08-0424
lewis,kae j. 06-0015
lewis,mark g. 10-0366
lewis,p. e. 07-0074
lewis,r. m. 02-0184
lewis,robert d. 07-0613
lewis,v. w. 07-0199
lewis,william m. 03-0156
ley,k. 02-0261
ley,w. b. 05-0065
leyssac,p. p. 11-0040
lezhnev,eh. i. 05-0216
li,m. 09-0089
li,yue-sheng 09-0024
licence,s. t. 02-0227
lie,oeystein 06-0104
liebermann,h. 01-0414 01-0447 01-0478 02-0444 02-0460 02-0572 03-0330 06-0421 06-0455 07-0384 12-0291 12-0367
liebich,w. 02-0655
liebig,gerhard 03-0162 11-0155
liebisch,a. 04-0627 11-0487
liebl,eric 09-0424
liebler,e. m. 10-0130
liedtke,baerbel 07-0363
lien,d. h. 01-0463
liepert,b.-m. 06-0306
liepin"sh,eh. a. 11-0255
lierse,werner 01-0002
lieschke,b. 09-0383
liess,b. 01-0446 01-0449 02-0439 06-0454 10-0393
liew,foo y. 04-0331
lifsey,b. j. 05-0076 07-0251
liggins,graham c. 07-0013 11-0015
liggitt,h. d. 01-0397

light,r. b. 07-0041
lightman,s. l. 03-0111 03-0550 04-0067
lightner,jean k. 08-0553
lightowlers,m. w. 05-0498
likhoded,v. g. 12-0584
likitdecharote,b. 05-0389 12-0338
likitdecharote, banchorn 09-0400
lillie,l. e. 11-0598
lim,a. a. 06-0362
lim,alan t. w. 04-0266
lima,aldo a. m. 06-0373
lima,teresa 05-0589
limanskijj,v. v. 01-0124 07-0132
limbch,b. 10-0590
limet,j. n. 11-0361
lin,j. h. 03-0248
lin,shin 01-0385
lin,t. h. 06-0051
lin,w. w. 03-0103
lin,wayne h. 04-0227
lin-chen,y. 03-0248
linares,h. a. 04-0688
lincoln,g. a. 01-0651 06-0078
lincoln,stuart d. 02-0374
lindberg,p. 01-0243
lindberg,t. j. 01-0243
lindbom,l. 02-0261
lindemann,ch. b. 03-0121
lindfeld,a. 04-0627
lindgren,a. 07-0173
lindner,d. p. 07-0210
lindner,friedrich 04-0381
lindsay,d. s. 12-0449
lindsay,david s. 05-0479 11-0428
lindsay,w. a. 07-0568 07-0569 11-0534
lindsey,d. craig 11-0054
linell,f. 07-0173
linford,robert l. 07-0592
ling,gerald v. 10-0317
ling,n. r. 03-0218 03-0219
linhart,a. 02-0585
linke,a. 02-0133
links,i. j. 11-0368 11-0379
linnabary,r. d. 08-0520
linnik,v. ja. 05-0513 09-0145 10-0097
linsenmayer,thomas f. 01-0010
lintermans,p. 01-0351 01-0353 12-0133
linton,a. h. 10-0289
lipiec,marek 06-0390
lipkind,michael 01-0434
lipnickijj,s. s. 07-0527
lipovskijj,v. v. 04-0529
lipowski,a. 05-0439
lippincott,c. l. 04-0691
lippincott,charles l. 10-0645
lippo,e. v. 01-0093
lips,j. p. 02-0526
lipschutz,m. 11-0056
lipshic,r. u. 05-0149
liptrap,d. o. 03-0290
liptrap,robert m. 11-0014
lisac,darko 05-0129
lissing,judith r. 10-0188
listkov,g. 12-0605
lith,p. m. van 08-0036
litschewa,swetlana 02-0545
little,c. j. l. 12-0120
little,peter b. 04-0478
little,stephan f. 08-0148
littman,meryl p. 10-0664
litvinenko,v. v. 07-0110
litvinov,a. m. 07-0414
litvinov,n. s. 10-0178
litzke,l. f. 05-0687
litzke,l.-f. 01-0572 04-0569 05-0675 12-0629
liu,bin 03-0063 03-0106
liu,j. h. 02-0441
liu,x. h. 05-0027
livesey,j. h. 09-0227 10-0047
livingston,c. w. 04-0591
lizhi,wang 07-0287
lizorkin,a. 05-0480
lizzo,florence h. 03-0472
ljakhov,v. v. 11-0232
ljampert,i. m. 11-0353
ljashko,v. n. 04-0038
ljesevic,z. 08-0533
ljungqvist,lene 01-0391
ljungsroem,inge 04-0507
ljupke,volfgang 02-0622
llewelyn,c. a. 08-0404
llobet,j. m. 06-0579 12-0538
lloyd,k. c. kent 04-0701 11-0535 11-0618
lloyd,s. 04-0318 08-0508
lloyd-evans,m. 04-0668
lobb,d. k. 04-0040
lober,u. 09-0523
lobov,g. i. 08-0027
lobuncov,k. a. 12-0094
locatelli,a. 04-0082
lochmann,e.-h. 09-0187
lock,arjan j. 01-0236
locke,s. j. 03-0294
lockyer,m. j. 10-0445
locniskar,f. 05-0150
lodato,robert f. 11-0068
lodge,n. j. a. 07-0556
loeffler,d. g. 06-0583
loeffler,k. 01-0012 05-0162
loeffler,klaus 06-0689
loeken,torleiv 01-0445 10-0382
loeliger,h. ch. 10-0393
loepelmann,h. 06-0455 09-0381 12-0397
loetsch,d. 04-0187 11-0401 12-0396
loetsch,gabriele 09-0668
loewen,kenneth g. 03-0358
loewenhielm,c. 01-0630
loewenstein,christine 12-0516
loewenstein,m. 09-0470 10-0470
loewenstein,mario d. 12-0516
lofstedt,jeanne 03-0292 08-0484 12-0557
logan,e. f. 11-0545
logan,l. l. 08-0302
loginova,l. k. 08-0024
logue,david 09-0302
lohner,e. 06-0336
lohoff,m. 04-0494
lohs,karlheinz 10-0620
lohss,elisabeth 10-0658
loiselle,d. s. 02-0046
lojda,l. 07-0180
lok,j. b. 11-0480
lokerse,a. f. 06-0646
lom,j. 12-0100
lomba,f. 05-0040 06-0602 10-0048 10-0051 11-0220
lombard,christophe w. 07-0445
lommetz,c. 01-0068
lomniczi,b. 12-0370 12-0371
lonc,elzbieta 06-0145 12-0475
long,gerald g. 03-0560
long,p. h. 10-0603
long,p. l. 07-0423
long,r. 11-0520
long,s. e. 06-0031
lonigro,andrew j. 08-0038
loos,michael 06-0221 07-0015
loosfelt,hugues 12-0036
lopes,anibal g. 10-0035
lopes,r. a. 05-0127
lopez,h. sumano 02-0296
lopez,jorge w. 08-0161
lopez,r. 03-0308
lopez rodas,v. 05-0143
lopez sebastin,a. 11-0303
lopez vidal,yolanda 07-0330
loppnow,horst 10-0136
lorang,marge 07-0067
lorentz,r. 08-0084
lorenz,gerd 12-0008
lorenz,r. j. 06-0416
lorenz,volker 05-0552
lorin,d. 12-0056
lorton,s. p. 06-0095 07-0532
los,m. j. n. 09-0497
losjuk,l. w. 12-0609
loskot,v. i. 08-0427
losonsky,john m. 11-0485
losson,b. 04-0522
lotan,e. 11-0266
lott,dagmar 06-0689
lotthammer,k.-h. 07-0450
lotti,l. v. 12-0034
louis,j. a. 03-0398
loupal,g. 01-0554 02-0174
love,c. l. 06-0099
lovell,margaret a. 10-0310
loveridge,n. 10-0025
lovering,er n 11-0203
low,b. g. 12-0242
low,david a. 10-0317
lowe,j. 03-0218 03-0219
lowe,john e. 07-0608
lowe,m. d. 01-0591
lowman,basil 04-0298
lowrie,charles t. 07-0466
lozha,v. p. 06-0171
lozupone,enrico 08-0010
lu,chung-dar 10-0308
lu,k. h. 06-0263
lubach,d. 04-0678
lubberink,a. a. m. e. 04-0201
luberda,zofia 01-0081 06-0092
lubinewski,yaacov 05-0136
lubovoij,b. l. 07-0307
lubroth,juan 06-0442
lucas,m. h. 03-0343
lucas,s. b. 11-0458
lucas-hahn,a. 11-0307
lucbert,j. 06-0605
lucenko,ju. i. 06-0417
lucero,s. 09-0322
luchko,m. a. 08-0291 09-0386
lucia,h. l. 03-0448
lucidi,e. 10-0612 10-0613
lucisano,y. m. 10-0180
luck,m. r. 07-0070
luckenbill-edds, louise 05-0047
luckins,a. g. 08-0404
luczak,miroslaw 08-0171
luder,o. 01-0078 01-0079
ludewig,martina 04-0708
ludwig,e. 05-0307
ludwig,h. 02-0360
ludwig,jeanette 05-0006
lueck,paul christian 11-0411
lueckhoff,andreas 11-0048
lueders,h. 02-0627 03-0561
luedtke,h. 12-0439
luedtke,uve-rainer 04-0022
luerssen,dirk 01-0675
luettgenau,herbert 04-0657
luetticken,d. 12-0386 12-0582
luetticken,rudolf 11-0183
luf,w. 11-0544
luf,wolfgang 08-0583
luffau,g. 06-0536 07-0438
luft,b. j. 07-0424
luganskaja,e. l. 02-0204 05-0199
luggen-hoelscher, joerg 05-0141
luitjens,wilma 04-0374
luk"janchik,s. a. 07-0301

lukasch,n. s. 02-0260
lukert,p. d. 02-0434
lukesova,daniela 02-0484
lukina,v. a. 11-0407
lulich,jody p. 11-0527
lumb,r. 08-0413
lumeij,j. t. 05-0615 09-0587
lumpov,a. i. 08-0170
lund,a. 06-0612 08-0545
lundberg,j. m. 06-0040
lundberg,lena-maria 12-0031
lunden,anne 02-0211
lunden,j. d. 09-0175
lundin,candace s. 07-0614
lundqvist,thomas 12-0614
lunne,j. k. 02-0226
lunstra,d. d. 02-0307 07-0615
lunstra,donald d. 09-0107
lunt,r. a. 09-0435
luppa,hans 05-0146
lur"e,a. a. 09-0601
lushhik,g. f. 07-0107
lusky,k. 09-0329 12-0593 12-0594 12-0595
luther,p. 11-0184
luthman,margaretha 02-0433
lutter,f. x. 12-0504
lutz,f. 05-0654 11-0590
lutz,h. 06-0385 06-0386 12-0355
lutz,hans 05-0399
lutz,w. k. 12-0536
lutze,g. 09-0193
lux,e. 11-0144
lux,r. 01-0189
luyven,g. 03-0325
lyall,f. 07-0020
lye,s. j. 02-0030
lyerly,david m. 06-0373
lyhs,j. 01-0682
lyhs,l. 05-0028 09-0053 09-0054
lyle,leon r. 04-0227
lymar",n. p. 08-0178
lymar",v. t. 04-0648
lynch,e. p. 08-0247
lynch,m. 02-0653
lynch,seamus s. 08-0065
lyoo,y. s. 06-0450
lysons,r. j. 02-0362
lythgoe,e. s. 01-0294
lyutova,ludmila v. 07-0232
maaroufi,k. 05-0388
maas,p. j. c. m. 02-0217
maass,p. 02-0320
mabara,susumu 08-0136
mabus,j. 08-0440
macallister,charles 12-0511
macartney,g. a. 05-0497
macartney,l. 07-0343 07-0391
macdiarmid,s. c. 02-0377
macdonald,a. b. 02-0188
macdonald,a. j. 02-0242
macdonald,hector s. 11-0196
macen,j. l. 09-0454
macgregor,a. n. 02-0492
machado,j. p. 08-0115
machek,jiri 07-0091
machova,j. 02-0151
machoy,hipolit 03-0341
machugh,n. d. 11-0201
macievskijj,d. d. 02-0002
macinnes,janet i. 11-0377
mack,douglas g. 04-0505
mack,roy 02-0163
mackay,c. r. 03-0025 03-0026 03-0211
mackenzie,j. s. 12-0369
mackenzie,k. 02-0145 10-0095
mackenzie,r. w. 04-0447
mackey,charles 08-0200
mackie,d. p. 11-0545
mackie,roderick i. 09-0224
maclachlan,n. james 02-0351 05-0341
maclaren,a. p. c. 02-0309
macleod,d. l. 11-0572
macpherson,ian 08-0316
macura,bretislav 10-0356
macvean,d. w. 05-0237 05-0241
macwilliams,peter s. 07-0561
macy,dennis w. 06-0569
madarame,h. 06-0485
maddison,j. e. 11-0523
maddocks,s. 02-0243 12-0065
maddox,j. f. 03-0025 03-0026 03-0211
madec,f. 01-0443 04-0299
madej,a. 06-0072
madej,andrzej 04-0079
madej,j. a. 07-0225
madej,janusz a. 05-0152
madej,janusz antoni 11-0515
madej,zdzislawa 09-0673
madigan,john e. 04-0406 08-0049 08-0525
madison,john b. 08-0524
madison,v. l. 06-0417
madsen,p. 04-0388
maeda,k.-i. 06-0061
maeda,matsuyoshi 11-0227
maeder,k. e. 12-0393
maekawa,t. 03-0408
maenhout,t. 04-0556
maenner,k. 03-0046
maentyjaervi,r. 07-0402
maertens,l. 02-0472 04-0349
maertins,t. 01-0662
maertlbauer,e. 11-0630
maes,l. 02-0614 12-0441
maes,louis 12-0440
maestrelli,p. 12-0168
maeyer,e. de 03-0224
maeyer-guignard,j. de 03-0224
maffeo,g. 09-0598 09-0608 10-0239
maganto,p. 10-0166
magar,r. 02-0440
maggi,m. 09-0108
maghuin-rogister,g. 08-0567
maghuin-rogister,guy 06-0654
magic,dusan 05-0576
magni,franco 03-0078
magno,m. 11-0056
magnuson,j. a. 09-0238
magnuson,n. s. 01-0580
magyar,t. 11-0363
mahaffey,e. a. 10-0135
mahajan,c. l. 04-0157
mahana,w. 01-0101 09-0242
mahe,s. 09-0392
maheshwari,r. k. 01-0436
maheswaran,s. k. 04-0342 04-0344
mahl-brown,c. a. 07-0220
mahler,g. 10-0670
mahmoud,o. m. 09-0028
maier,gebhard 05-0263
maier,p. 10-0546
maier,ramono 12-0504
maier,w. 11-0566
main,kenneth e. 04-0598
mainil,j. 01-0351 08-0147
mair,a. 06-0678
mair,t. s. 04-0547
maisey,e. anne 04-0215
maisi,paeivi 08-0556
majanskijj,d. n. 01-0219
majdanski,feliks 12-0608
majewski,tadeusz 03-0261 05-0317 07-0226
majka,grazyna 04-0236
majohr,dorothee 07-0448
majtan,viktor 01-0359
makarenko,i. g. - 08-0193
makarevich,n. a. 08-0420
makarskaja,g. v. 11-0214
maki,jun 03-0551
makkusfeld,o. 09-0332
makogon,n. v. 05-0218
maksimuk,v. f. 05-0055
maktelow,b. w. 09-0057
makumyaviri,a. m. 11-0419
malacinski,george m. (hrsg.) 02-0080
malagolini,n. 01-0462
malakhov,a. g. 01-0240
malakhov,a. v. 06-0528
malamed,sasha 04-0010
malan,f. s. 09-0494
malaskova,vera 08-0274
malathy,p. v. 10-0232
malayer,j. r. 09-0075 12-0243
malbert,c. h. 06-0033
malbran,a. 02-0197
malcolm,stephen a. 04-0362
malecki,grzegorz 08-0476
malecki,jan 12-0277
maleeva,l. i. 09-0213
malek,a. 10-0553
maleszewski,jozef 01-0684 06-0696 12-0666
malik,erzsebet sz. 05-0130
malikov,v. e. 04-0001
malinovskaja,g. v. 07-0332
malinovskijj,i. f. 07-0300
malinowska, aleksandra 05-0255 05-0256
malinski,marek 07-0238
malishevs"kijj,je. a. 04-0561
maljarevskaja,a. ja. 06-0132
maljavskijj,a. v. 08-0006
malkin,ronit 02-0494
malkova,l. v. 04-0650
mallet,s. 01-0528 01-0529
mallon,t. 06-0525 06-0526
mallon,t. r. 06-0534 09-0556 11-0475
malo,a. 06-0438
maloey,w. lee 10-0165
malone,f. e. 03-0507
malottki,annette w. l. von 05-0489
malpaux,b. 06-0070
maltha,j. c. 09-0006
malvaldi,gino 02-0618
malviya,h. c. 09-0492
malyj,w. 06-0287
mamedov,m. s. 01-0537
mamina,v. v. 05-0147
mamleev,r. s. 03-0246
mammaerts,b. m. j. l. 11-0172
mamo,wubshet 11-0351
mamontova,t. v. 10-0190
mamyshev,l. g. 07-0127
manasjan,a. o. 11-0261
manasjan,a. v. 04-0605
manco,giuseppe 12-0067
mancygin,ju. a. 02-0246 05-0216
mandel,l. 08-0165 12-0554
mandelker,lester 08-0592 11-0611
manger,pedro claudio 04-0590
mangunwiryo,h. 04-0136
mani,r. 07-0108
manktelow,b. w. 09-0382
mannik,m. 01-0234

mannik,m. 05-0168
mannion,d. 06-0287
manohar,murli 11-0045
mansell,p. d. 10-0520
manser,p. a. 05-0401
mansfeld,r. 12-0218
manspeaker,j. e. 01-0289 04-0081
mantovani,a. 12-0170
mantovani,al. 08-0383
mantovani,b. 10-0180
manukhina,a. i. 10-0023 10-0028
manukhina,o. b. 10-0023
manzai,minoru 07-0013 11-0015
mapother,m. e. 01-0403
mar,woong-chon 03-0497
marai,i. fayez m. (hrsg.), 08-0100
marais,j. 10-0006 12-0002 12-0013
marais,james 10-0022
marakusha,b. i. 06-0354
maranchuk,r. a. 09-0454
marazzi,a. 10-0222
marbury,k. s. 03-0435
marchant,j. a. 05-0592
marchenko,a. m. 07-0140 12-0075 12-0097 12-0098
marchetti,s. 10-0111
marchiondo,alan a. 10-0424
marcinkowski,karol 01-0269 02-0607
marciszewska, miroslawa 08-0216
marco,a. 12-0007
marcucci,f. 03-0224
marecek,j. 10-0340
marel,p. van der 12-0386
maret,gerard e. 08-0040
margolis,j. h. 02-0359
mariana,j. c. 11-0306
marineau,guy-pierre 10-0347
marinkov,todor 03-0554 05-0595
marino-hernandez,e. l. 05-0649
marinov,p. i. 02-0117
marinova,ch. p. 10-0285
marinova,p. ts. 05-0024
maris,p. 10-0297
maritim,a. c. 03-0396 06-0511
marjanov,m. 01-0538 04-0086 04-0087
markarjan,marchel 09-0268 09-0269 12-0290 12-0319
markel,mark d. 03-0579 04-0694
markenson,y. 09-0588
markham,richard 09-0207
marko,m. 09-0064
markov,a. g. 03-0095 08-0050
markov,angel 05-0639
markova,e. a. 10-0067
markovic,b. 04-0294
markusfeld,o. 02-0331 11-0519
markwardt,f. 06-0219 06-0636
marousek,vaclav 12-0544
marova,miloslava 07-0625
marovic,desanka 08-0548
marquardt,ronald r. 04-0589 04-0662
marquardt,s. 02-0481
marquardt,w. w. 08-0334
marquis,h. 08-0615
marr,a. 03-0510
marre,r. 04-0663
marriner,s. 05-0641
marrs,t. c. 12-0537
marsboom,r. 10-0457
marschang,f. 01-0598 07-0446
marsh,philip 03-0204
marsh,william e. 05-0240
marshall,d. levin 02-0159
marshall,e. d. 06-0531
marshall,g. jun. 10-0442
marshall,lisa 01-0060
marshall,r. 01-0395
martal,j. 06-0073 09-0336
martel,j. l. 03-0300 05-0362 10-0323
martell,j. 01-0655
martens,h. 04-0064
marth,elmer h. 09-0218 12-0654
martin,benson b. 04-0699
martin,c. l. 10-0499
martin,charles l. 11-0521
martin,g. b. 01-0651 04-0082 05-0278 07-0076
martin,g. steven 09-0424
martin,j. l. 06-0087
martin,k. a. c. 06-0038
martin,kevan a. c. 10-0004
martin,p. j. 02-0505 05-0504 11-0574
martin,r. e. 02-0499
martin,robert a. 03-0585 10-0646
martin,s. w. 01-0612 05-0578 06-0638
martin,s. wayne 03-0610
martin,t. 07-0475 10-0544
martin,thomas r. 04-0353
martinat-botte, francoise 04-0299
martinet,j. 02-0092
martinet,jacques michel 04-0306
martinez,a. elena 06-0085 06-0235
martinez,arelides 03-0187
martinez,elsa 03-0187
martinez,g. 07-0073 07-0082 07-0083
martinez,j. d. 08-0371
martinez,steven a. 04-0200
martinod,s. 08-0315
martinov,s. p. 02-0293
maruyama,fumihiko 02-0447
maruyama,seika 02-0447
maruyama,takeshi 10-0021
márvan,frantisek 01-0595
marx,d. 06-0232 06-0236 06-0289 06-0307 10-0238 12-0483
marx,jean l. 03-0269 04-0196
marx,m. 12-0425
maryam,r. 07-0460
mase,carol a. 07-0001
mashima,kosuke 10-0463
masic,z. 08-0267
maskell,duncan 04-0331
maskell,j. p. 11-0592
maslev,conko 10-0260
maslin,d. n. 08-0560
maslin,william r. 05-0567 12-0503
mason,d. w. 11-0224
masri,maria d. 10-0416
massip,a. 09-0019 12-0240
masterson,margaret a. 05-0157
masty,j. 10-0006
masuda,h. 10-0272
masuda,hiroshi 12-0118
masuzawa,t. 06-0394
masycheva v. i. 10-0591
maszewska,izabella 08-0537
matamoros i. a. 09-0088
matanovic,d. 10-0181
mataradze,g. d. 10-0066
mate,dionyz 07-0619
mateos,e. r. 08-0085
matern,b. 12-0376
mathea 07-0309
mather,j. f. 08-0550
mather,martha e. 03-0150
mathews,c. p. 02-0148
mathy,p. 01-0533
mati,dragish 09-0472
matis,louis a. 08-0175
matisak,tomas 04-0612
matjukhina,t. g. 10-0023 10-0028
matos,a. p. de 05-0102
matouch,oldrich 04-0462 12-0403
matovelo,j. a. 02-0352
matschullat,g. 01-0398
matsubara,. 09-0378
matsubara,takahiro 01-0135
matsuda,h. 03-0031
matsuda,makiyo 11-0541
matsuda,motoo 02-0209 05-0017
matsuhisa,tadao 12-0201
matsui,osamu 06-0444
matsui,takane 08-0499
matsukawa k. 06-0493
matsukawa kiyoshi 03-0386
matsumoto,t. 06-0394
matsumoto,yasumobu 05-0420
matsumoto, yoshitsugu 05-0492
matsunaga mayumi 11-0217
matsunuma,naochika 05-0148
matsuoka,sakae 04-0043
matsuoka,toshikazu 02-0463
matsuyama 08-0033
matsuyama,hiroko 03-0155
matthenius jun.,j. c. 06-0138 06-0138
matthes,s. 10-0393
matthes,winfried 12-0236
mattheus,d. 06-0456
matthews,a. g. 01-0646
matthews,k. p. 03-0514
matthews,r. a. 04-0149
mattick,j. s. 07-0394
mattie,h. 01-0656
mattila,t. 11-0181
mattila,tina 11-0350
mattsoff,leona 06-0123
mattsson,r. 08-0181
matus,robert e. 01-0164
matuschka,f.-r. 04-0504
matvienko,b. a. 03-0253 05-0343 07-0525
matyas,zdenek 11-0624
matylevich,n. p. 11-0211
matzinger,polly 05-0192
matzke,peter 02-0292
maudlin,i. 10-0438
maudsley,d. j. 10-0157
mauermann,ute 03-0324
mauff,gottfried 01-0187
maul,v. 10-0116
mauleon,pierre 12-0575
mauler,frank 09-0627
maulv,v. 06-0140
maund,b. a. 11-0575
maunder,richard j. 03-0176
maurer,meinhard 02-0552
maurer,r. a. 02-0091
maurer,v. 12-0476
maurice,michele 02-0011
mauricette,whannou 02-0090
maurin-blanchet,h. 05-0314
mauter,petra 07-0196
mautner,a. 03-0615
mavlikaev,r. g. 10-0370
mawhinney,i. c. 04-0606
mawuena,k. 08-0403
maximowitz,erna 10-0267
maxwell,m. h. 04-0554 07-0464
maxwell,w. m. c. 02-0131
may,j. v. 11-0104
mayan,h. 07-0286
mayer,d. f. 06-0134 09-0175

mayer,e. 04-0273 04-0274 06-0291
mayer,elisabeth 05-0661
mayer,h. 01-0339 08-0054 09-0347
mayer,p. 03-0191
mayer,roland john 10-0147
mayer,suan j. 10-0324
mayers,i. 11-0520
mayes,h. f. 08-0059
mayhew,i. g. 10-0345
mayle,h. 07-0319
mayntz,m. 12-0040
mayr,a. 06-0315 09-0560 10-0167 10-0588
mayr,barbara 10-0588
mazel",s. m. 12-0182
maziasz,timothy j. 12-0621
mazing,ju. a. 09-0262
mazirkiewicz,michal 11-0515 12-0475
mazo,jesus del 04-0039
mazol",e. p. 09-0689
mazur,a. 05-0018
mazur,halina 09-0678
mazur,olech 12-0546
mazurek,janusz 01-0411 05-0416 12-0427
mazurkiewicz,michal 05-0313
mbassa,g. k. 07-0009
mbassa,gabriel kihanda 07-0010
mbawuike,innocent n. 04-0226
mboungou,j. r. 11-0118
mbuya-mimbanga,m. 08-0477
mc conell,j. d. 06-0080
mc guire,travis c. 05-0211
mcandrew,s. j. 10-0423
mccabe,robert e. 03-0412
mccallister,lynn w. 11-0066
mccallus,daniel e. 09-0580
mccandlish,i. a. p. 02-0616 03-0370 07-0391
mccarron,j. g. 02-0027
mccarthy,aine 09-0207
mccarthy,p. h. 11-0002
mccarthy,phillip f. 07-0233
mccarthy,r. n. 11-0614
mccaughey,w. j. 11-0589
mcclane,bruce a. 08-0295
mcclure,diane e. 08-0031
mcclure,robert c. 04-0005
mccolgan,c. 11-0434
mccool,c. j. 10-0248
mccormick,beth a. 11-0176
mccoy,c. pat 05-0398 09-0201
mccoy,d. j. 06-0244
mccoy,k. 06-0056
mccracken,r. m. 03-0320
mccray,joseph 04-0483
mcculloch,c. a. g. 12-0016
mccullough,k. 08-0315
mccullough,k. c. 02-0409 10-0352
mccullough,s. j. 03-0507
mcdonald,b. j. 04-0267
mcdonald,d. g. 06-0125
mcdonald,i. 02-0018
mcdonald,j. n. 01-0006 01-0033
mcdonald,jay m. 03-0092
mcdonell,w. n. 07-0054
mcdonell,wayne n. 08-0127
mcdonnell,s. m. 08-0245
mcdonnell,sue 01-0293
mcdowell,g. h. 06-0055
mcdowell,k. j. 10-0229
mcdowell,l. r. 08-0030
mcdowell,t. 03-0135
mcentee,k. 10-0244
mcentee,m. 10-0244
mcewan,d. 11-0532
mcewan,g. t. a. 07-0333
mcewen,scott a. 03-0610
mcferran,j. b. 01-0412 09-0443
mcferran,j. b. (hrsg.) 01-0409
mcgee,d. w. 05-0222
mcgee,zell a. 01-0194
mcghee,j. r. 06-0193
mcglennon,n. j. 06-0664
mcgowan,r. d. 07-0530
mcgrath,j. t. 06-0154
mcgregor,d. d. 02-0507 11-0478
mcgroarty,jacqueline a. 12-0134
mcguire,t. c. 02-0220
mcguirk,sheila m. 07-0561
mchale,n. g. 01-0018 02-0027
mcilroy,s. g. 10-0338
mcilwraith,c. wayne 07-0522 09-0654
mcintosh,f. g. 05-0401
mcintyre,d. r. 10-0128
mckay,s. a. 04-0084
mckee,linda j. 09-0206
mckee,thomas j. 05-0398 09-0201
mckeever,d. j. 01-0192
mckeever,patrick j. 09-0351 09-0541 11-0528
mckeirnan,allison 07-0359
mckellar,q. 05-0641
mckellar,q. a. 02-0611 06-0527 11-0450
mckenna,p. b. 03-0546
mckenzie,a. i. 06-0719 12-0665
mckenzie,j. l. 03-0195
mckenzie,r. a. 10-0530 10-0531
mckillop,e. r. 01-0439
mckim,j. m. 10-0492
mckinney,e. c. 04-0112
mckinnon,a. o. 02-0327 02-0328 05-0064 05-0671 06-0284 06-0288 07-0102
mckinnon,charles h. 04-0622
mclare,diane j. 11-0457
mclaren,a. p. c. 03-0260
mclaren,d. j. 01-0513
mclaren,diane j. 03-0426 10-0459
mclaughlin,robert f. 11-0490
mclaughlin,susan a. 10-0639 11-0326
mcleay,l. m. 07-0031
mclennan,m. w. 12-0645
mcleod,b. j. 02-0085 02-0088 09-0082 11-0280 11-0304
mcleod,rima 04-0505
mcloone,d. a. 01-0606
mcloughlin,m. 01-0570
mcloughlin,m. a. 06-0566
mcloughlin,m. f. 01-0606 03-0507 10-0338
mcmahon,brian r. 04-0155
mcmanus,d. p. 01-0518
mcmurray,d. n. 05-0222
mcmurray,david n. 11-0357 12-0447
mcneill,r. 07-0047
mcneilly,a. s. 03-0276 04-0083 07-0076 10-0074
mcneilly,alan s. 08-0078
mcneilly,f. 07-0507
mcneilly,j. r. 09-0100
mcnulty,m. s. 07-0367 07-0507 10-0408
mcnulty,m. s. (hrsg.) 01-0409 01-0412
mcorist,s. 05-0378
mcorist,steven 03-0314
mcphee,i. m. 05-0535
mcsweeney,c. s. 10-0008
mcvicar,a. h. 03-0154 05-0109
mcwilliam,a. s. 08-0276
mcwilliams,mary j. 06-0420
meads,w. j. 03-0466 03-0467 05-0536 05-0537
meagher,dennis m. 04-0694 07-0578 12-0643
mebus,c. a. 08-0302
mebus,charles 05-0425
mechelli,l. 08-0383
mechtel,m. 05-0311
mecke,d. 03-0299
medina,margarita 05-0607
medunicyn,n. v. 05-0200
medvedev,ju. a. 05-0195
medvedev,o. s. 04-0076 10-0040
meek,a. d. j. 02-0468
meek,lisas a. 11-0613
meercuk,f. e. 10-0040
meermeier,dieter 05-0610
meersschaert,a. 02-0318
meeusen,e. 08-0188
mege,j. l. 05-0229
megirian,david 02-0054
megraud,f. 11-0365
mehennaoui,smail 12-0528 12-0529
mehl,m. 10-0148
mehlhorn,g. 02-0338 02-0343 05-0340 07-0308 09-0340 09-0383
mehlhorn,h. 02-0619 04-0511 11-0418 12-0105
mehrle,paul m. 09-0159 09-0160
mehrotra,n. k. 03-0494
mehrotra,p. n. 04-0028
mehta,p. k. 11-0190
meidam,m. 09-0587
meier,c. 02-0396
meier,r. 03-0544
meigan,goh 09-0098
meij,b. 05-0691
meijer,j. c. 10-0027
meinecke,b. 05-0288 06-0257
meinel,l. 02-0496
meiniel,annie 11-0200
meiniel,robert 11-0200
meirom,r. 10-0354
meirs,david a. 04-0351
meisl,jiri 02-0523
meissel,h. 10-0470
meister,johannes anton 05-0424
meister,w.-v. 08-0069
meiyu,huang 03-0125
mel"nichuk,d. a. 08-0015 11-0219
mel"nikov,o. f. 01-0216
mel"nikova,n. n. 11-0020
melcher,a. h. 12-0016
melendez,l. 08-0162
melero,j. a. 01-0432
meleshko,a. o. 09-0318
melick,a. van 03-0392
melick,alrun van 05-0474
melikhov,v. i. 01-0372
mellander,s. 07-0017
mellbye,l.b. 09-0604
mellor,p. s. 07-0377
meloux,p. 12-0281
melvin,w. t. 09-0239
memon,m. a. 09-0602
mencke,n. 11-0433
menger,h. 11-0301
menger,horst 08-0094
menier,robert 04-0144

menke,karl-heinz 02-0535
menke-meyer,evelyn 05-0446
menoueri,n. 09-0349
mentzer,anita 01-0010
menzel,a. 09-0188
menzies,g. s. 04-0083 11-0102
mercier,g. 04-0481 08-0185
mercy,a. r. 11-0355 11-0580
meredith,s. 12-0588
meretey,k. 02-0079
mergardt,g. 01-0051
merilan,c. p. 07-0093
merkel,mehri 12-0512
merkt,h. 12-0231
merle,ghislaine 04-0133
merlin,p. 05-0514 05-0628
mermod,laurence 10-0005
mermod,nicolas 05-0208
merot,p. 08-0478
meroz,m. 09-0456
merrick,daniel t. 03-0317
merrill,w. g. 07-0513
merritt,a. m. 07-0492
mersmann,harry j. 07-0461
merson,peter 03-0267
merson,richard l. 08-0296
mertens,p. p. c. 01-0441
meshherjakov,n. p. 04-0649
messi,e. 07-0088
messick,joann b. 10-0549
mestan,juergen 09-0486
mesure-morat 02-0006
meszaros,j. 12-0370 12-0371
metha,p. k. 11-0192
methling,w. 02-0345
methling,wolfgang 11-0285
mettrick,d. f. 06-0515 08-0430
metz,alan l. 04-0194 06-0163
metz,j. 09-0342
metz,j. h. m. 02-0340
metzger,b. 02-0453 05-0457
metzlaff,u. 07-0620
metzner,christine 01-0025
metzner,m. 03-0344
meuer,h. 10-0397
meulemans,g. 03-0352 05-0421 07-0510 09-0595
meunier,jean m. 01-0040
meuser-odenkirchen, g. 01-0305
mevius,d. j. 09-0623
mews,alastair 08-0606
mey,eberhard 04-0541
meyenhofer,markus 10-0250
meyer,a. 02-0343
meyer,d. j. 09-0616
meyer,dennis j. 04-0675
meyer,f. 02-0581
meyer,h. 04-0234 04-0235 04-0410 07-0322 09-0533 12-0548
meyer,h. h. d. 07-0223 07-0559 12-0054
meyer,heinrich 12-0153
meyer,horst 10-0551
meyer,k.-c. 01-0004
meyer,kerstin 03-0326
meyer,p. 03-0323
meyer,w. 03-0065
meyers,p. j. 06-0271
meyling,a. 09-0440
meyrick,barbara 10-0174
mezan,masatoki 08-0074
mezenceva,m. v. 12-0187
mezerova,j. 04-0681
mezt,a. 05-0596
mialhe,p. 12-0028
michael,john r. 11-0068
michaux,kirsten 11-0029
micheel,burkhard 01-0156
michel,c. 02-0142
michel,c. c. 09-0022
michel,g. 02-0578
michel,m. r. 06-0479
michel,r. p. 03-0473
michelacci,yara m. 03-0458
michell,a. r. 02-0033
michna,h. 12-0167
michna,horst 10-0043
michule,g. a. 11-0255 11-0256
miclea,m. 08-0120 08-0121 08-0123
middaugh,john p. 08-0623
middel-erdmann, ingrid 10-0137
middleton,d. j. 06-0161
midoro,katsuo 05-0272
midtvedt,tore 11-0138
miedema,frank 06-0202
mielke,h. 02-0061 02-0062 02-0583 07-0515
mielke,m. 04-0360
miert,a. s. j. p. a. m . van 01-0581 01-0625 06-0649
miettinen,m. 04-0165
mifflin,raymond e. 08-0154
mihailovic,m. 05-0579
mihaljevic,m. 05-0561
mihaljevic,s.-y. 05-0561
mihalyi,judy 05-0638
mika,j. 12-0398
mikami,masuhiro 03-0136
mikami,t. 09-0248
mikamo,k. 01-0076
mikelsen,jens d. 12-0033
mikes,ctirad 06-0225
mikhail,m. 04-0654
mikheeva,n. v. 05-0221
mikhna,m. g. 02-0205
mikrjakov,v. r. 11-0463
mikula,i. 11-0333 11-0334
mikula,marina . 10-0305
mil"ke,g. 08-0050
milakovic-novak, ljudmila 04-0325
milani,sandra r. 09-0357
milashki,stefan 09-0572
milejjkovskijj,b. ju. 05-0037
miles,r. s. 10-0444
milhaud,g. 05-0543
milhaud,guy e. 12-0528
milian-suazo,feliciano 11-0254
miljkovic,v. 02-0132 04-0101 04-0287 04-0288 06-0280
miljukene,v. v. 01-0235 01-0429 02-0414
mill,j. 05-0670
millan,monica a. 07-0067
millar,k. r. 03-0466 03-0467 05-0536 05-0537
miller,b. 10-0481
miller,b. g. 02-0229
miller,craig w. 10-0605
miller,e. l. 08-0261 08-0262
miller,j. 12-0433
miller,janice m. 04-0425
miller,judith 01-0430
miller,judy 08-0336
miller,lisa m. 11-0169
miller,r. b. 06-0251 11-0273
miller,r. d. 03-0222
miller,richard b. 02-0189
miller,robert v. 08-0381
miller,timothy k. 04-0566
millett,michael 12-0129
millhorn,david e. 02-0043
millichamp,nicholas j. 10-0518
milligan,p. j. m. 02-0480
milligan,shawn a. 03-0039
milton,james l. 02-0647 10-0646
milward,f. 12-0626
mims,c. a. 05-0454
minami,takeo 09-0651
minamishima,y. 10-0405
minamoto,nobuyuki 03-0311
minarik,p. 10-0561
minato,hajime 01-0386
minato,yoshio 04-0203
minetoma,toshimi 02-0459
ming-che 06-0415
mingazov,t. a. 04-0093
minguez,i. 08-0362
miniats,o. paul 11-0377
minina,l. a. 04-0551
minist. leichtindustrie 10-0203
minist. lfn 10-0202 10-0205 10-0205 10-0206 10-0207 10-0208 10-0209 10-0210 10-0212 10-0213 10-0203
ministerrat der ddr 10-0211
minjajjlenko,t. d. 08-0062 11-0034
mink,s. n. 03-0088
minocha,h. c. 02-0440
minoprio,p. 08-0407
minster,m. 07-0176
minton,j. e. 06-0230
mira,jean-claude 01-0044
miranda,a. o. 02-0420
mirangi,p. k. 04-0472
mirdita,lazar 08-0300
mirizzi,o. 09-0398 10-0598
mirkamalova,eh. g. 01-0199
mirle,ch. 03-0144 07-0473
mirle,p. 02-0644
mirljubowa,a. n. 12-0609
mironov,s. l. 08-0043
mironova,l. l. 06-0370
miroshnichenko,i. v. 07-0215
mirskaja,t. a. 03-0505 07-0503
misaidzu,yasuhito 09-0052
misdorp,w. 01-0654 03-0179
mishaeva,n. p. 09-0513
mishenko,a. i. 07-0133
mishin,v. 10-0563
mishra,b. k. 05-0103
mishurnova,n. v. 09-0599
miskiewicz,regina 12-0088
miskowiak,b. 02-0050
misra,j. k. 05-0546
misula,i. r. 10-0067
mitani,masamitsu 06-0187
mitchell,d. 11-0057
mitchell,g. 08-0053 11-0057 12-0488
mitchell,george b. b. 02-0350
mitchell,gordon s. 06-0045
mitchell,jeffrey 08-0161
mitchell,m. a. 03-0411
mitchell,m. d. 10-0070
mitchell,p. s. 11-0091
mitchell magee,d. 07-0192
mitema,e. s. 10-0544
mitema,eric s. 01-0619
mitenev,v. k. 07-0128 07-0129
mitina,r. l. 02-0180
mitomo,k. 01-0237
mitov,bojjko 09-0439
mitsumori,kunitoshi 08-0141
mitsuoka,tomotari 06-0372
mitsuyama,m. 03-0309
mitsuyama,masao 09-0379 12-0317
mittelhuber,ch. 06-0464

mitterer,th. 08-0602
mitterlehner,a. 09-0470
mitzner,wayne a. 11-0053
miura,hiroyuki 03-0015
miura,yasuo 06-0480 06-0481 08-0340
miyahara,kazuro 08-0506
miyake,takao 01-0282
miyake,yoh-ichi 08-0607
miyamoto,akio 06-0091
miyamoto,kenji 03-0040
miyamoto,syuji 09-0393
miyasaka,m. 03-0210
miyata,atsuro 10-0063
miyazato,shunkou 08-0340
miyoshi,t. 09-0378
mizoi,shigeru 12-0547
mizumo,noboru 04-0008
mizumura,kazue 01-0034
mizuochi,akira 02-0651
mizushima,s. 06-0493
mkhejan,l. d. 07-0224
mladkovskaja,t. b. 11-0037
mlynarczyk,a. 01-0363
mlynarczyk,andrzej 05-0356
mlynarczyk,g. 01-0363
mlynarczyk,grazyna 05-0356
moav,n. 04-0495
mochida,yumi 05-0383
mochly-rosen,daria 05-0225
mochmann,h. 01-0382
mock,d. 08-0103
modesti,andrea 10-0041
modjtahedi,nazanine 03-0383
moehrung,regina 01-0420
moeller,c. l. 07-0286
moeller,chr. 01-0415
moeller,h. 10-0098
moench,c. 06-0641
moennig,v. 01-0188 05-0434
moes,h. 01-0072 11-0558
moestl,e. 12-0056
moestl,karin 01-0438
mogi,kazushige 05-0173
mogilenko,a. f. 07-0452
mohajir,a. m. 08-0016
mohamed,f. h. a. 05-0021 05-0022 05-0023
mohammed,amira h. 09-0580
mohammed,o. b. 10-0475
mohanty,g. c. 09-0450
mohanty,s. b. 01-0436
mohler,forrest s. 12-0612
mohr,w. (hrsg.) 10-0350
mojjbenko,a. a. 08-0062
mojon,madeleine 12-0436
mol,h. 09-0669
mol,j. a. 01-0574
molan,peter c. 06-0015
molchanova,i. v. 05-0196
moldenhauer,r. 01-0572 04-0683
molenda,jerzy 01-0396
molenda,otylia 04-0030
molinari,e. 07-0014
molitor,t. w. 06-0458
molitor,thomas 02-0462
moller,peter c. 03-0022
mollison,n. 03-0514
molnar,olga 09-0567
molnar,s. 07-0188
molodinashvili,n. a. 06-0322
moloo,s. k. 09-0465 11-0442
molska,irena 09-0679
molyneux,russell j. 06-0582
momotani,e. 06-0179
momotani,eiichi 05-0496
monckton,r. p. 03-0296
mond,james j. 04-0238
mong,f. s. f. 08-0620
monga,d. p. 11-0412
monica,nicola la 02-0430
monin,thomas 07-0482
monnet-tschudi, florianne 12-0021
monoecchi,a. g. 12-0112
monrad,j. 11-0483
monreal,g. 05-0448 06-0460 10-0373 12-0415
monroe,william e. 11-0375
monroy,f. g. 11-0482
montag,t. 02-0485
montag,th. 06-0177
montagna,c. o. 09-0398 10-0598
montalvo-alvarez,ana m. 05-0476
montani,j.-p. 07-0046
montavon,p. m. 12-0637
monte,m. j. 03-0540
montenegro,m. a. 12-0652
montenegro-james,s. 03-0416
monteoliva,m. 08-0434 10-0466
montgomery,g. w. 04-0082
montgomery,ilene nowicki 12-0311
montgomery,m. e. 01-0612
montgomery,s. s. j. 03-0418 03-0418
montgomery,w. i. 03-0418
montpepit,c. 02-0440
moon,h. w. 05-0177
moon,harley w. 04-0502
moonan,valerie 05-0021
mooney,s. 06-0164
mooney,samantha c. 01-0164
moor,a. de 01-0668 08-0002
moor,r. m. 02-0111 03-0262
moore,barbara e. 01-0421
moore,e. 12-0478
moore,frances m. 04-0573 11-0511
moore,h. d. m. 11-0121
moore,jayma a. 05-0479
moore,michael p. 02-0643 06-0554
moore,n. w. 05-0074 10-0278
moore,t. c. 02-0222
moore 3,j. j. 07-0159
moores,jane c. 01-0419
moos,m. 01-0380
moosbeckhofer, rudolf 10-0117
mooser,s. b. 07-0564
moqbel,r. 02-0242
mor,anat 06-0105
morant,steven v. 04-0622 08-0552
moraru,i. 03-0209
moravec,frantisek 11-0145
moravek,ladislav 05-0360
morawa,f. 02-0147
morawitz,m. 07-0450
morck,douglas w. 11-0340
moreau,alln 02-0011
moreau,b. 08-0565
moreau,m. 04-0343
morehouse,l. g. 08-0346 09-0569
moreillon,philippe 07-0538
morein,b. 02-0195
moreira batatinha, maria jose 06-0581
morelec,m. j. 04-0457
morenkov,o. s. 02-0246 05-0216
moreno,rodrigo h. 06-0005
morere,g. 12-0421
moretain,j. p. 02-0624
morgan,d. o. 02-0410
morgan,k. l. 06-0484 09-0395
morgan,rhea v. 12-0507
morgan,s. 07-0475
morgan,sheryl j. 06-0155
morgenthum,r. 01-0273
mori,y. 06-0061 10-0160
mori,yoichi 12-0201
moriarty,k. m. 09-0057
moriello,karen a. 04-0540 09-0616
morikawa,yoshio 09-0020
morimoto,akio 02-0047 02-0048 02-0049 02-0053
morin,guylaine 08-0343 09-0229
morinan,a. 11-0457
morita,hironobu 10-0063
morita,michio 02-0447
moritomo,yasuo 03-0177 03-0449 06-0537 07-0157
moriya,kazuyuki 02-0081
moriyoshi,m. 12-0587
morley,r. s. 07-0234
morogova,v. m. 02-0446
moroz,a. f. 10-0152
moroz,a. g. 05-0227
moroz,b. v. 02-0489
morozov,g. b. 10-0060
morozova,e. n. 10-0591
morozova,t. m. 02-0180
morozumi,tetsuo 04-0348
morre,j. 12-0668
morrell,j. m. 06-0265
morrice,p. c. 07-0477 09-0524
morrill,j. l. 01-0198
morris,a. g. 05-0207
morris,b. a. 04-0220 12-0250
morris,c. a. 11-0258
morris,d. d. 02-0263
morris,d. l. 03-0541 09-0618
morris,david c. 04-0041
morris,debra deem 07-0528 10-0201
morris,j. b. 02-0076
morris,r. 09-0156
morris,roger 04-0300
morris,t. r. 04-0655
morrison,r. d. 11-0448
morrison,robert b. 08-0374
morrison,w. i. 02-0214 03-0205 04-0512
morscher,h. 05-0443
morse,c. c. 12-0117
morse,d. 08-0554
morse,stephen s. 03-0379
mortier-gabet, jacqueline 06-0162
mortiéman,lynnette 05-0538
mortola,jacopo p. 03-0057
morton,a. g. 11-0379
morton,d. j. 02-0615
morton,j. j. 07-0020
morton,mary e. 06-0188
morugin,a. k. 09-0391
mory,w. 03-0591 05-0678
morzaria,s. p. 09-0476
moscatelli,b. 09-0180
moseley,w. m. 05-0042
moser,brigitte 05-0262
moses,david l. 09-0301
mosienyane,m. 06-0625
moskalenko,e. p. 02-0250
moss,p. 02-0033
mossman,h. w. 06-0002 06-0007
mostafa,a. 12-0063
mostrom,m. s. 11-0598
mostrom,michelle 06-0662
mostrom,michelle s. 09-0266
motlik,j. 10-0265
mott,j. c. 08-0055

motta,m. 09-0084
mottart,e. 11-0603
mouahid,a. 01-0512
mouloua,l. 05-0478
mouloudi,s. 07-0364
mountford,a. p. 08-0437
mourot,d. 05-0653
mouton,d. 11-0235
moutou,f. 10-0570
mouwen,j. m. v. m. 12-0551
mowlem,alan 08-0606
moxley,r. a. 12-0389
moya,a. 07-0095
moyer,william 05-0680
mozgis,v. ja. 12-0360
mozhejjko,l. a. 11-0087
mrazova,l. 05-0637
mrden,m. 05-0271 08-0267
mrva,vlastimil 02-0478
mrvos,g. 04-0101 04-0287 04-0288
mseitif,l. m. 07-0345
mshana,robert n. 07-0198
mudarris,m. 10-0094
mudron,pavol 07-0205
mueller,a. 02-0515 04-0539 06-0703
mueller,b. 09-0347
mueller,e. 12-0141
mueller,elisabeth 01-0398 10-0348
mueller,f. 01-0099 12-0154
mueller,ferdinand 05-0409
mueller,frank j. 08-0584
mueller,g. 03-0207
mueller,g. y. 09-0576
mueller,h. 11-0276
mueller,h. e. 12-0315
mueller,h. p. 12-0314
mueller,helmut 04-0445
mueller,hermann 05-0432 12-0383
mueller,i. 02-0069 12-0589
mueller,karin 08-0330
mueller,kerstin-e. 05-0580
mueller,klaus-heinrich 05-0409
mueller,l. 01-0016
mueller,m. 06-0410 06-0414 07-0380 07-0431
mueller,manfred 12-0268
mueller,p. 02-0599 04-0545
mueller,r. klaus 10-0620
mueller,s. 05-0457 07-0148
mueller,w. 01-0167 01-0330 02-0364 02-0473 04-0334
mueller,w. a. 11-0436
mueller,wolfgang arnim 02-0488
mueller-hermelink, hans-konrad 09-0223
mueller-lantzsch,n. 02-0454
mueller-ruchholtz 02-0240
mueller-schloesser,f. 02-0129
mueller-schweinitzer, else 06-0622
muenster,e. 10-0670
muenster,michael 09-0527
muenster,w. 07-0002
muff,a. 04-0183
muffly,karl e. 03-0105
muir,h. 11-0212
muir,william w. 08-0574
muiswinkel,w. b. van 05-0110
mukaeva,kh. a. 04-0488
mukai,hidehito 01-0037
mukhamed"jarova,n. l. 01-0199
mukhamedshina,a. 10-0563
mukhophyay,p. 01-0546
mukku,v. r. 06-0051
mukkur,t. k. s. 06-0325
mulato,c. 08-0478
mulei,c. m. 10-0197 12-0196
mulholland,joy 04-0023
mullaney,t. 09-0194
mullaney,thomas p. 07-0466
mulley,r. c. 05-0074
mulligan,thomas w. 03-0571
mumford,j. a. 01-0431
muminovic,m. 07-0027
mumme,j. 12-0301
munday,b. l. 11-0437
mundt,h. c. 10-0599
mundt,h.-c. 01-0497
munro,a. j. 03-0208
munro,c. d. 08-0404
munro,r. k. 05-0293
muntau,h. 02-0519
murai,takashi 01-0097
murakami,naotoshi 02-0047 02-0048
murakami,naotoshi 02-0049 02-0053
murashev,a. n. 10-0040
murata,atsushi 07-0063
murata,koichi 02-0487
murayama,satoru 04-0216
murayama,shinji 02-0081 04-0045
murisier,n. 10-0030
muro,hiroyuki 11-0227
murphy,b. d. 08-0077
murphy,brian r. 08-0173
murphy,christopher j. 10-0640
murphy,g. m. 05-0519
murphy,richard a. 03-0079
murphy jun.,martin j. 03-0232
murray,m. 07-0420
murray,michael j. 03-0580 10-0496
murray,paul a. 11-0068
murray,r. d. 02-0335
murray,r. g. e. 10-0336
murrey,michael j. 02-0566
murtaugh,r. j. 05-0554 08-0202
musah,a. i. 08-0571
muss,c. 11-0469
musselius,v. a. 04-0109 12-0080
mutafchieva,rumjana 12-0617
mutani,a. 10-0484
mutayoba,b. m. 03-0100 09-0466
mutch,ken-ichiro 02-0004
mutevelic,a. 03-0252
muto,makoto 09-0651
mutoh,atsushi 02-0630
mutoh,k. 07-0004
mutsuda,gordon g. 12-0500
mutugi,j. j. 03-0396 06-0511 10-0441
muwalla,m. m. 10-0434
muylem,van 01-0353
muzychin,s. l. 03-0354 03-0372 07-0499
myer,c. wendy 07-0177
myers,a. m. 08-0309
myers,m. s. 01-0134
myers,r. k. 09-0543
myourtee,d. m. 02-0534
mysjakin,e. b. 02-0355 05-0345
myszkowski,leszek 07-0117
mOir,c. e. 02-0018
naai,david 09-0220
nabatchikova,n. a. 09-0040
nachbaur,k. 05-0153
nachreiner,r. f. 01-0292 02-0059 12-0228
nacke,ruth-marie 05-0412
nadeau,m. 09-0377 11-0551
nadeau,reginald 03-0055
nadeau,s. 11-0510
nader,a. 05-0400
nadler,steven a. 11-0441
nadolinnaja,i. g. 10-0591
naessens,j. 05-0212
nafady,a. a. 07-0396
nafornita,m. 09-0325 11-0291
nagaeva,l. p. 10-0360
nagahara,satoshi 03-0136
nagahata,h. 04-0254
nagahata,hajime 01-0150 01-0607
nagai,t. 10-0272
nagano,hideki 04-0441
naganuma,akira 02-0537
nagar,r. 02-0445
nagashjan,e. z. 04-0605
nagel,e. 10-0513
nagel,h. 02-0575
nagel,marie-louise 03-0484 03-0584
nagi,abdelbagi m. 12-0176
nagibina,t. v. 06-0019
nagies,p. 11-0252
nagieva,f. g. 11-0202
nagorna-stasiak, barbara 02-0044 07-0037
nagornev,v. a. 01-0151
nagy,b. 03-0336
nagy,jozef 07-0619
nagy,z. 02-0322
nahari,n. 09-0332 11-0519
nahodilova,v. 02-0666
naithani,sangeeta 10-0364
naito,zoshihisa 04-0548
najdenski,h. m. 08-0168
nakagaki,kazuhide 03-0447 08-0466
nakai,hiroyasu 12-0653
nakai,masaaki 06-0008
nakai,masahiro 11-0452
nakai,toyotsugu 05-0403
nakai,yutaka 06-0503 08-0411
nakajima,h. 07-0358
nakajima,hiromi 08-0136 09-0203
nakajima,seigo 03-0014
nakamori,tomoki 02-0047 02-0048
nakamura,d. 09-0256
nakamura,k. 02-0417 07-0508
nakamura,kazunori 11-0541
nakamura,masato 09-0052
nakamura,masayuki 07-0318
nakamura,t. 03-0406 04-0442
nakamura,takashi 06-0502 09-0364
nakanishi,akio 07-0063
nakanishi,setsuko 07-0390
nakanishi,t. 04-0115
nakanishi,yuh h. 08-0019
nakanishi,yuki 01-0097
nakano,t. 02-0652
nakano,y. 06-0209
nakao,t. 12-0587
nakao,toshihiko 04-0278
nakashima,hiroshi 06-0352
nakayama,hiroyuki 05-0272
nakazato,yoshikazu 01-0024
nakhmanson,v. m. 04-0424
nakhoul,nazih l. 10-0035 10-0036
nakonechnaja,m. g. 07-0116
naletov,n. i. 07-0346
nalivajjko,e. d. 08-0043
namikawa,kazuhiko 04-0510 10-0435 10-0436 11-0439
nanda,a. s. 02-0305 09-0288
nannini,d. 08-0351
nansen,p. 12-0461
nardella,f. a. 05-0168
narsapur,v. s. 06-0523
nash,a. s. 02-0392
nasheuer,heinz-peter 09-0042
nasirova,a. m. 12-0047
nasisse,mark p. 10-0635 10-0636

nasonov,i. v. 06-0611
nasonova,t. a. 01-0210
nastichkin,i. a. 06-0172
nastojashhaja,n. n. 08-0178
natadze,t. g. 02-0179
nath,k. 06-0128
natzke,r. p. 08-0554
natzke,roger p. 08-0552
nauciel,c. 04-0231
nauciel,charles 04-0330
nautrup,c. poulsen 01-0004
nava,g. a. 09-0617
navashin,p. s. 09-0583
navetat,h. 12-0299 12-0543
nawa,y. 03-0441 10-0405
nawrath,h. 03-0084
naydenova,zlatina 03-0017
nazarov,a. d. 09-0583
nazarov,v. g. 09-0631
nazarova,o. i. 04-0635
neascu,constantin 03-0063
neaves,p. 06-0345
nebbia,c. 10-0532
nebel,r. l. 12-0222
nechitajjlo,ju. d. 05-0149
nechvatal,miroslav 10-0638
nedelchev,nedelcho kirov 05-0518
neer,t. mark 07-0416 10-0525 10-0576
neering,i. r. 02-0597
nefedov,p. v. 11-0319
negi,b. s. 02-0466
negro,m. 07-0155
negro,mauro 11-0166
negus,s. 04-0531
nehring,h. 01-0087
neibergs,h. l. 09-0312
neill,s. d. 03-0320 09-0405 10-0338
nekhoroshkova,z. m. 07-0215
nekrasov,a. a. 08-0233
neldon,h. l. 10-0058
nelson,d. r. 06-0231
nelson,d. s. 08-0177
nelson,dale r. 03-0476
nelson,j. stewart 10-0668
nelson,ken 07-0145
nelson,m. 08-0177
nelson,r. t. 11-0442
nelson,r. w. 10-0143
nelson,richard w. 05-0250
nelson,robin k. 09-0635
nemanic,ankica 04-0325
nemceva,m. v. 08-0159
nemecek,l. 04-0681
nemecek,ladislav 10-0638
nemeth,f. 02-0640 11-0619
nemeth,i. 07-0409
nenkov,milko 09-0674 12-0662
nepoklonov,e. a. 12-0377
nersesjan,a. k. 12-0345
nes,j. j. van 08-0137 08-0619
nesbitt,j. g. 01-0559
nesic,dragica 04-0392
ness,j. j. van 08-0486
nesterchuk,s. l. 12-0187
nesterenko,v. g. 11-0233 11-0234
nesterov,i. a. 09-0590
nesterov,v. a. 09-0290
nestor,k. e. 04-0565
netsrov,i. a. 10-0319
nett,t. m. 06-0060 06-0632
nettleton,peter 04-0454
neu,h. 01-0590
neudegger,j. 06-0658
neukirch,m. 08-0106 12-0141
neumann,u. 09-0634
neumann,w. 01-0165 02-0316 02-0547 08-0598 12-0519
neumann,willy 03-0001
nevjestic,a. 01-0423
newby,t. j. 03-0437
newell,d. g. 12-0325
newman,b. j. 05-0415
newman,r. d. 10-0530
newnham,j. p. 02-0334
newson,j. 05-0212
newson,r. m. 09-0625
newstead,r. 02-0335
newton,alexandra c. 05-0231
newton,c. m. 12-0325
newton,g. r. 12-0242
newton,g.r. 11-0098
newton,gary r. 01-0201
neyfakh,alexander a. 01-0063
nezhdanov,a. g. 06-0253
nezirovic,n. 02-0067 09-0045
ng,j. c. 11-0019
ng,l.-k. 12-0151
ng,p. l. k. 02-0422
nguhiu-mwanei, james 06-0683
nguyen,b.-l. 02-0052
nguyen,p. 12-0502
nguyen-ba-vy 08-0365
nibbering,p. h. 01-0226
nichelmann,m. 09-0058 09-0341 09-0344
nicholls,t. j. 06-0254
nicholson,h. d. 11-0114
nicholson,s. s. 10-0416
nick,s. 02-0453
nickel,r. 10-0001
nickel,s. 06-0316
nickerson,s. c. 01-0618 02-0579 05-0593
nicklas,werner 07-0196
nicol,s. 03-0081
nicolacopoulos,c. 11-0189
nicoletti,paul 01-0378 01-0379
nicpon,jozef 02-0029
nie,c. j. van 11-0167
niederwieser,d. 03-0199
niedzielski,jerzy 11-0162
niehaus,beate 06-0538
nielsen,a. m. 11-0059
nielsen,i. l. 12-0623
nielsen,k. 10-0332 11-0360
nielsen,k. h. 06-0359
nielsen,n. o. 05-0444
nielsen,s. w. 10-0481
nielson,d. 08-0521
niemand,s. 05-0561
niemann,c. 07-0229 11-0245
niemann,h. 05-0289 08-0244 11-0307 12-0254
niemann,heiner 11-0308
niemann,l. 06-0413
niemczuk,wiktor 12-0103
niemialtowski,m. 09-0577
nienaber,john a. 05-0026
niepage,h. 06-0148 08-0196
niepage,helmut 09-0261
niewold,th. a. 08-0036
niezgoda,jozef 11-0055
niimura,m. 04-0537
nikiforov,l. i. 07-0413 07-0414
nikinmaa,mikko 06-0123
nikitin,a. v. 10-0595
nikitin,d. i. 05-0170
nikol"skijj,i. s. 02-0239 05-0219
nikolaenko,g. v. 07-0305
nikolaenko,v. 03-0538
nikolaev,p. 01-0144
nikolaeva,i. s. 04-0247
nikolov,ivan 06-0270
nikolov,nikola 02-0622
nikolov,nikola d. 01-0496
nikonova,m. f. 02-0205
nikov,p. s. 01-0693
nikova,dijana 09-0334
nikulin,ju. t. 09-0508
nilsson,christina 10-0383
nilsson,o. 07-0429
ninomiya,ishio 03-0052
ninow,n. 04-0637
nishi,michiko 04-0578
nishida,koichiro 08-0131
nishida,s. 09-0247
nishida,t. 12-0006
nishida,takao 09-0005
nishida,yasuhiro 10-0063
nishikawa,kazuo 04-0412
nishikawa,shinji 03-0019
nishikido,noriko 02-0537
nishimura,kazuko 11-0416
nishimura,m. 03-0096
nishimura,teiichi 09-0138
nishiyama,hisayoshi 09-0009
niskanen,rauni 09-0287
nisonoff,a. 12-0422
niswender,g. d. 03-0097 11-0097
nitta,masahiko 02-0656
niwa,k. 06-0088
nixon,alan j. 12-0636 12-0644
nixon,p. 06-0400 10-0400
niyo,yosiya 10-0142
njau,b. c. 10-0484
noack,k. 11-0184
noakes,d. e. 06-0265 09-0076 10-0262
noakes,david 01-0280
noakes,david l. g. 04-0159
noble,a. r. 05-0020
noble,r. c. 01-0323
nockels,c. f. 03-0225
noda,hiroshi 01-0150 01-0607
noda,m. 06-0437
noechel,ralf 06-0639
noeckler,a. 01-0417 03-0330
noel,elisabeth j. 10-0399
noelke,jutta 05-0635
noesel,carel van 06-0202
noetzold,h. 02-0667
noeva,k. 12-0350
nogami,takayasu 05-0483
nogina,s. p. 02-0002
nogueira,j. m. 08-0395
nojima,h. 12-0467
nolan,thomas j. 08-0453
nolan,timothy j. 10-0357
nollstadt,karl h. 06-0504
nolte,i. 01-0242 05-0542 07-0229 11-0245 11-0517
noltie,douglas b. 07-0126
nomura,koichi 04-0578 07-0264 07-0265
nomura,yasuo 03-0173
nonnecke,b. j. 09-0577
nonnecke,b.j. 05-0599
noordhuizen-strassen ,e. n. 08-0536
noordwijk,arie j. van 05-0657
noordwijk,jacobus van 05-0657
noorman,n. 08-0431
norcross,neil l. 09-0580
nordin,m. m. 06-0584
nordlander,m. 07-0068
nordstoga,k. 12-0116
norec,t. a. 12-0190
noriello,karen a. 08-0399
norjavaara,e. 04-0092
norman,w. 04-0686
norman,w. m. 04-0684
norman,wendym 07-0573

noroncova,p. 04-0285
norpoth,a. 12-0211
norrdin,r. w. 09-0210
norris,steven a. 12-0137
northway,robert b. 05-0677
norton,j. h. 11-0347
nosik,n. n. 08-0179
nosjean,anne 01-0040
nossack,a. 02-0381
nossal,g. j. v. 08-0176
nostitz,d. 04-0428
nostiz,d. 11-0395
notermans,serve 05-0359
nottenbohm,fernando 09-0021
noues,j. f. m. 09-0621
nouws,j. f. m. 12-0620
nouws,j. f. m. 03-0555 03-0556 03-0557 05-0110 07-0524 09-0623 10-0671
novak,ivan 04-0612
novak,michal 02-0245
novak,pavel 10-0292
novikov,v. i. 11-0232
nowak,m. 09-0658
nowak,zdzislaw 11-0156 11-0157
nowakowski,zygmunt 05-0509
nowlan,p. f. 09-0380
nowottnick,klaus 07-0152
nugmanova,d. s. 12-0180
nugmanova,zh. s. 12-0180
nuhn,peter 11-0591
nukina,masafumi 05-0383
numakunai,shigeru 12-0118 12-0362
numata,masahiro 01-0688
nunamaker,david n. 10-0653
nunez-duran,harol 04-0255
nunoya,t. 07-0509 10-0342
nunoya,tetsuo 08-0386
nusbaum,k. e. 02-0434
nuss,k. 05-0685 08-0594
nussenblatt,robert b. 01-0233
nuti-sobrinho,a. 05-0127
nuytten,j. 01-0358 09-0530
nwajei,b. n. c. 10-0378
nwosuh,e. n. 06-0353
nwude,nwako 08-0519
nyberg,j.-a. 12-0212
nyindo,m. 10-0484
nyland,thomas g. 07-0172
nyman,goerel 03-0563
nyska,a. 02-0010 08-0396
o'brien,j. j. 09-0405
o"banion,kerry m. 03-0178
o"banion,m. kerry 01-0480
o"boyle,d. 03-0511 11-0181 11-0350
o"brien,j. a. 03-0121
o"brien,j. j. 03-0320
o"brien,kevin 06-0333
o"brien,p. j. 02-0071
o"brien,s. 03-0380
o"brien,s. j. 10-0235
o"brien,timothy r. 03-0593 07-0592
o"callaghan,d. (hrsg.) 01-0075
o"callaghan,david 04-0331
o"callaghan,m. g. 12-0478
o"connell,elaine 03-0415 06-0505
o"donoghue,p. j. 08-0413
o"farrell,valerie 07-0154
o"hara-ireri,h. b. 09-0466
o"hehir,r. e. 12-0168
o"kelly,j. c. 09-0480
o"loan,colette j. 07-0367
o"meara,niall 03-0085
o"neill,j. g. 04-0150
o"shaughnessy,p. j. 11-0093
o"shea,j. d. 06-0056
oakley,g. a. 10-0454
ob""edkov,g. a. 09-0591
obara,tomio 06-0564
oberst,r. d. 01-0442
obert,g. 06-0429
obiamiwe,b. a. 11-0484
obiekezie,a. i. 01-0108 06-0117 10-0098
obinata,akiko 11-0030
oboegulem,s. i. 01-0451
obr,thomas 01-0103
obwolo,m. j. 08-0512
ochanda,h. 10-0441
ochiai,kenji 02-0247
ocholi,r. a. 10-0389
odagiri,yoshiharu 09-0592
odawara,terukazu 08-0323
odden,erling 02-0565
odell,w. d. 10-0078
odening,k. 09-0144
odermatt,bernhard 11-0236
odlander,bjoern 04-0047
oechtering,h. 01-0505
oedegaard,stig a. 03-0521
oehme,frederick w. 09-0549
oehme,g. 07-0384
oesteraas,o. 06-0612 08-0545 12-0265
oesterle,p. 11-0404
oesterreich,dorothee 06-0266
oestrass,o. 12-0266
oetjen,juergen 01-0650
oettle,e. e. 06-0644
oeveraas,john 04-0613
oezpinar,a. 07-0026
oezpinar,h. 03-0257 07-0026 07-0267
offensperger,silke 06-0440
offensperger,wolf-bernhard 06-0440
oganesjan,r. g. 02-0078
oganesjan,s. g. 09-0546
ogawa,kazuo 05-0114 05-0115 09-0146
ogawa,s. 05-0081
ogawa,yoshitaka 06-0340
ogden,lanell 12-0527
ogilvie,bregory k. 09-0419
ogilvie,g. k. 10-0365
ogilvie,gregory k. 03-0178 05-0630
ogimoto,keiji 06-0503 08-0411
oguma,keiji 04-0216
ogunrinade,a. f. 05-0490
ogura,toshiko 07-0443
ohara,eiji 08-0411
ohashi,t. 10-0405
ohbayashi,masashi 01-0515 08-0446
ohgi,tsutomu 09-0289
ohgoda,o. 06-0088
ohishi,isamu 03-0447
ohishi,iwao 06-0371
ohmae,kenichi 07-0356
ohno,y. 02-0371
ohshima,kan-ichi 07-0326 12-0362
ohshima,y. 09-0370 11-0182
ohshima,yukio 11-0349
ohta,hiroak 11-0386
ohtaka,hitoshi 04-0069 06-0005
ohtomo,toshichika 09-0214 12-0142
ohtsuki,y. 09-0202
ohwa,yasuo 08-0612
ohya,tatsuo 07-0342 11-0186 11-0366
oie,masayasu 02-0467
oikawa,masa-aki 04-0538
oikawa,taneaki 04-0228
oirschot,j. t. van 01-0474 09-0445
ojjsbojjt,m. i. 01-0123
ojjvadis,r. n. 07-0094
oka,yoshihiko 05-0493
okabe,kohj 05-0036
okabe,tatsuji 11-0388
okada,fumio 03-0293
okada,kosuke 12-0362
okada,m. 02-0455
okada,masako 12-0201
okada,toshiya 09-0020
okada,yikio 12-0496
okaeme,a. n. 01-0108 06-0117 11-0496
okafor,f. c. 08-0432 08-0433
okamoto,m 03-0051
okamoto,munehiro 10-0456
okamoto,nobuaki 03-0136 03-0137
okamoto,yoshiharu 02-0176 04-0199
okano,akira 09-0310
okazaki,hizuru 03-0465
okazaki,k. 02-0455
okazaki,katsuichiro 08-0368
okazaki,katsunori 02-0459
okerman,f. 01-0344 02-0472 04-0349
okerman,l. 01-0344
okermann,l. 01-0357
oki,yoshio 12-0193
okimoto,k. 09-0199
okimoto,yoshihiro 11-0030
okladnikov,n. i. 04-0314 11-0321
okolo,m. i. o. 01-0451
okoroafor,e. 02-0376
okoye,j. o. a. 10-0417
okrasa,s. 09-0085
oku,yuzaburo 04-0514 10-0456
okubo,shuichi 03-0057
okuda,k. 05-0308 07-0071
okulicz,william c. 03-0105
okuma,hiroki 10-0480
ol"shevskaja,o. d. 06-0298
olaechea,f. 08-0449
olah,janos 05-0130
olalde quintanar,j. 05-0485
olander,harvey j. 04-0197
olbrich,sylvia 03-0451
olcott,b. m. 10-0416
oldewage,w. h. 05-0120
oldham,c. m. 09-0047 09-0077 09-0323 11-0108
oldruitenborgh-oosterbaan,m. m. sloet van 07-0439
olivares,i. 01-0458
oliveira,laerte 03-0459
oliver,j. e. 08-0514
oliver,r. a. 11-0096
oliver,r. e. 04-0447
oliver,s. p. 10-0565
oliveriusova,jana 07-0625
olivier,kirsten 07-0289
olivry,thierry 05-0559
olley,p. m. 09-0051
olliver,cl. 11-0372
ollivier,l. 09-0121
olofsson,j. 04-0092
olofsson,jan 06-0255
olsa,tomas 12-0055
olschewski,carla 04-0279
olsen,i. 11-0212
olson,gerald a. 02-0594
olson,l. e. 02-0060
olson,n. c. 01-0354
olson,r. d. 05-0644
olson,w. a. 12-0044
olsson,sven-ove 05-0594
olszewska,ewa 06-0696
omata,yoshimiito 10-0376
omeke,benjamin c. o. 10-0455
omel"chenko,l. i. 01-0577
omer,o. h. 10-0545
omran,s. n. 05-0309 06-0294
onda,chikage 03-0363
onderscheka,k. 05-0485

ondrasovic,m. 10-0296
ondrasovicova,o. 10-0296
onishi,akira 09-0477
ono,katsuhiko 02-0436
ono,ken-ichiro 05-0148
ono,kenichiro 07-0024
onodera,takashi 03-0364
onuma,misao 02-0461 08-0323 09-0394
onyango,c. m. 05-0592
ooi,hong kean 01-0515
ooijen,c. j. p. g. 04-0493
ooms,l. a. a. 10-0401
oonuma,yutaka 12-0547
oordt,b. e. p. van 12-0456
oosterhuis,j. 05-0444
oosterlaken,t. a. m. 08-0380
oosterwoud,r. a. 10-0586
oostveen,jo a. 04-0598
opdebeeck,j. p. 03-0511
opdenbosch,e. van 06-0407 10-0401
opel,uta 04-0506
opferkuch,wolfgang 11-0335
opperdoes,fred r. 02-0479
opuszynska,wanda 07-0117
opuszynski,karol. 07-0117
opute,f. i. 06-0517
ord,muriel j. 12-0524
ordonez,l. castanon 12-0466
orellana,manuel a. 05-0481
orjabinskaja,l. b. 01-0184
orlicky,jozef 03-0064
orlicz-welcz,barbara 05-0188
orljankin,b. g. 06-0459 10-0623
orlov,r. s. 08-0027
orlova,t. g. 10-0190
orogun,m. o. 11-0484
orr,marjorie b. 03-0478
orsag,a. 06-0679 06-0682 06-0684
orsini,james a. 03-0576 07-0164 08-0128 08-0561 10-0653
orsini,paul g. 07-0164
orstead,k. michael 09-0272
ortavant,r. 11-0267
orth,joanne m. 03-0118
orthel,f. 02-0429
orthel,f. w. 09-0468 11-0429
ortiz,vianney 11-0556
ortolano,g. a. 12-0060
oruwari,b. m. 10-0077
orzuev,m. i. 08-0275
osame,satoshi 02-0598 07-0390 11-0503
osawa,t. 01-0231
osborn,carl a. 01-0245
osborne,carl a. 07-0469 11-0527
osborne,m. l. 01-0206
osburn,b. i. 04-0446
oschika,erwin 11-0286
ose,e. e. 09-0609
oseko,norihisa 09-0139 09-0140
oshima,kanichi 12-0118
oshima,toshiteru 03-0232
osinga,a. 09-0432
osmand,alexander p. 08-0369
osorio,f. a. 01-0471
ospenkov,a. e. 06-0308
osteen,kevin g. 09-0026
osterhaus,a. 07-0368
osterhaus,a. d. m. e. 10-0570
ostertag,h.-u. 06-0615
ostertag,wolfram 01-0418
ostromecki,jacek 04-0063
ostrovskaja,l. p. 08-0324
ostrowski,j. e. b. 08-0230
ostry,vladimir 02-0668
osuagwuh,a. i. a. 05-0590
osuchowska,ewa 09-0673
osuna,antonio 03-0395
otaki,y. 07-0509
otaki,yosaburo 08-0386 11-0406
otani,hajime 01-0687
otero,andres 06-0717
otev,p. 09-0453
otha,hiroaki 03-0381
otsuka,jun-ichi 09-0005
otsuki,k. 04-0442
otta,j. 07-0448
ottaviani,fabrizio 03-0078
ottesen,eric a. 10-0458
ottinger,michael e. 01-0385
otto,b. 08-0483
otto,werner 06-0707
ouaissi,m. a. 10-0437
oudemans,g. 09-0490
oudenaarden,c. p. j. 10-0271
oui,e. 06-0130
oukessou,m. 01-0649
outteridge,p. m. 05-0506 08-0197 11-0474
overath,peter 04-0492
overbaugh,julie 03-0347
overend,d. j. 08-0469
overmeer,j. l. r. m. 04-0611
overstreet,r. m. 04-0154 05-0132 09-0125
ovsjannikova,ju. p. 11-0576
ovtcharov,r. 11-0039
owen,i. l. 10-0478
owen,j. b. (hrsg.) 08-0100
owen,l. j. 01-0465
owen,m. j. 06-0195
owen,rh. ap. 11-0445
owens,w. e. 02-0368 09-0371
owhashi,m. 11-0444
owman,ch. 03-0539 09-0030
oyedipe,e. o. 04-0099
oyejide,a. 08-0331
oyetayo,a. s. 06-0115
ozal,yukio 06-0492
ozawa,hirosaki 05-0483
ozawa,shinobu 09-0680
ozrina,r. d. 12-0077
ozutsumi,kyohei 09-0680
paar,g. 09-0346
pabst,k. 03-0275
pabst,r. 02-0227
pacala,n. 09-0325
pacala,s. w. 03-0389
pacha,r. e. 04-0376
paczoska-eliasiewicz, helena 05-0622
padeanu,i. 08-0236
padgett,g. a. 12-0126
padhye,a.vind 08-0392
padrid,philip 06-0553
padron,m. 06-0327
paeffgen,dorothee 12-0442
paegelow,inge 11-0208
paez,eduardo 03-0382
page,r. d. 07-0260
page,rodney l. 08-0133
pahlavani,mohammad a. 05-0181
pahrvanov,pahrvan 03-0522
pahrvanov,pahrvan m. 05-0595
painter,c. l. 08-0091
pakandl,m. 01-0495
pakzad,rahim 08-0041 11-0124 12-0035
pal,b. 02-0304
pal,n. 02-0304
pal"cyn,a. a. 11-0565
palacios,j. m. 09-0586
palacios-fontcuberta, m. a. 03-0134
palatini,m. 10-0583
palaz,jean-patrick 04-0697
palec,stanislaw 07-0238
paleczny,edward j. 05-0093
palejj,e. l. 01-0062
palenzona,d. l. 04-0113
palfi,v. 03-0138
palic,d. 03-0596 04-0392
palic,t. 09-0629
palit,a. 10-0346
pallesen,ulrike 04-0421
palmer, j. e. 02-0603
palmer,ivan s. 03-0479
palmer,j. e. 06-0380
palmer,m. f. 01-0393 07-0200
palmer,w. m. 09-0079
palo,p. e. 06-0610
paly,j. 02-0092
panangala,v. s. 05-0374
panasiak,wieslaw 08-0171
panciera,roger j. 08-0426
panda,b. b. 02-0118
pande,r. k. 09-0152
pande,s. k. 09-0152
pandeli,niko 10-0334
pandey,k. 09-0158
pandey,r. 04-0411
pandian,a. m. c. 07-0086
pandit,r. k. 12-0223
panfili,enrico 11-0193
pangawkar,g. r. 06-0094
pangui,l. j. 04-0519 10-0487
pani,p. k. 10-0364
panigrahi,p. 01-0436
panina,g. k. 07-0132
panjevic,d. 07-0321
panjushkin,s. n. 04-0108
pankov,e. ja. 11-0042
pankow,d. 07-0484
pannwitz,s. 03-0346
panoski,s. 08-0544
panter,k. e. 08-0521
panzica,g. c. 07-0081
paolella,m. c. 02-0212
papadimitrion,j.m. 11-0440
papadimitriou,j. m. 09-0463
papadopoulos,v. 05-0079
papas,takis s. 06-0420
papay,z. 08-0120 08-0121 08-0123
paperna,i. 05-0102
papierok,g. 12-0335
papis,krzysztof 07-0288
papisov,m. i. 10-0578
papkoff,h. 09-0102
papkova,a. m. 07-0313
pappas,nikolaos 10-0113
pappenheimer,j. r. 07-0016
pappo,j. 06-0190
paquignon,m. 11-0123
parada,r. 12-0263
paraf,a. 01-0204
paranchych,william 04-0212
parantainen,j. 01-0609
paratainen,j. 01-0608
parchinskijj,o. ch. 12-0361
pardue,s. l. 01-0054
pare,peter d. 01-0057
parent,l. 10-0049
parfenov,i. s. 06-0334
parfenova,m. a. 02-0020
pariat,c. 02-0629
parina,o. v. 12-0077
parisi,g. 06-0203
park,eunkyue 06-0205
park,richard d. 07-0171 10-0660
parker,a. j. 05-0555
parker,c. f. 06-0632

parker,charles f. 02-0374
parker,g. r. 03-0290
parker,george a. 02-0566 03-0580 10-0496
parker,jill e. 01-0673 12-0639
parker,joe l. 12-0150
parker,john c. (hrsg.) 11-0239
parker,richard e. 01-0579 03-0043 11-0051
parkhomenko,ju. g. 04-0208
parkhouse,r. m. e. 03-0419
parkington,h. c. 02-0110
parkington,helena c. 02-0289
parkins,j. j.. 06-0532
parkinson,d. 10-0352
parkkinen,s. 07-0402
parland,william k. 03-0148
parmanov,m. p. 06-0488
parmar,devendra 02-0628
parmely,michael j. 10-0154
parr,earl l. '06-0207 07-0222
parr,margaret b. 06-0207 07-0222
parr jun.,thomas r. 11-0348
parrish,j. j. 09-0606 12-0241
parrott,r. f. 01-0080
parry,b. w. 10-0520
parry,d. m. 07-0081
parry,mennifer m. 05-0336
parry,n. r. 09-0414
parshina,o. v. 08-0179
parsons,k. r. 09-0257
parsons,keith r. 04-0620
partida,p. garcia 08-0493
partridge,l. r. 03-0022
parvanta,m. f. 03-0325
parvizi,n. 08-0058
pascall,j. c. 05-0063
pascalon,annette 02-0303
pasco,l. 04-0134
pascoe,john r. 03-0579
pascoe,r. r. 11-0367
pashen,robert 06-0275
pashkovskaja,i. s. 03-0034
pashneva,g. e. 02-0194
pashov,dimitahr 03-0554 05-0351
pashov,dimitahr 12-0298
pasic,s. 09-0397
pasic-juhas,eva 02-0067 09-0045
paskov,v. d. 09-0620 10-0610 11-0088
pasqualini,j. r. 01-0064
pasquier,p. du 02-0470
passille,a.-m. b. de 11-0101
pastoret,p.-p. 02-0406 04-0458 12-0404
pastorova,v. a. 05-0232
pastrana,r. 08-0030
patel,jagdish 09-0603
paternain,j. l. 06-0579
paterson,a. m. 06-0063
patet,j. 07-0399
patnaik,a. k. 01-0161 06-0164
paton,d. j. 12-0391
paton,m. w. 11-0355 11-0580
patrikova,i. 08-0165
patten,b. e. 02-0380
patten,v. h. 05-0469 06-0247 06-0637
patterson,d. f. 12-0123
patterson,j. s. 12-0630
patterson-buckendahl, patricia 08-0029
patteson,mark 07-0227
pattison,i. h. 12-0419
pattison,mark 08-0256
patton,c. s. 10-0652
pauchard,michele 05-0314
paufler,s. 06-0083
paul,allan j. 11-0485
paul,b. 06-0460
paul,g. 12-0415
paul,p. s. 06-0450
paul,u. 02-0276
paulik,stefan 06-0540 07-0207 10-0170
paulikova,iveta 06-0540 10-0170
pauly,josef urban 05-0217
paunksnene,m. v. 08-0005
pause,barbara 11-0517
pautov,ju. n. 01-0388
pavel,g. 05-0294
pavic,s. 04-0132
pavlasek,ivan 12-0445 12-0544
pavlik,l. 09-0525
pavloff,n. 08-0185
pavlok,a. 10-0265
pavlov,atanas 04-0364 12-0319
pavlov,s. d. 05-0621
pavlova,r. p. 05-0621
pavlova,t. n. 06-0351
pavlovic,i. 10-0482 10-0483 10-0488 19-0485
pavlovic,m. 03-0258
pavlow,vladimir 01-0604
pavon,maira 05-0589
pax,r. a. 01-0527
payne,l. n. 12-0057
payne,lindon g. 01-0437
payne,r. c. 12-0432
payton,charles 03-0387
paz cabello,p. de 04-0035 06-0001
pchelkin,a. p. 04-0390
pchelkina,a. a. 04-0390
pearce,d. t. 09-0077 11-0108
pearce,g. p. 06-0063 09-0047
pearson,a. b. 08-0497
pearson,erwin g. 10-0492
pearson,g. r. 09-0355 11-0331 12-0120
pearson,harold 07-0583
peavy,george m. 10-0668
pecherkina,s. a. 09-0213
pechhacker,h. 06-0141 08-0122
pechman,r. d. 03-0598
pedrazzini,th. 03-0398
pedrotti,p. w. 07-0424
peeler,james t. 06-0348
peeters,j. e. 01-0345 02-0472 03-0407 09-0363
pegg,d. e. 08-0012
pehlemann,k. 01-0582 09-0688
peiffer,robert l. 10-0635
peiffer jun.,robert l. 10-0636
pein,claudia 11-0433
peip,d. 06-0615 10-0566
peixoto,p. v. 01-0163
pejsak,z. 05-0439
pejsak,zygmunt 01-0321 05-0377
pejse,mirko 03-0414
pejsova,vlasta 03-0414
pekelder,j. j. 05-0608 08-0431
peker,jacqueline 03-0533
pekkanen,t. j. 01-0243
pelagalli,g. v. 08-0060
pelegrini,m. 08-0014
pellegrini,a. 09-0111
pellerin,j. . 01-0615 05-0662
pelletier,g. 09-0056 11-0025 11-0047
pelletier,helene 04-0204
pelletier,j. 03-0109 06-0077 09-0046 11-0267
pelt,carolyn s. van 04-0474
pelt,r. w. van 05-0151
pena-egido,m. j. 05-0649
peneva-todorova, radka 09-0540
peng,hsien-ming 02-0202
peng,y.-s. 04-0170
penhale,w. j. 03-0388
penhoat,a. 06-0025
penkov,dimitahr 09-0572
penninck,dominique g. 07-0172
pennings,a. 12-0607
penzlin,heinz 12-0024
peraza,nayda 06-0085 06-0235
percic,f. 03-0227 03-0228
percy,dean h. 02-0595
peregudov,t. a. 04-0366
pereira,a. 07-0208
perel"man,e. v. 06-0173
perel"shtejjn,l. g. 11-0407
perelman,b. 09-0455 09-0456
perevoznikov,m. a. 03-0130
perez,e. 03-0075 03-0076
perez,maria e. 01-0628
perez,p. j 02-0577 02-0661
perez de castro, begona 08-0626
perie,n. m. 04-0405
perl,s. 12-0501
perman,victor 08-0166
pernikoff,d. s. 06-0476
pernow,j. 01-0059
pernow,john 04-0037
perreault,s. d. 08-0082
perrin,g. 05-0370
perrin,m. 12-0336
perrin,pierre 10-0390
perrin-coullioud,i. 10-0323
perry b. d. 10-0385
perry george 05-0492
perry malcom b. 04-0372
perryman,l. e. 01-0580
persikova,n. m. 01-0669
persin,m. 10-0561
persin,miroslav 05-0332 12-0444
persson,h. 11-0117
persson,p. 01-0035 09-0036
persson,pontus 11-0035
persyn,m. 01-0640
pertovaara,a. 11-0079
pescovitz,m. d. 02-0226
peshkus,ju. k. 10-0179
pesini,p. ruiz 07-0005
pesockij,v. v. 08-0098
pestka,j. j. 10-0543
petavy,anne-francoise 08-0445
petcu,david j. 12-0380
peter,a. t. 05-0268 05-0277 12-0224
peter,ulrike 04-0389
peter,w. 11-0275 11-0314
peter,winfried 11-0286
peterfy,c. 03-0093
peterhans,e. 10-0353
peters,a. r. 11-0280
peters,barbara 09-0343
peters,c. j. 04-0482
peters,g. 09-0370
peters,gabriele 10-0103 10-0108 11-0147
peters,gudrun 09-0070
peters,j. 09-0432
peters,j. l. 11-0113
peterse,d. j. 02-0648
petersen,b. 11-0316 12-0211
petersen,j. 06-0306
petersen,mary e. 10-0101
petersen jones,s. m. 10-0320
peterson,a. j. 11-0258
peterson,ellena m. 04-0332

peterson,l. g. 07-0513
peterson,mark e. 06-0544 06-0555 10-0141
peterson,p. robin 11-0618
petit,c. 07-0549 10-0168
petit,cl. 01-0633
petit,t. 12-0354
petitclerc,d. 11-0025 11-0047
petje,agnesh 05-0284
petkov,angel 11-0453
petkov,dragomir 12-0259
petkov,georgi 12-0276
petkov,marin 09-0358
petkov,nikolajj 05-0012
petkov,rumen 04-0670
petkova,katinka 01-0448
petkow,m. 04-0631
petkow,marin 04-0185
petney,t. n. 11-0491
petraglia,felice 04-0266
petrak,margaret l. 08-0488
petri,ingeborg 01-0228
petrie,lyall 10-0306
petrinec,n. 08-0297
petrishhev,n. n. 11-0246
petro,ivo 12-0550
petrov,dimiahr 02-0317
petrov,dimitahr 06-0270
petrov,ju. f. 01-0537
petrova,e. eh. 06-0191
petrova,v. s. 07-0299
petrova-janakieva, ljudmila 06-0700
petrovic,n. 09-0339
petrovic,s. 03-0258 06-0272 07-0262
petrovich,s. v. 06-0486 07-0410
petrovskaja,v. g. 06-0354
petrovsky,e. 06-0418
petrucco,o. m. 03-0247
petrujkic,t. 04-0101 04-0287 04-0288
pette,d. 08-0066
pette,dirk 02-0045
pettenazzo,andrea 12-0029
petter,f. 06-0498
petzoldt,k. 10-0348
petzoldt,klaus 02-0596
petzoldt,r. 01-0087
petzoldt,u. 10-0282
peukert-adam,i. 03-0065 10-0017
peulikova,iveta 07-0207
pevcova,e. i. 04-0075
pevneva,v. d. 06-0528 09-0612
peyraud,jean-claude 12-0452
peyton,l. c. 11-0168
pfaender,hans juergen 10-0529
pfeifer,e. g. 01-0590
pfeiffer,g. 06-0699
pfeiffer jun.,r. l. 04-0577
pfeil,r. 08-0195
pfeil-putzien,c. 01-0099 12-0567
pfister,r. 12-0582
pfuetzner,h. 06-0378
phan thanh,l. 01-0204
phares,c. k. 11-0468
pharikal,k. 12-0532
phelps,d. a. 08-0071
phernetton,terrance m. 10-0604
philbert,m. a. 02-0563
philipon,p. 02-0298
philipp,w. 09-0354
philippu,a. 03-0056
philipsson,j. 05-0597
philipsson,jan 01-0087 01-0270
phillips,l. g. 06-0084
phillips,lesley 04-0574
phillips,nathan h. 10-0033
phillips,t. 06-0472
phillips,thomas n. 04-0698 07-0598
phillips,w. a. 11-0448
phipps,d. j. 11-0210
phipps,r. h. 06-0631
piacsek,b. e. 07-0271
picard,m. 04-0461
picavet,t. 09-0530
picha,josef 05-0070 08-0218
pichova,drahomira 05-0070 08-0218 12-0055
pichugina,t. d. 12-0092 12-0093
pick,maximilian 10-0624
pickel,m. 06-0601 10-0130 12-0177
pickenhahn,petra 01-0183
pickering,a. d. 03-0152
pickett,b. w. 09-0330
pickle,robert l. 10-0086
picut,c. a. 02-0184
picut,c. a. 06-0560
piechocki,dariusz 10-0467
piechura,james e. 02-0476
piens,marie-antoinette 12-0436
pierre,n. 12-0003
pierson,r. a. 01-0315 02-0329 02-0330 02-0332 08-0073
piesiak,zdzislaw 07-0349
piesman,joseph 08-0425
pietersz,geoffrey a. 03-0183
pietzsch,o. 07-0317
pijoan,c. 04-0340
pijoan,carlos 11-0341
pijpers,a. 08-0557
pilacinski,w. p. 08-0382
pilaeva,n. v. 09-0562
pilaski,j. 05-0458
pilaszek,jozef 07-0348 09-0396
pildin"sh,p. l. 06-0171
pileckaja,i. v. 05-0137 06-0142
pilipcinec,e. 11-0333 11-0334
pilkington,j. g. 10-0476
pilko,pavol 09-0613
pillai,a. g. r. 07-0158 09-0195 09-0196
pille,e. r. 11-0202
pilujj,a. f. 07-0497 09-0559
pimente,s. 01-0271
pincemail,j. 09-0641
pinckney,rhonda d. 12-0473
pinder,m. 03-0392
pinder,margaret 05-0474
pinegin,b. v. 01-0224 02-0204
pines,m. 07-0060
pinkert,c. a. 06-0064
pinochet,d. 09-0676
pinsent,jim 04-0568
pinson,a. g. 02-0361
pintehr,zholt 05-0284
pinto,a. 11-0373
pinto,r. m. 04-0141
pipano,e. 05-0640 09-0475
pirak,m. 02-0010
pirelli,a. 12-0170
pirlot,a. 10-0228
pirus,r. i. 07-0135
pisarenko,n. i. 07-0335
pisetsky,d. s. 03-0192
pisselet,claudine 03-0113
pistol-tanase,c. 03-0209
pitchford,william 07-0482
piten"ko,n. n. 10-0325
pitsakis,p. g. 09-0368
pitt,s. r. 05-0502 06-0533
pittilo,r. m. 07-0422
pittler,h. 02-0158 06-0416 12-0408
pittler,hermann 03-0157 12-0205
pitton,i. 06-0688
pitzel,lutz 06-0041
pitzrick,m. 03-0304
pivazjan,s. a. 01-0088
pivovar,l. m. 07-0504
piwatz,norbert 05-0501
pjarnaste,eh. eh. 01-0335
placenza,c. 02-0539
plant,j. w. 10-0131
plante,l. 01-0307
plapp,bryce v. 07-0021
plateau,e. 08-0341 08-0347
platt,d. 09-0263
platten,m. a. 09-0443
plaunt,marianne r. 11-0370
plavan,v. v. 02-0250
plenderleith,bob 09-0284
plenderleith,r. w. j. 01-0648
pleva,jan 07-0619
plhal,vladimir 06-0474
pljashhenko,s. i. 05-0342
plocki,k. a. von 10-0631
plonait,h. 01-0343 01-0455 12-0227
plotinskijj,i. m. 09-0612
plotka,e. d. 06-0297
plotkowski,c. 12-0312
plumb,j. a. 05-0108
podboronov,v. m. 04-0390
podlech,j. 05-0457
podoprigora,g. i. 09-0260
poellaenen,p. 02-0243
poellaenen,pasi 11-0216
poesoe,a. r. 02-0024
poffenbarger,ellen m. 04-0705
pogacnik,m. 12-0417
pogosjan,a. a. 02-0028
pohl,p. 01-0348 01-0351 01-0353 08-0147 12-0133
pohl,premysl 12-0403
pohl,w.-d. 08-0172
pohlenz,frank 05-0433
pohlenz,j. 01-0469 05-0581
pohlenz,j. f. 10-0130
pohlenz,joachim f. l. 12-0445
pohlhausen,h. 06-0100
poindexter,c. 02-0257
poindexter,nancy j. 05-0167
poindron,p. 05-0282
pojtner,m. 03-0119
pokrovskaja,o. l. 01-0483 08-0388
polahar,pavol 02-0218
polanco,r. 09-0433
polder,t. w. 12-0434
polikarpov,n. a. 11-0195
polinkevich,b. s. 10-0037
polites,h. gregory 09-0231
poljakov,a. n. 01-0038
poljakova,o. a. 06-0593 06-0594
poljakova,v. n. 12-0087
poljakova-krahsteva, olga 09-0485 09-0488
poljancev,n. l. 06-0249
poljushkina,g. s. 04-0680
polkowska,jolanta 06-0037
pollack,y. 03-0427
pollard,marcus j. 02-0054
pollock,d. a. 11-0545
pollock,r. v. h. 06-0614
polo,florentino 04-0666
polockijj,ju. es 06-0350
polosatov,m. v. 07-0219
poloz,d. d. 07-0544
pols-valkhof,n. 01-0072
polster,miroslav 02-0668
polten,b. m. 12-0326 12-0327
polveroni,g. 10-0318
polyncev,ju. v. 05-0058
polzin,david j. 07-0469
pomirko,t. l. 04-0409
pommerenke,falk 09-0003 10-0011 10-0012

pomroy,w. e. 01-0003 09-0498
poncelet,l. 12-0489
pongs,p. 11-0430
ponomareva,n. g. 11-0195
ponomareva,s. l. 02-0489
poo,wen-jen 03-0197
pool,d. w. 01-0116
pool,roy r. 07-0493
poole,d. b. r. 08-0494
poole,s. c. 02-0559
popoff,m. r. 01-0443 05-0588
popov,g. v. 02-0293 12-0348
popov,ju. a. 05-0482
popova,r. ju. 02-0064
popovic,marija 04-0407
popovic,miroslava 07-0540 07-0621 09-0397 09-0561
popovski,blagovest 06-0323
popp,almut 05-0246
popp,r. 05-0246
poppe,trygve 06-0104
poppi,d. p. 07-0433
pore,m. d. 01-0616
pore,r. s. 01-0616
pore,r. scott 06-0494
porstmann,t. 06-0183
port,c. d. 04-0191
porter,d. g. 09-0031
porter,d. j. 02-0326
porter,forbes d. 09-0024
portetelle,d. 05-0418
portuondo,f. 03-0322
porunkevich,e. a. 03-0036
pospischil,andreas 10-0122
pospisil,z. 01-0105 12-0583
pospisil,zdenek 01-0103
post,k. 06-0076
post,t. b. 09-0480
postal,j. m. 09-0409
postnov,y. v. 07-0019
potel,j. 07-0622
potgieter,l. n. d. 06-0597
potier,michel 06-0029
potocnjak,m. 10-0261
pottinger,t. g. 03-0152
potuznik,vladislav 05-0169
poueymidou,bergitte 12-0450
poulain,bernard 04-0215
poulos,paul 07-0612
poulos,paul 09-0653
poulos,paul w. 07-0597 08-0001
poulter,linda 03-0063
poulton,a. l. 04-0641 11-0109
poumarat,f. 12-0336
pourreau,c. n. 04-0120
poutrel,b. 09-0215
powell,marie louise 02-0057
power,b. e. 12-0323
power,gordon g. 01-0021 08-0052
powers,barbara e. 07-0161 10-0138
powers,k. a. 07-0564
poynton,sarah l. 05-0128
poysky,f. t. 07-0345
pozdnjakov,a. 04-0102
pozdnjakova,g. i. 09-0040
pozharov,v. p. 11-0034
pozio,e. 08-0456
pozo,m. del 04-0430
pozvari,marianne 07-0289
prabucki,jaroslaw 05-0138
prada,javiar 06-0169
pradhan,h. k. 09-0450
pradier,p. 11-0022
praendl,o. 03-0618
prager,r. 01-0178
prain,c. j. 10-0439
prakash,b. s. 07-0223
prandi,a. 09-0084
prange,h. 06-0159
prasad,g. 05-0431
prasad,r. n. 02-0491
prasad,ram d. 04-0588 10-0133
prasada rao,p. v. v. 03-0493
prasovska,monika 11-0629
prasse,keith 07-0169
prast,h. 03-0056
prather,randall s. 01-0304
prats-galino,a. 09-0010
prazak,cestmir 07-0463
premyslov,v. kh. 05-0220
prentice,g. a. 06-0345
pręs,jerzy 01-0269
presber,w. 10-0148
prescott,j. f. 04-0402 04-0403 11-0572
prescott,john f. 03-0289
pressler,milton l. 01-0023
preston,j. f. 01-0559
preston,j. m. 07-0542
prestwood,annie k. 10-0433
pretlow 2,thomas g. 12-0191
prevost,m. c. 08-0390
priadi,a. 08-0289
price,christopher a. 06-0054
price,d. j. 04-0143
price,m. a. 04-0644
priemer,j. 06-0120 11-0143
prien,t. 04-0688
prieto,f. 08-0493
prieto,j. 02-0200
prieur,wolf dieter 06-0690
prigand,w. 02-0276 11-0248
prijjman,r. eh. 01-0335
primakoff,paul 09-0328
principato,m. 02-0516 03-0455
principato,m. a. 06-0205
priputina,l. s. 06-0298
prishhepa,l. a. 04-0049
pritchard,d. e. 03-0512
pritulin,p. l. 01-0349 06-0313 06-0457
privalova,l. i. 12-0051
privalova,n. v. 01-0349
privezencev,ju. a. 01-0093
probst,curtis w. 07-0606
probst,irmelin 06-0041
proctor,r. a. 04-0345
profe,d. 03-0283 05-0325
profirov,ya. i. 05-0024
prokopenko,l. g. 04-0350
prokopic,j. 03-0442 04-0536 10-0474
pronin,a. v. 04-0001
prosdocimin,marco 10-0581
prosjanaja,v. v. 07-0116
prost,christine 08-0445
provencher,r. 07-0256
prozorova,i. n. 04-0650
prudeeva,e. b. 04-0551
prudnikov,v. s. 09-0350
pruegner,w. 11-0538
prusas,christine 04-0443
pruthi,a. k. 09-0462
prymak,caroline 09-0206*
przekop,franciszek 06-0037
przybylska,anna 09-0678
przybylska,b. 06-0016
przybylska,barbara 11-0005 11-0006
przychodzki,andrzej 07-0112
pshenichkov,a. v. 04-0648
pua,florence 12-0012
pucell,anthony g. 11-0110
puchelle,e. 12-0312
puchkov,e. o. 05-0346
pucsok,j. 02-0517
puetzschel,r. 02-0415
pugh jun.,g. w. 04-0373
pujin,d. 08-0533 09-0567
pukhova,ja. i. 11-0214
pulford,h. c. 03-0526
pullen,a. m. 03-0208
pullen,m. m. 06-0719
pung,o. c. 01-0491
punga,w. a. te 06-0505
pungor,ernoe 10-0614
puri,n. k. 02-0223 02-0224
purmal",a. p. 01-0091
purnell,r. e. 03-0436
pursel,v. g. 01-0313
pursell,alfred r. 12-0366
purswell,b. j. 05-0065
pushnjakov,v. a. 07-0460
pustovaja,l. f. 12-0095
putman,marshall r. 08-0522
putney,d. j. 08-0083 09-0074 12-0243
putten,g. van 04-0611
putz,m. 11-0287
pvalova,m. b. 11-0125
pycock,j. f. 05-0265 08-0213
pyke,c. 04-0534
pykhtareva,e. i. 01-0381
pyshko,i. i. 07-0299 07-0300
qayyum,m. a. 08-0016
quackenbush,sandra l. 03-0347
quaglio,f. 06-0133
qualls junv.,charles 12-0511
quan-taylor,r. 11-0445
quarmby,valerie e. 01-0073
quartararo,nino 03-0030
queinnec,g. 03-0234 10-0121
quemere,p. 08-0255
quenin,p. 07-0351
quentel,c. 04-0131
quere,pascale 10-0402
quinlan,j. r. 04-0594
quinn,w. j. 09-0282
quinones,j. 02-0584
quirie,m. 10-0602
quirk,s. m. 02-0084
quirke,j. f. 07-0084
qureshi,m. a. 10-0198
raabe,l. 11-0252
raadberg,g. 05-0051
raasch,marie-luise 04-0290 10-0267 11-0292
rabe,m. 09-0346
rabinovsky,e. d. 08-0550
rabinowitz,r. 02-0233
rabold,k. 05-0596
rabold,karl 07-0511
raby,c. 08-0156
racaniello,vincent r. 02-0430
rachail,mireille 12-0048
rachman,fl. 01-0041
rachofsky,marc a. 07-0472
racker,efraim 09-0117
radchenkov,v. p. 10-0178
radchuk,n. a. 06-0635
radek,janusz 04-0030
radheyshyam,s. 05-0124
radionov,p. v. 09-0391
rado,n. e. 01-0110
radomskaja,n. a. 02-0253
radosavljevic,d. 04-0392
radziwill,gerald 04-0444 10-0377
raeside,j. i. 11-0115
raether,w. 12-0442
raff,martin c. 03-0012
rafferty,b. 12-0030
raffi,a. 09-0384
rager,guenter 12-0004
rager,ute 12-0004
ragimov,ju. a. 02-0154
ragle,c. 04-0701
ragle,claude a. 07-0578 12-0643
ragot,thierry 12-0036

rahe,rolf 02-0135
rai-el-balhaa,g. 01-0615
rainard,p. 04-0259 09-0215
rains,j. 04-0700
rains,j. r. 06-0561
raisov,t. k. 01-0541
rajagopal,u. 09-0037
rajamahendran,r. 09-0092
rajbanshi,v. k. 06-0127 09-0157
rajewski,klaus 02-0249
rajion,m. a. 06-0584
rajikova,t. s. 08-0376
raker,charles w. 03-0569
rakhmanova,v. a. 04-0243
rakhmedov,b. ch. 04-0615
rako,anesti 09-0472
rakotozandrindraini,r. 04-0378
ralph,m.m. 01-0272
ralphs,nicola t. 11-0337
ralston,j. m. 11-0018
ralston,m. 03-0526
ralston,m. j. 01-0620 09-0579
ralston,s. l. 05-0522
ramadan,m. m. 11-0464
ramadan,p. 08-0297
ramadan,r. o. 07-0162
ramaiya,mira l 07-0421
ramarao,d. 06-0401
ramarkrishnan,r. 04-0593
rambeck,w. a. 11-0090
ramesh,h. p. 02-0474
ramirez,j. l. 09-0088
ramirez,v. d. 03-0103
ramirez,victor d. 10-0086
ramirez,william b. 03-0164
ramísz,alojzy 12-0427
ramm,k. 01-0611
rammel,c. g. 05-0531
rammell,c. g. 08-0497
ramos,j. a. 12-0007
rampacek,g. b. 06-0064
ramsay,james r. 07-0353
ramsden,c. a. 11-0049
randall,c. j. 09-0538
randall,jeffrey c. 04-0041
randall,l. l. 03-0201
randel,r. d. 05-0080 09-0099
randriamiharisoa,a. 10-0222
ranisavljevic,m. 06-0332 09-0359
rao,b. u. 06-0401 06-0403
rao,c. v. 05-0067
rao,v. h. 10-0090
rao,v. m. 06-0038
rapp,f. 03-0328
rapp,h. j. 05-0548
rapp,joerg 10-0093
rapp,m. 07-0559 09-0259
ras,a. 11-0092
ras,andrzej 11-0240
raschke,eberhard 08-0625
rashid,zaineb 03-0004
raskin,r. e. 06-0422
raspanti,c. 02-0584
rasquain,a. m. 05-0142
rasschaert,d. 09-0234
rassulin,ju. ju. 03-0340
rastegaev,ju. m. 04-0652
rastogi,n. 08-0565
ratajczak,helen 05-0182
rath,d. 07-0278 10-0287
rath,werner 03-0167
ratner,g. m. 02-0194
rattan,p. j. s. 03-0229
rattray,n. j. 05-0574
raue,ingrid 10-0657
rauluszkiewicz, stanislaw 02-0029 02-0607 12-0546
rausch,barbara 02-0578
ravdonikas,l. e. 09-0374
raviart,i. 03-0070
rawson,r. e. 08-0251
ray,a. 09-0303
ray,d. le 11-0419
ray,keith p. 04-0646
ray,p. k. 09-0154 09-0155
ray,winthrop c. 04-0368
raynaud,j. p. 02-0278
raynaud,j.-p. 02-0620
rayner,a. 10-0530
rayssiguier,y. 05-0018
razquin,b. 06-0114
read,h. m. 06-0161
reader,j. p. 09-0156
ready,k. f. m. 10-0381
reay,paul 08-0065
rebhun,w. c. 05-0411
rebhun,william c. 03-0377 04-0566
rechel,peter 11-0502
rechinskijj,v. o. 03-0340
reckels,f.-j. 03-0577 11-0622
reda,enayat s. a. 06-0116
redding,j. michael 09-0148
reddy,p. g. 01-0198
reddy,s. 04-0031
redfern,jan stephen 02-0617
redhead,p. h. 11-0112
redl,heinz 05-0568 05-0569
redl,p. 06-0529
redmann,t. 06-0608 11-0581
redmann,th. 12-0372
redmer,d. a. 05-0010
redmer,dale a. 12-0052
redondo,e. 09-0425 12-0407
redondo,m. 09-0433
reduker,d. w. 11-0431
redzhepova,g. r. 07-0314
reece,r. l. 10-0562
reed,james w. 07-0044
reed,s. m. 07-0589
reed,stephen m. 07-0587
reef,virginia b. 04-0699 09-0375
reekamnuaychoke,w. 12-0006
rees,e. p. van 01-0218
rees,j. m. 09-0031
rees,r. c. 12-0174
reetz,g. 04-0428
reetz,i. c. 07-0272
reetz,j. 07-0336
reeves,j. j. 06-0248 09-0312
reffett,judith k. 02-0524
refsal,k. r. 01-0292 12-0228
regal,d. s. 07-0453
rehbock,f. 01-0279 01-0290 06-0266 10-0501
rehder,kai 05-0049 11-0073 11-0074 11-0075
reibel,jesper 12-0517
reich,bettina 05-0467
reichel,f. 05-0616
reichel,frantisek 01-0645
reichert jun.,leo e. 10-0075
reichmann,k. g. 10-0531
reichmann,m. e. 01-0480
reichmuth,j. 12-0663
reid,a. m. 02-0035 02-0068 03-0041
reid,a. m. 07-0032
reid,f. m. 05-0565
reid,gregor 12-0134
reid,h. w. 01-0192
reid,j. 06-0532
reid,l.borah 10-0604
reidarson,thomas h 06-0163
reilly,m. 05-0507
reimer,j. m. 04-0693
reimer,johanna m. 06-0613
reimer,s. 12-0045 12-0046
reinach,fernando c. 03-0047
reinacher,m. 06-0426
reinacher,manfred 09-0459
reinaud,p. 10-0233
reinertson,eric l. 08-0209
reinhard,gregory r. 10-0468
reinhardt,timothy a. 02-0525
reinhold,j. 02-0133
reinholz,ch. 08-0496
reinholz,christiane 12-0288
reiss,c.-j. 10-0172
reiss,juliusz 06-0709
reissbrodt,rolf 05-0169
reisser,daniele 04-0204
reisshauer,g. 11-0404
reizman,bernhard 01-0461
rejholcova,o. 05-0460
reklewska,barbara 08-0529 08-0530 09-0563
rekwot,p. i. 04-0099
remez,v. i. 11-0576
remillard,r. l. 08-0511
remington,j. s. 07-0424
remington,jack s. 03-0412
remmers,ch. 06-0397
renapurkar,d. m. 07-0421
renard,a. 02-0437
renard,jean paul 03-0268
renaud,f. 01-0482 06-0118 06-0119
renaud,r. l. 11-0115
renaville,r. 03-0537
renk,g. 06-0261
rennenkampff,f. von 11-0046
renner,c. 02-0619
renterghem,r. j. van 10-0016
renz,v. 06-0704
reshetnikov,s. i. 06-0102
resnick,c. e. 04-0280
ressel,linda 04-0465
rettig,wolfgang j. 05-0230
reul,j. m. h. m. 03-0091
reusch,claudia 07-0176 09-0527
reuse,charles 01-0036
reuter,g. 03-0444 04-0706
reutgen,h. 11-0184
reuveny,s. 06-0215
revell,s. g. 08-0350
revenko,n. g. 08-0357
rexroad,c. e. 01-0313
reynaud,a. e. 08-0283
reynaud,claude-agnes 02-0256
reynolds,g. w. 05-0503
reynolds,l. p. 05-0010
reynolds,lawrence p. 12-0052
reznik,g. k. 01-0520
reznik,s. r. 09-0353
rezvykh,a. 06-0432
rhalem,a. 06-0536 07-0438
rhodes,l. d. 01-0134
rhodes-roberts,m. e. (hrsg.) 01-0168
rhoedow,g. 05-0061
rhyan,j. c. 09-0282
ribbeck,regine 08-0257 12-0477
ribbing,sheryl l. 09-0240
ribble,gail a. 03-0600
riboni,laura 04-0255
ric,m. 10-0156
ricciardi,m. p. 09-0111
rice,c. m. 02-0468
rice,d. a. 01-0570
rice,g. e. 03-0099
rice,james a. 09-0151
rice,l. e. 07-0292
rice,lawrence e. 05-0310
rich,j. 11-0409
richard,s. 08-0282 12-0450
richard,t. 06-0625
richard,y. 09-0349
richards,k. s. 11-0466
richards,m. w. 07-0292
richards,sylvia 09-0618
richardson,d. w. 12-0117
richardson,dean w. 07-0584 09-0655
richardson,harold w. 11-0528

richardson,herold w. 09-0351
richardson,k. c. 09-0644
richardson,v. j. 04-0477
riche,p. d. le 08-0463
richert,u. 07-0254
richter,a. 02-0090 10-0277
richter,keith 11-0511
richter,m. 06-0189
richter,o. 11-0316
richter,u. 01-0382
richter,w. 05-0670 07-0602 11-0248
rickard,m. d. 05-0498
rickenbacher,heiner 03-0558
rickert,j. 01-0322
rico,a. g. 01-0632 10-0231
rideout,kenneth s. 07-0065
riebe,w. 11-0134
riebel,a. 10-0672
riedel-caspari,g. 07-0188
riefel,randall s. 02-0476
rieger,d. 06-0273
ries,r. 08-0129
rieth,joseph p. 02-0159
rietschel,ernst th. 08-0313 10-0151
rietveld,e. c. 12-0603
rigatto,claudio 08-0063
rigatto,henrique 04-0066 08-0063
riggenbach,c. 07-0240
riipinen,inna 08-0556
riis,ronald c. 03-0377
rijen,m. a. j. van 09-0468
rijnberk,a. 01-0574 06-0556
rijpkema,sjoerd g. t. 11-0328
rikihisa,yasuko 08-0269
riley,e. m. 11-0466
riley,j. 12-0429
rimke,h. 12-0593
rimkunas,a. i. 02-0372
rimler,r. b. 06-0153
rinderer,t. e. 10-0114
ring,ch. 06-0697 09-0560
ringel,r. 04-0106
ringler,susan s. 09-0237
rings,d. m. 05-0525
rings,d. michael 04-0394 08-0134
riond,j.-l. 01-0629
riond,jean-luc 10-0597
ripert,c. 08-0436
ris,d. r. 09-0403
risberg,bo 06-0035
risbridger,g. p. 04-0077
rishi,a. k. 01-0518
risse,s. 08-0090
ristau,e. 03-0338 12-0364
ritacco,v. 05-0400
ritchie,branson w. 06-0618
ritchie,w.anson 08-0314
ritta,m. n. 12-0032
ritter,ernst 02-0120
ritter,w. 07-0149 09-0179
ritter,wolfgang 09-0176 10-0112
ritzhaupt,l. k. 03-0102
rivas-gonzalo,j. c. 05-0649
rivera marrero,carlos a. 10-0462
riviere,j. e. 01-0629
riviere,j. edmond 02-0591 04-0674 05-0617 10-0597
rizvi,n. 02-0445
rjazanskijj,m. p. 09-0290
rjule,n.-i. 03-0095
rjutova,v. p. 04-0338
robaszkiewicz,michel 12-0183
roberge,francois g. 01-0233
roberge,s. 06-0273
roberson,b. s. 04-0116 05-0105
robert,s. 11-0101
roberton,d. 07-0208
roberts,d. h. 03-0343
roberts,h. 11-0437
roberts,irving 07-0195
roberts,m. g. 09-0489
roberts,n. l. 07-0556
roberts,p. j. 01-0179
roberts,r. e. 03-0440
roberts,r. m. 02-0104 02-0286
roberts,shirley m. 11-0460
roberts,stephen j. 09-0570
roberts,steven m. 10-0139
robertson,alice t. 05-0451 08-0370
robertson,d. m. 02-0094
robertson,g. m. 03-0327
robertson,john l. 10-0664
robertson,l. 02-0128 04-0167
robertson,r. h. 04-0395
robineau,p. 09-0676
robinetta,jack d. 02-0643
robins,r. a. 02-0241
robinson,a. j. 01-0477
robinson,elaine p. 03-0470
robinson,iain c. a. f. 06-0022
robinson,j. b. 04-0061
robinson,j. e. 01-0080
robinson,j. j. 12-0245
robinson,jane e. 06-0069
robinson,n. e. 07-0023
robinson,t. c. 03-0510
robinson,w. f. 12-0420
robinzon,b. 10-0058
robl,j. m. 12-0253
robl,m. g. 01-0289
robnejjko,z. p. 09-0591
rocagel,pierre jean 05-0500
rochambeau,h. de 08-0099
roche,j. f. 02-0612
roche,j. f. (hrsg.) 01-0075
rocher,f. 07-0405
rochester,dudley 11-0067
rocio reyes-montes, maria del 04-0252
rock,d. l. 01-0471
rock,edwin p. 10-0165
rock,joseph s. 09-0535
rocourt,j. 08-0279
rodarte,joseph r. 02-0073
rodda,c. 10-0025
rodgers,r. j. 10-0070
rodjuk,g. n. 08-0112
rodolakis,a. 06-0623
rodriguez,a. 02-0577 10-0100
rodriguez,f. 12-0247
rodriguez,j. 07-0280
rodriguez,m. 02-0115
rodriguez,r. e. 05-0275
rodriguez,rosana 01-0628
rodriguez-caabeiro,f. 08-0444
rodriguez-vicente,m. c. 10-0293
rodway,r. g. 02-0306
roe,simon c. 06-0686
roeckel,dagmar 02-0454
roecken,h. 01-0154 03-0587 04-0689 05-0160 10-0630 12-0635
roecken,m. 02-0645 03-0577 10-0651
roelke,m. e. 11-0393
roellinghoff,martin 05-0371 11-0185
roelofsen,annie m. 12-0535
roemer,norina 01-0682 05-0028
roen,i. 12-0265 12-0266
roepstorff,a. 08-0449
roessler,birgit 12-0216
roets,e. 03-0525 10-0568
roettgermann,g. 07-0188
roever,gabriele 03-0464
roffeis,r. p. 04-0499
rogatina,e. l. 05-0058
rogers,d. g. 04-0373
rogers,p. a. m. 04-0687 08-0494
rogers,r. j. 09-0589 12-0328
rogers,sue 07-0389
rogers,w. a. 05-0108
rogerson,r. 02-0392
rohde,k. 05-0116
rohovec,j. s. 09-0134
rohr,h. p. 01-0174
rohrer,l. 03-0401
rojahn,a. 02-0270 07-0235 08-0203 12-0204
rolfe,p. f. 11-0578
rolinski,zbigniew 08-0575
rolinson,g. n. 04-0632
rolland,x. 04-0500
rolo,r. 06-0245 06-0246
roma,m. l. 07-0069
romanenko,v. f. 04-0439
romaniuk,konstanty 11-0156 11-0157
romanko,v. m. 09-0314
romanko,v. v. 09-0314
romano,g. 12-0112
romano,j. e. 06-0089
romanova,a. m. 05-0584
romanova,l. k. 11-0037
romdane,m. n. 05-0619
rome,lawrence c. 07-0047
romestanc,b. 01-0125 08-0116
roming,l. 07-0380
rommel,e. 12-0497
rommel,p. 10-0255 10-0256 12-0235
rommel,peter 06-0274 11-0281
rommel,w. 02-0090
rommerts,f. f. g. 09-0110
romvary,a. 07-0539
roncero,v. 09-0425
ronco,esthel 04-0330
rondelaud,d. 01-0510 08-0435
rooij,d. g. de 09-0109
rooij,henri c. j. van 02-0022
rooney,j. p. 04-0447
rooney,james f. 08-0173
roost,hannelore 01-0276
roozendaal,c. 09-0192
rosa,j. de la 04-0485
rosadio,r. h. 06-0408 12-0358
rosadio,raul h. 08-0321
roschlau,k. 10-0255 10-0256
roschlau,knut 10-0257
rose,angela 07-0482
rose,ethel m. 07-0609
rose,jay a. 07-0609
rose,m. e. 04-0497
rose,p. l. 07-0457
rose,r. j. 02-0058
roselli,robert j. 01-0579
rosen,h. 12-0435
rosenberg,henry 11-0029
rosenberg,j. 07-0060
rosengren,e. 11-0582
rosenhagen,carsten 05-0690 11-0607
rosenkranz,herbert s. 06-0167
rosenthal,d. v. 12-0328
rosenthal,sinaida 06-0410 06-0414
roske,i. 04-0075
roslanowski,k. 02-0384
rosocha,j. 06-0684 10-0296
rosol,t. j. 05-0266
ross,a. d. 11-0354
ross,c. a. 10-0439
ross,m. l. 01-0593
ross,m. w. 04-0693
ross,r. f. 06-0377 10-0341
ross jun.,j. n. 05-0554
rossi,a. 03-0473
rossi,c. 11-0373
rossi,f. 02-0470
rossi,m. s. 03-0333
rossi,p. 08-0456

rossiter,l. m. 03-0436
rossiter,p. b. 03-0355 04-0472 06-0434 10-0371
rossow,k. d. 06-0598
rossow,n. 12-0492
rossow,norbert (hrsg.) 01-0578
roste,geir ketil 07-0006 07-0007
roszel,jeffie f. 07-0165 08-0504
roszko,ewa 11-0026 11-0028
roszkowski,k. 11-0197
roszuk,jerzy 02-0136
rotermund,helene 04-0302
roth,e. 02-0344
roth,eike 02-0588 05-0322
roth,f. 12-0147
roth,george s. 12-0062
roth,loi 06-0160
rothermel,ellen 07-0211
rothuizen,j. 04-0401 11-0522
rothwell,j. t. 07-0174
rotkiewicz,tadeusz 11-0389 12-0558
rotolo,francis s. 03-0087
rotschild,m. f. 09-0280
rott,f. 04-0651
rott,r. 11-0409
rottenberg,m. e. 07-0419
rotter,manfred 11-0568
rottmann,o. 06-0086
rottmann,sabine 05-0391
rottscheidt,w. 07-0623
rouabhia,m. 12-0155
roubal,f. r. 09-0165
roudebush,philip 12-0503
rouille,d. 08-0479
roush,james 12-0568
roush,w. b. 01-0011
rousseau,j. f. 09-0235
rousseau,j. p. 12-0027
rousseau,jean-francis 03-0589
rousseaux,colin g. 02-0564
roussel,j. d. 12-0229
rousvoal,d. 05-0514
rouvier,r. 09-0120
roux,amanda le 01-0440
rowe,g. e. 05-0175 10-0335
rowe,loyd d. 04-0570
rowland,a. c. 05-0378
rowlands,d. j. 02-0408 09-0414
rowley,jane 11-0599
roy,a. k. 05-0563
roy,b. 10-0582
roy,g. l. 09-0597
roy,g. p. 09-0622
roy,r. 07-0086
roy,r. s. 08-0205
rozanov,ju. m. 03-0120
rozanska,a. 10-0071
rozen,v. b. 10-0066
rozengart,v. i. 03-0130
rozinov,mikhail n. 11-0362
roztocil,v. 04-0702
roztocil,vaclav 06-0680
ruano-gil,d. 03-0090
rubano,d. 09-0483
rubanyi,gabor m. 02-0074
rubcov,p. m. 01-0205 02-0078
rubens,craig e. 04-0353
rubilar,l. 10-0460
rubinsky,b. 08-0012
ruckebusch,m. 12-0038
ruckebusch,y. 02-0278 02-0620 06-0033
ruda,maria 03-0261 04-0291 07-0226
rudd,a. p. 01-0653
rudenskijj,a. ju. 01-0214 12-0182
ruder,c. a. 06-0295
rudhadze,g. g. 06-0399
rudikov,n. i. 12-0092
rudnicki,stephan 04-0640
rudolph,christine 04-0235 12-0548
rudolph,k. 03-0249 03-0250 10-0277 11-0301
rudy,andrzej 01-0664 05-0320
ruebsamen,s. 01-0098
rueda,a. 08-0362
rueedi,e. 08-0352
ruegg,p. l. 09-0548
ruelke,m. 03-0212
ruelke,manfred 04-0071
ruesch,p. 10-0391
rueschoff,birgit 05-0353
ruesh,p. 10-0245
ruesse,imogen 02-0333 04-0078
ruffieux,c. 10-0222
ruffo,g. 09-0582
ruhnke,h. l. 11-0273
ruhr,l. p. 12-0518
ruhrmann,u. 10-0599
ruijter,arie de 04-0179
ruijter,k. de 08-0557
ruitenberg,e. j. 03-0190
ruiz-poveda,j. 02-0115
rukhadze,g. g. 04-0436 09-0437 12-0378
rukhljada,v. 05-0570
rukhljada,v. v. 06-0586
rule,p. 01-0394
rulka,jan 10-0363
rumachik,i. i. 09-0406
rumack,barry h. 08-0517
rumjancev,g. v. 10-0060
rumsey,t. s. 10-0432
rund,l. a. 12-0025
ruppel,a. 07-0426
ruppel,andreas 09-0486
ruppert,e. 01-0248
rusak,o. v. 12-0416
ruscak,michal 03-0064
ruscher,h.-j. 08-0481
rusek,t. 04-0702
rusev,ivan 01-0494 11-0453
rushlow,keith 09-0427
rusk,scott f. 03-0032
rusov,c. 07-0360
russel,a. j. f. 09-0338
russell,h. i. 12-0358
russell,p. h. 03-0353 07-0366 08-0192
russell,r. g. 09-0434
russo,m. 08-0407
rusvai,m. 08-0364
rutgers,h. c. 11-0512
rutgers,h. carolien 07-0156
rutgers,l. j. e. 04-0567
ruthe,hermann 05-0679
rutili,d. 08-0351
rutkowski,judith a. 07-0584
rutkowski,wladyslaw 01-0321
rutsch,corinna 03-0602
rutteman,g. r. 01-0654
rutten,v. p. m. g. 02-0393
ruttkay,andras 06-0107
ruttle,j. 09-0322
ruttle,j. l. 07-0295
ruttner,friedrich 10-0118
ryan,g. b. 08-0020
ryan,j. p. 10-0278
ryan,patrick 01-0405
ryan,paul 03-0301
ryan,thomas p. 09-0528
rybal"chenko,o. v. 06-0170
rybniker,alois 10-0584
ryder,j. k. 11-0534
rydhstroem,h. 03-0539
rygaard,j. (hrsg.) 08-0153
rypackova,blanka 02-0456
ryser,elliot t. 09-0218 12-0654
ryskulov,a. k. 09-0553
ryskulov,k. r. 09-0361
ryter,a. 06-0180
rytik,p. g. 12-0416
rytov,s. v. 07-0134
rzasa,janusz 05-0622
rzedzicki,jerzy 03-0499 04-0236 04-0335 11-0317
saad,a.-h. 09-0253
saalmueller,a. 01-0202
saaranen,m. 10-0087
sabec,drago 07-0462
sabouni,m. 05-0648
sacerdote,fabio l. 12-0018
sacher,sylvia 03-0165 06-0147
sachs,m. 06-0545
sachse,konrad 05-0404
sachsenweger,o. 09-0531
sack,r. bradley 07-0329
sack,w. o. 10-0002
sackey,a. k. 08-0572
sackman,marianne 09-0189
sacks,david b. 03-0092
sada,e. 03-0321
sada,kouji 03-0052
sadak,a. 08-0418
sadana,j. r. 03-0215 09-0462
saddour,mohamed 01-0479
sadigov,i. f. 04-0304
sadir,a. m. 03-0333
sadoff,jerald c. 05-0625
sadykov,k. b. 01-0541
sadykov,r. eh. 03-0117
sadykov,sh. b. 09-0230
sadzikowski,andrzej 04-0520
saeman,a. i. 05-0602
safiullin,r. t. 04-0518
saga,hiroshi 08-0419
sager,m. 08-0618
saggerson,e. david 08-0042
sahai,indira 05-0095
sahrtmadzhiev, krahstju 07-0182
said,a. c. a. 03-0303
saif,l. j. 02-0425
saif,linda j. 11-0394
saifuddin,md. 09-0057
saik,j. e. 12-0117
saik,judith 06-0613
saint jean,g. d. 01-0672
saint-jean,guy 08-0134
sairam,m. r. 04-0044
saito,hajime 08-0564
saito,hiroshi 06-0186
saito,k. 01-0209
saito,kazuko 11-0406
saito,morihiro 06-0506
saito,n. 04-0254
saito,takao 07-0022
saitoh,yasuhide 10-0425
sajamov,s. r. 12-0320
sajatov,m. kh. 05-0466
sajjduldin,t. s. 05-0372
sajjitkulov,a. m. 10-0593
sakada,s. 03-0020
sakaguchi,g. 03-0096
sakaguchi,genji 07-0194
sakaguchi,sumiko 05-0383
sakaguchi,takemasa 04-0412
sakaguchi,tetsumi 03-0142
sakai,junichi 04-0498
sakai,yasuko 10-0084
sakata,taizo 09-0130
sakata,yoshiyuki 02-0053
sakaue,morito 06-0082
sakhonchik,p. e. 08-0307 09-0406
sakimoto,michio 10-0301
sakurai,kenichi 02-0463
salas,t. 07-0387
salazar,i. 07-0005
salehar,a. 05-0150
salem,m. h. 08-0089
salganik,r. i. 02-0180
salge,hans-juergen 04-0546
salgo,miklos p. 02-0490
sallai,janos 05-0044
salli,e. di 10-0577
sallmann,h. p. 11-0031
sallmann,h.-p. 06-0011 06-0547
salman,m. d. 05-0237 05-0241 09-0411
salmon,h. 02-0228
salmon,m. 02-0203

salomoni,c. 04-0113
saluzzo,j. f. 05-0463
salyi,g. 06-0585
salykbaev,t. n. 11-0299
samad,h. a. 09-0333
samanc,h. 03-0463 03-0506 04-0275 04-0549 09-0027 09-0339
samata,tetsuro 02-0209 05-0017
samberg,y. 09-0455 09-0456
sambhara, suryaprakash r. 07-0212
samborski,zbigniew 02-0607
samek,miroslav 01-0595
samish,m. 09-0475
sammalkoorpi,k. 07-0206
samojjlova,k. a. 09-0262
samorek-salamonowicz, elzbieta 05-0441 11-0402
sampaio,a. m.io 03-0458
samperez,suzanne 05-0073
samsioe,g. 05-0051
samuel,a. r. 06-0402
samuel,j. l. 05-0422
samuel,m. 02-0148
samujjlenko,a. ja. 05-0417
sanchez,a. a. 03-0223
sanchez-fauquier, alicia 01-0432
sanchez-moreno,m. 08-0434 10-0466
sanchis,r. 10-0318
sancken,u. 01-0053
sanda,kumiko 03-0465
sanders,f. s. 08-0183
sanders,gregory w. 04-0362
sanders,p. 05-0653
sanders,virginia m. 05-0172
sanders-shamis,m. 10-0654
sanders-shamis, marlene 07-0601 10-0648
sandev,nikolajj 01-0427
sandford,gordon r. 08-0379
sandhu,h. s. 08-0018
sandoval,j. 06-0001
sandow,dieter 11-0563
sands,j. j. 11-0399
sane,c. r. 07-0099
saneckil,r. k. 04-0072
sanford,s. ernest 01-0367 01-0368
sangiah,s. 10-0544
sangster,n. c. 06-0515
sanina,i. v. 01-0199
sano,masatoshi 09-0379
sanockaja,n. v. 02-0002
sansom,j. 02-0549
sansone,giovanni 12-0067
sant"anna,o. a. 11-0235
santamaria,l. 10-0166
santamarina,m. t. 09-0505
santangelo,joseph d. 06-0050
santha,m. 12-0340
santha,t. 09-0049
santiago,noemi 10-0462 11-0455
santos,leme dos h. s. 05-0127
santos,ysabel 12-0655
santoul,c. 11-0586
santurde,g. 01-0457 01-0458
sanyal,s. c. 09-0385
sanz,bernabe 08-0626
sanz,p. 10-0293
saond,a.f 11-0464
sapego,i. i. 06-0308
sapozhkov,i. g. 01-0665
sapozhnikov,g. i. 12-0074
sapundjiev,e. l. 06-0269
sarakbi,m. b. 01-0404
saratsis,ph. 02-0313
sardjana,i. k. w. 10-0286
sarfaty,deborah 10-0141
sari,l. 07-0409
saridaki,e. 03-0111
sarkisjan,n. n. 10-0309
sarkisov,a. kh, 06-0577 07-0411
sarkisov,k. a. 07-0412
sarkkinen,h. 07-0402
sarmah,b. c. 10-0090
saror,d. 08-0406
sarsembaeva,n. b. 01-0329
sartin,j. l. 05-0041
sarusic,gordana 05-0129
sarybaeva,d. v. 10-0189
sasaki,atsuko 02-0436
sasaki,atsushi 09-0098
sasaki,nobuo 07-0024 07-0053
sasaki,norimasa 11-0388
sasaki,yoshihide 07-0437 08-0460 08-0461 10-0469
sasaki,yoshiyuki 04-0045
sasse,h. h. l. 08-0569
sasseville,v. g. 10-0481
sastry,n. s. r. 05-0596
sastry,parimi a. 04-0212
sathananthan,h. 01-0266 11-0135
sato,eimei 06-0267 08-0028
sato,haruhiko 01-0029
sato,hiroshi 04-0514 05-0528 08-0446
sato,k. 05-0308
sato,kei 12-0219
sato,s. 10-0160
sato,shigeru 04-0548 07-0326
sato,shizuo 07-0318
sato,tetsuji 04-0021
sato,tetsuo 03-0611
sato,toshiro 09-0672
sato,yoshiaki 01-0282
sato,yoshihiko 05-0526
satoda,takahiro 03-0021
satoh,yasuko 02-0537
satou,kunio 04-0450
satrov,s. s. 08-0275
satyaswaroop, pondichery g. 12-0163
sauck,d. 04-0269
sauerer,gabriele 02-0292
saul,allan 10-0165
saumande,j. 05-0278
saunders,g. k. 09-0543
saunders,j. c. 11-0594
saupe,ch. 09-0667
saupe,e. 10-0422
sauvagnac,p. 06-0491
sauve,r. 10-0049
sauvez,fabrice denis 04-0658
savage,l. c. 09-0101
savchenko,a. n. 05-0057
savchenko,a. v. 09-0478
savchenko,ju. ih. 07-0494
savchenko,o. n. 06-0258
savel"ev,e. p. 01-0171
savel"ev,v. ju. 10-0578
savel"eva,r. a. 12-0346
savel"eva,v. f. 08-0180
savenkova,v. t. 06-0330
savey,m. 04-0486
savich,r. d. 05-0043
saville,d. h. 06-0518 08-0438
savio,j. d. 10-0069
saviozzi,michela 02-0618
savir,d. 05-0430 07-0245
savost" janov,g. a. 04-0475 04-0480
sawada,takuo 08-0299
sawada,tsutomu 06-0228
sawadogo,g. 10-0231
sawadogo,g. j. 12-0498
sawchenko,paul 04-0266
sawicka-grzelak,a. 01-0363
sawyer,g. j. 11-0559
sawyer,h. r. 10-0085
saxegaard,finn 06-0178
saxer,a. 03-0056
scala,g. 08-0060
scaletsky,isabel c. a. 09-0357
scanes,colin g. 02-0037 04-0010
scanlan,c. m. 08-0615
scaramuzzi,r. j. 12-0246
scarlett,j. 06-0614
scarlett,janet m. 05-0577
scarpa,susanna 10-0041
scarratt,w. kent 08-0524
schaal,k. p. 01-0183
schaap,peter 05-0087
schad,gerhard a. 08-0453
schadler,h. j. 02-0550
schadow,karl h. 04-0213
schaefer,astrid 02-0488
schaefer,cornelia 12-0200
schaefer,r. 12-0136 12-0294
schaefer,w. 11-0134
schaefer-korting,m. 11-0566
schaefer-nolte, cornelia 09-0634
schaeffer,e. 02-0171
schaeffer,janis i. 11-0070
schaeffner,h. 08-0172
schaepdrijver,l. de 04-0003 05-0407 10-0007
schaer,michael 04-0574
schaetzel,ralf 01-0100 08-0107
schagemann,gabriele 01-0493
schain,l. r. 11-0478
schallenberger,e. 07-0252 12-0054
schaller,heinz 04-0444
schalling,m. 11-0117
schams,d. 07-0252 08-0054 12-0054
schanbacher,b. d. 02-0307 09-0305
schanbacher,bruce d. 02-0116 09-0107
schantz,p. m. 01-0516
schaper,ulrike m. 06-0431
scharb,erich 06-0143
scharmann,w. 03-0238
scharner,e. 02-0662
scharrer,e. 01-0027
schattenhofer,o. 06-0315
schatzmann,u. 03-0544 06-0620 10-0508
schauberger,g. 01-0328 04-0309 12-0214
schaufuss,p. 12-0146
schaupeter,angelika 03-0307
scheck,carl b. 09-0148
schede,l. 04-0319
scheer,johanna 06-0573
scheffer,c. 04-0516
scheffler,c. 08-0204
scheibner,g. 06-0722 06-0723
scheidemann,w. 10-0641
scheidt,alan b. 03-0560
scheidt,vicki j. 02-0511
schein,e. 04-0511
schein,eberhard 03-0450
schein,t. e. 12-0482
scheicher,f. 08-0260
schellander,k. 08-0227
schellekens,h. (hrsg.) 01-0229
schellenberg,diane 04-0598
schellenberg,jean-claude 07-0013 11-0015
schels,h. 05-0583 12-0577
schenk,j. l. 02-0130

schenkel,hans 04-0582
schenker,ulrich 10-0657
scheper,j. de 01-0287
scherba,g. 06-0476
scherm,bruno 04-0422
schetters,t. p. m. 11-0438
scheuer,r. 01-0690
scheunert,arthur 05-0145
schiemann,d. a. 03-0612
schiereck,d. e. 08-0208
schilcher,heinz 10-0579
schildger,b. 11-0581
schiller,neal l. 03-0186
schiller,s. 06-0379
schillhorn van veen, t. w. 01-0511
schillinger,gabi 12-0162
schillo,k. k. 11-0098
schilov,w. f. 07-0187
schilow,w. 01-0189
schilow,w. f. 02-0381 07-0336
schilowa,b. 07-0341
schimmel,d. 07-0315 07-0495
schimmel,margit 04-0014
schimmelpfennig,h. h. 12-0307
schimmelpfenning,h. 06-0367
schindele,m. 05-0665 08-0591
schindler,w. 11-0247
schirrmeier,h. 03-0360 03-0367 03-0371
schlafer,d. h. 03-0251
schlag,guenter 05-0568
schlag,guenther 05-0569
schleehauf,s. m. 09-0404
schlegel,b. f. 05-0644
schlegel,f. 01-0167 11-0268
schlegel,w. 08-0227 12-0251 12-0590 12-0591
schlegel,werner 08-0232 10-0268
schlenker,g. 02-0207
schlerka,g. 02-0174
schlerke,g. 12-0486
schlesinger,milton j. 12-0392
schleusener,horst 05-0204
schliesser,th. 07-0373 12-0326 12-0327
schlotfeldt,h. j. 04-0129 04-0138
schlotthauer,j. c. 03-0422
schlueter,h. 07-0361 11-0395
schluetert,h.-j. 07-0486
schmahl,g. 11-0418 12-0105
schmale,m. c. 04-0112
schmauder-choock, elsa a. 12-0150
schmeer,n. 05-0393 05-0394
schmeitzel,lynn p. 08-0505
schmeller,h.-b. 08-0119
schmerr,mary jo f. 10-0367
schmetz,dominique 02-0437
schmid,d. o. 07-0090
schmid,e. 10-0388
schmid,g. 06-0290
schmid,hans 11-0343
schmidhofer,th. 11-0626
schmidt,a. 05-0029
schmidt,b. p. 10-0611
schmidt,g. 09-0030
schmidt,g. m. 12-0127
schmidt,h. 03-0616
schmidt,m. 01-0371
schmidt,michael 05-0613
schmidt,robert e. 06-0150 06-0151
schmidt,vera 05-0246 12-0506
schmidt,wolfgang 08-0490
schmidt-adamopoulou,b. 02-0313
schmidt-lorenz,w. 03-0604
schmidt-pannenbecker,e. 12-0147
schmidt-weinmar,a. 01-0207
schmitt,manfred 01-0227
schmitt,p. 05-0160
schmittdiel,e. 06-0368
schmitz,d. g. 03-0490
schmitz,david g. 10-0600
schmoldt,p. 11-0537
schmuck,w. 05-0394
schneeganss,d. 05-0423
schneeganss,dirk 01-0028 02-0259
schneider,a. 01-0160
schneider,carola 12-0634
schneider,f. 03-0249 03-0250 09-0070
schneider,falk 11-0279
schneider,j. 02-0339 02-0633 03-0233 07-0352
schneider,l. g. 04-0460
schneider,m. 02-0583
schneider,petra 03-0166 03-0167 04-0180 11-0158
schneider,r. 09-0344 09-0345
schneider,renate 04-0431
schneider,reto 11-0236
schneider,rudolf 04-0413
schneider,sabine 03-0486
schneider,w. 05-0166 05-0394
schneider,wolfgang 01-0190
schneiderman,r. d. 01-0208
schneir,josan 04-0009
schnell,annika h. 04-0027
schneweis,k. e. 07-0398
schneyer,alan l. 10-0075
schnitthenner,w. 07-0498
schnorr,k. l. 02-0421
schnurr,d. 08-0045
schnurrbusch,u. 07-0534 07-0535 07-0536
schnurrenberger,paul r. 05-0233
schobert,earl 08-0563
schoeffter,p. 09-0586
schoell,w. 03-0532
schoen,a. m. 04-0687
schoen,w. 05-0162 05-0193
schoenberg,a. 08-0311
schoene,h. 03-0617
schoenebeck-sych, anneliese 01-0145
schoenermark,s. 04-0256
schoenfeld,w. 04-0667
schoenfelder,e. 02-0570 03-0213
schoening,gabriele 05-0611
schoerner,christoph 12-0149
schoess,p. 06-0337
schoff,patrick k. 01-0086
schoilev,ch. 03-0369
schoilew,c. 02-0293
schoilew,ch. i. 12-0348
scholbach,thomas 01-0238
schole,j. 06-0011
scholl,e. 03-0075 03-0076
scholtissek,c. 08-0330
scholz,d. 06-0413
scholz,g. 06-0262
scholz,h. 02-0069 02-0531 02-0532 05-0620 06-0406 07-0543
scholz,t. 11-0143
schomberg,d. w. 11-0104
schon-hegrad,m. a. 01-0213
schoonderwoerd,matt 10-0539
schopper,d. 10-0283
schore,c. e. 08-0301
schorr,g. 05-0226
schotte,m. 03-0444
schoysman,r. 11-0271
schrader,lee ann 11-0615
schrader,t. j. 06-0218
schrag,ludwig 07-0311
schramlova,j. 06-0519
schramm,g.-p. 03-0126 06-0097 06-0098 11-0132 12-0216
schramm,g.-pe. 05-0088
schramm,r. 12-0343
schrank,d. 11-0621
schrauwen,e. 10-0315
schreck,carl b. 03-0153
schreiber,robert d. 05-0481
schreiter,ute 12-0288
schreuder,b. e. c. 06-0376 12-0337
schrier,robert w. 12-0042
schroeder,a. k. 05-0168
schroeder,b. 12-0399
schroeder,h.-d. 06-0316
schroeder,h-d. 04-0393
schroeder,hans-dieter 04-0398 05-0612
schroeder,hobe 08-0052
schroeder,r. 08-0172
schroer,heinrich 04-0242
schryver,h. f. 07-0455
schubert,helmar 06-0694
schubert,st. 11-0447
schuberth,hans-joachim 04-0233
schudel,a. a. 03-0333
schueppel,k.-f. 04-0617
schuetz,w. 04-0100
schuetzler,h. 11-0263 12-0367
schuh,m. 08-0523
schuilimg,g. a. 11-0558
schuiling,g. a. 01-0072
schukken,y. h. 12-0563 12-0564
schukken,ynte hein 03-0509
schuller,w. 02-0407 02-0419 06-0462 08-0375 10-0349 11-0400 12-0410
schulman,alan 04-0691
schulman,alan j. 04-0200 10-0645
schulte,annette 11-0170 11-0607
schulte ringel,a. l. 12-0519
schulte-uebbing, claus 01-0045
schultes,h. 07-0282
schultz,duane r. 06-0221 07-0015
schultz,elizabeth 03-0040
schultze,albert eric 09-0200
schulz,alison 05-0368
schulz,astrid 10-0267
schulz,l. 01-0597
schulz,j. 04-0269 05-0260 07-0515
schulz,o. 01-0597 02-0121 03-0115
schulz,siegfried 06-0567
schulz,w. 12-0400
schulz-key,h. 01-0544
schulze,cornelia 01-0007
schulze,d. 04-0186
schulze,f. 02-0187 02-0574
schulze,gabriel 02-0535
schulze,l. 12-0283
schulze,wilhelm 09-0267
schulze thier,n. 10-0251
schumacher,armin 09-0018
schumacher,bettina 04-0007 08-0007 11-0004
schumacher,gert-horst 06-0004 09-0003 10-0012

schumacher,james 06-0155
schumacher,kai-uwe 04-0007 08-0007 11-0004
schumacher,t. 12-0213
schumacher-perdreau,f. 09-0370
schumann,h. 08-0481
schummer,august 10-0001
schurr,claudia 10-0061
schusser,g. 02-0551 05-0659
schuster,gottfried 12-0347
schuster,r. 02-0496 02-0497 08-0481 12-0458
schutte,a. r. 07-0524
schwabe,c. 08-0571
schwabe,calvin w. 03-0243
schwabenbauer,karin 12-0208
schwager,caroline 06-0713
schwall,r. h. 03-0097
schwartz,anthony 12-0628
schwartz,kent j. 03-0503
schwartz,n. k. 09-0280
schwartz,w. l. 08-0017
schwartz-porsche, dorothea 10-0136
schwartzman,joseph d. 02-0486
schwarz,g. 06-0194
schwarz,r. 10-0017
schwarzer,c. 05-0656
schwarzpaul,w. 10-0282
schwede,h. 10-0513
schwedler,h. 04-0265
schweigel,monika 09-0054
schweigert,f. j. 02-0086 07-0026 11-0090
schweigert,florian j. 04-0052
schwendenwein,ilse 03-0485 06-0464
schwenger,barbara 11-0171
schwensen,kristine 08-0462
schwerin,m. 10-0256
schwidde,h.-e. 01-0260
schwinghammer,k. a. 08-0465
schwyzer,m. 03-0374
sciortino,carmen v. 12-0137
scoggins,r. d. 01-0562 12-0342
scollay,roland 10-0185
scott,d. b. c. 01-0136
scott,danny w. 04-0555
scott,g. r. 10-0371
scott,graham b. 06-0681
scott,june r. 01-0365
scott,mitchell g. 04-0227
scott,n. a. 07-0394
scott,p. r. 11-0577
scriba,m. 04-0477
scriba,manfred 01-0186
scruggs,daniel w. 09-0532
scudamore,j. m. 07-0241
scupin,e. 06-0369
seal,b. s. 05-0456 08-0371
seal,u. s. 06-0297
seamark,r. f. 03-0247
sears,ame e. 01-0461
searson,j. e. 10-0537 11-0368
sebastian,a. lopez 11-0298
sebbag,h. 09-0211
sechelski,john 11-0420
seckl,j. r. 03-0550 04-0067
secombes,c. j. 04-0107
secomes,c. j. 04-0148
sedlacek,oldrich 03-0605
sedlarik,k. 06-0640 06-0641
sedmak,j. james 11-0196
sedov,s. p. 11-0504
sedov,v. a. 04-0380 09-0426
sedova,e. v. 08-0294
seed,john r. 11-0420
seeger,j. 05-0315
seeger,k. 05-0618 08-0143
seeler,d. c. 04-0684 04-0686
seeliger,h. p. r. 08-0278
sefkow,b. 07-0534 07-0535
sefton,a. m. 11-0592
segal,a. w. 01-0179
segerson,e. c. 06-0229 09-0296
segner,h. 01-0127
segura,e. l. 07-0419
sehlhorst,c. s. 01-0268
seida,a. a. 04-0095
seide,r. k. 02-0210
seidel,rosmarie 11-0550
seidler,eberhard 09-0041
seidler,m. 09-0447
seiert,anita 04-0708
seifert,h. s. h. 01-0383 06-0663
seifert,s. 04-0384
seiler,a. 12-0132
seim 3,howard b. 10-0521
seimiya,tukio 06-0564
seipp,adelheid 07-0201
seitz,a. 07-0319
seitz,juergen 03-0114
seixas,d. 03-0234
sejersted,o. m. 02-0072
sejersted,ole m. 07-0028
sekeyova,m. 04-0484
sekhar,v. chandra 07-0021
seki,chiyoko 05-0386
sekizaki,t. 10-0150
sekoni,v. o. 08-0406
sel-sebaie,a. 10-0498
selak,d. 08-0533
selbitz,h.-j. 02-0360 02-0444 02-0587 04-0207 04-0384 07-0322 12-0291
selbnitz,h.-j. 02-0400
selby,brad d. 06-0045
selby,p. l. 09-0529
selcer,k. w. 10-0073
seledcov,v. i. 08-0182
selgrath,j. p. 05-0009
selikhova,o. v. 01-0521
selim,a. r. 08-0089
selimov,m. a. 04-0459
selivanov,d. b. 05-0048
sell,f. 01-0149
selstam,gunnar 06-0255
seltmann,guntram 10-0151
selzer,n. l. 04-0404
semba,r. d. 07-0428
semenjachenko,v. p. 08-0233
semenjak,z. 01-0143
semenkov,l. d. 08-0427
semenov,v. i. 06-0281 07-0106
semler,brigitte 04-0386
semler-schneider,b. 12-0326
semler-schneider, brigitte 12-0327
semmel,m. 08-0185
senf,w. 04-0431
senger,p. l. 08-0217
senger - weil, martina 04-0676
senior,david f. 10-0497
seno,yoshio 03-0137
sentsui,hiroshi 08-0329
senyk,g. f. 06-0712
seo,susan m. 09-0367
seoane,g. 06-0361
sepesy,lisa 07-0164 08-0128
serafim,m. b. 03-0303
serbezov,v. 05-0392
serbezov,v. s. 07-0197
seredenko,m. m. 08-0062 11-0034
seregi,janos 06-0264
seregin,v. v. 06-0304
sergeev,a 04-0436
sergeev,v. a. 06-0399 06-0459 06-0469 06-0470 12-0377 12-0378
sergeev,v. v. 09-0213
sergienko,a. i. 08-0239
sergienko,v. b. 10-0578
serikov,v. b. 05-0048
serteyn,d. 08-0590 09-0641 11-0603
sertich,p. l. 05-0305 08-0208
sertich,patricia l. 10-0242
sesma,m. jose madrigal 11-0423
setchell,b. p. 12-0065
sethi,k. k. 01-0371
setia,m. s. 03-0229
settler,a. 03-0462
settler,angela 02-0382 05-0264 05-0358 06-0627 10-0392 11-0325
settler,angelika 07-0440
sevast"janova,e. k. 12-0584
sevcik,bohumil 08-0218 12-0055
sevcikova,eliska 01-0645
sevellec,claude 02-0319
severin,a. i. 02-0366
severin,glenn a. 10-0139
sevjan,t. k. 04-0707
sewell,m. m. h. 11-0479
seydel,joachim k. 10-0608
seymour,d. j. 03-0436
shabanov,marius 04-0181
shabarshov,i. 12-0113
shabel"nik,g. d. 03-0048
shaddock,j. h. 08-0355
shafeeva,r. s. 02-0446
shafi,shahida 12-0523
shaftoe,susan 04-0673
shagam,n. l. 07-0184
shah,l. a. 05-0139
shah,s. a. 07-0378
shah,s. nasir hussain 09-0333
shah,l. a. 05-0139
shahan,t. a. 01-0616
shahan,tracy a. 06-0494
shahar,a. 06-0215
shakarjan,g. a. 04-0707
shaker,elizabeth 06-0555
shaker,m. 03-0037
shakhov,a. g. 10-0307
shal"nova,g. a. 12-0189
shalomskas,a. v. 07-0379 08-0538
shaltov,v. f. 08-0292
shamyakina,i. y. 07-0558
shanawany,m. m. 04-0655
shane,s. m. 09-0429
shannon,p. 02-0127
shantha,t. 02-0474
shao,m. f. 02-0441
shapiro,b. h. 10-0270
shapiro,wayne 03-0182
shapovalova,k. b. 02-0039
shappell,kristie k. 03-0570
sharif,h. 11-0344
sharif,setareh f. 09-0276
sharipov,s. sh 01-0113
sharko,patty 12-0557
sharma,b. 02-0466
sharma,i. j. 09-0271
sharma,j. m. 03-0378 09-0251
sharma,l. d. 11-0223
sharma,l. j. 07-0096
sharma,o. p. 07-0144
sharma,om p. 06-0588
sharma,p. n. 12-0454
sharma,r. d. 06-0094 06-0276 07-0279 08-0076
sharma,r. l. 09-0503

sharma,raghupati 06-0094
sharma,virendra k. 08-0146
sharman,robert s. 05-0233
sharonov,a. s. 05-0634
sharov,v. a. 08-0308
sharp,d. c. 10-0229
sharp,j. m. 06-0408
sharp,m. w. 06-0563
sharp,nick j. h. 06-0557
sharp,p. j. 02-0038 03-0080
sharpe,k. l. 11-0571
sharpe,r. m. 09-0113
sharpee,r. l. 04-0404
sharrard,r. m. 12-0174
shart,l. a. 06-0108 08-0264 12-0090
shaw,j. m. 05-0573
sheard,nancy f. 03-0202
shearer,j. k. 11-0451
sheehan,robert j. 03-0156
sheffield,lewis g. 02-0075
sheffy,ben e. 04-0555
shegidevich,eh. a. 07-0335
shehi,ridvan 05-0605
sheikh-omar,a. r. 03-0429
sheikheldin,m. a. 09-0079
shejanova,g. m. 06-0006
shekhovcov,s. ju. 08-0221
sheldrake,r. f. 04-0521
shelton,j. n. 06-0053 08-0160 12-0248
shemesh,m. 12-0526
shepard,michael (hrsg.) 02-0080
shepelevceva,n. g. 03-0527
sherashov,s. g. 09-0249
sheridan,a. d. 08-0468
sherrey,john h. 02-0054
sheshberadaran, hooshmand 01-0437
sheshko,p. m. 03-0354
sheshukova,t. a. 10-0003
shesterin,i. s. 07-0131
shetty,t. k. 06-0578
sheveleva,i. d. 01-0014
shevkunova,e. a. 01-0500
shewen,patricia e. 02-0363
shheglovitova,o. n. 04-0246
shhelkunov,i. s. 07-0109 07-0111 12-0089
shhelkunova,t. i. 07-0109
shherbakov,a. m. 09-0464 09-0601
shherbakova,eh. g. 01-0219
shhesterin,i. s. 07-0132
shhurina,g. v. 02-0252
shi,y.-e. 07-0426
shiamatey-koolma,r. 12-0181
shibalova,t. a. 08-0412
shibata,hiroshi 04-0597
shibata,isao 07-0395 09-0209
shibley,g. p. 04-0679
shida,takuo 02-0178
shideler,r. k. 02-0327
shideler,robert k. 08-0154
shiga,akio 03-0038 04-0550
shigin,a. a. 01-0112
shihabi,hanan r. 10-0149
shiino,masataka 01-0635
shikhua,du 06-0129
shille,victor m. 09-0301
shimada,kazuhiro 08-0225 09-0310
shimada,yasuaki 04-0578 07-0265
shimada,zasuaki 07-0264
shimanuki,h. 06-0138 09-0167
shimek,i. 01-0152
shimizu,akira 01-0361 06-0339
shimizu,hirokazu 01-0291
shimizu,mitsugu 04-0450
shimizu,ryosuke 08-0074
shimizu,shinya 09-0477
shimizu,toshimitsu 02-0284
shimko,v. v. 10-0097
shimshony,a. 05-0430
shimura,kameo 09-0473
shimura,osamu 12-0555
shin,s. j. 06-0247 06-0637
shin,s. k. 05-0469
shinagawa,kunihiro 11-0633
shinagawa,morikazu 11-0332
shindoh,chiyohiko 05-0052
shinki,toshimasa 12-0596
shioda,tatsuo 02-0423
shioda,yumi 06-0010
shioya,y. 08-0072
shipilov,v. s. 01-0286 02-0302
shipley,s. k. 08-0220
shirai,mikiyasu 03-0052
shirakawa,hitoshi 04-0559
shirakawa,tadashi 08-0499
shirama,kazuhiko 03-0023
shirasawa,haruyuki 11-0227
shire,peter k. 10-0646
shires,m. 10-0652
shirman,g. a. 09-0412
shirota,kinji 02-0178 03-0173
shishido,hiroaki 12-0195
shishkina,l. n. 11-0226
shishkov,v. p. 01-0426 04-0317 04-0424 06-0149
shishova-kasatochkina,o. a. 10-0450
shiwaku,k. 09-0501
shizururu,judith a. 04-0250
shkap,v. 05-0640
shkarin,n. 10-0541
shkarupeta,m. m. 06-0330
shkurupijj,v. a. 01-0152
shloma,d. v. 04-0248
shmakova,z. f. 01-0171
shmanov,k. s. 08-0291
shobukhova,t. s. 02-0366
shoemaker,david g. 11-0243
shook,g. e. 01-0085
shore,l. s. 12-0526
short,c. e. 06-0666
short,r. e. 04-0090
short,r. v. 05-0069
short,susanne b. 09-0632
shorthose,j. e. 11-0380
shortman,ken 10-0185
shortridge,k. f. 02-0422
shrivastava,a. b. 08-0130
shtefan,m. k. 06-0241
shuba,ya. m. 05-0057
shubik,ju. g. 08-0422 08-0423
shubik,v. m. 11-0238
shuel,reginald w. 07-0143
shukla,j. p. 09-0158
shukla,onkar p. 11-0481
shul"man,b. s. 07-0128
shuljak,b. f. 08-0327
shulkes,a. 02-0035 03-0041
shull,j. w. 05-0304
shupljakov,i. v. 06-0310
shurygin,a. 03-0538
shuster,louis 09-0603 10-0519
shutova,i. v. 10-0410
shutt,d. a. 10-0055
shvedkovskaja,e. v. 10-0307
sibbel,rick l. 06-0626
siddique,i. h. 05-0609
sidler,x. 09-0093
sidorchuk,a. a. 06-0324 08-0555
sidorenko,t. v. 01-0216
sidorov,i. v. 09-0547
sidorov,m. a. 06-0395
sidorov,v. t. 05-0584
sidorova,e. v. 04-0244 10-0171
siebelink,k. 07-0362
siebinga,j. t. 06-0428
siegel,p. b. 10-0395
siegel,r. a. 09-0064
siegfried,j.p. 07-0246
siegle,marie-luise 04-0659
siegmann,o. 03-0174 10-0337
siegmann,otfried 11-0555
siemionek,jan 05-0447
siemoneit-barum,g. 01-0263
sigal,e. 05-0034
sigger,j. n. 02-0110
sigle,barbara 05-0204
signh,rajvir 03-0229
signoret,j. p. 05-0282
sigurdardottir,sunna 02-0211
sijacki,n. 04-0086 04-0087
siko,s. b. 04-0531
silage,dennis a. 11-0011
sileghem,m. 11-0419
silin,d. ja. 04-0558
silley,p. 01-0653 10-0609
silva,indira d. 08-0551
silva,m. de 06-0248
silva curiel,jeannette m. a. da 10-0140
silveira,sineli r. 12-0015
silver,m.. 02-0291
silver,marian 01-0306
simarro,i. 04-0430
simensen,e. 04-0609
simionescu,maya 11-0041
simko,stefan 05-0576
simmen,r. c. 05-0027
simmins,p. h. 06-0633
simmonds,s. j. 11-0224
simmons,b. 04-0251
simmons,h. a. 09-0649
simmons,karen w. 04-0326
simmons,l. g. 06-0084
simo,stefan 02-0663
simoens,p. 01-0009 04-0003 08-0002 10-0007
simon,d. 11-0171
simon,eckhard 01-0029
simon,f. 07-0539 11-0538 12-0573
simon,j. 04-0645
simon,mark r. 10-0056
simon,nicolas 06-0043
simoneau,c. 10-0049
simoneau,j.-a. 08-0066
simonetti,j. 12-0247
simonjan,a. a. 04-0034
simonjan,r. a. 04-0034
simonovich,v. n. 09-0562
simonsen,christian c. (hrsg.) 02-0080
simonsen,m. 01-0476
simpsin,joan m. 10-0310
simpson,a. m. 05-0084
simpson,e. 06-0197
simpson,e. r. 10-0070
simpson,j. m. 07-0506
simpson,j. w. 04-0575 07-0442 10-0444
simpson,lance l. 06-0371
simpson,larry 03-0390

simpson,w. andrew 04-0213
simpson-morgan,m. w. 06-0053 08-0160
sims,michelle m. 01-0304
sims,t. a. 04-0150
sindlar,j. 09-0190
sinel"nikova,a. l. 03-0217
sinell,h.-j. 03-0617
singer,burton 01-0346
singh,a. 10-0020
singh,ajit 04-0411
singh,b. b. 05-0473
singh,b. p. 06-0522
singh,d. k. 03-0133
singh,elizabeth l. 07-0285
singh,g. 01-0169 06-0276
singh,g. b. 07-0279
singh,gurdial 07-0279
singh,m. k. 09-0622
sinha,k. k. 05-0563
sinha,v. r. p. 05-0111 05-0124
sinha,y. n. 11-0103
sinn,d. 05-0458
sinnecker,h. 12-0395
sinski,e. 04-0528
sinski,edward 03-0443
sirard,m. a. 10-0024 12-0241
sirisinha,s. 11-0461
sirkkola,h. 09-0337
sirois,j. 02-0084 10-0081
sirotkin,a. v. 03-0246
sisk,dudley b. 10-0534
sitamura,keiichi 08-0499
sith,prahlad k. 02-0628
siuchninska,urszula 01-0658
sivov,i. g. 06-0168
siwicki,a. 04-0114 04-0118
siwik,s. a. 02-0197
sizelove,w. 06-0580
sizov,ignat 09-0442
sjaastad,oeystein 03-0595
sjoeberg,per 04-0581 12-0614
sjulon,chen 06-0129
sjusjuktin,v. a. 09-0591
skarvall,helena 10-0182
skelley,kevin w. 08-0037
skerve,eystein 08-0622
skichko,n. d. 05-0417
skinner,carolyn 11-0616
skinner,j. d. 09-0273
skinner,michael k. 09-0026
skladany,j. 01-0274
sklarek,j. 01-0667
skopec,a. g. 11-0221
skopec,b. g. 11-0221
skorina,i. a. 09-0262
skoromnyjj,n. a. 05-0055
skovgaard,niels 03-0601
skripnik,v. v. 06-0144
skrodzki,marianne 10-0145
skrzek,zbigniew 04-0063
skrzyszowska,maria 07-0283
skubitz,amy p. n. 02-0236
skuin"sh,a. a. 03-0036
skukla,s. p. 09-0271
skurlatov,ju. i. 01-0091
skvorcov,v. a. 07-0570
skvorcov,v. t. 09-0258
skvorcova,f. k. 01-0120 01-0519
slabezki,y. 05-0136
sladen,william l. 04-0429
slanina,ludovit 02-0218
slappendel,r. j. 01-0492
slaughter,john b. 09-0487
slauson,d. o. 09-0460
slavchev,georgi 08-0629
slbitz,hans-joachim 05-0614
slebodzinski,a. b. 08-0290
slee,k. j. 12-0318
slepchonok,o. f. 02-0267
slepchuk,n. a. 01-0056
slepnev,n. k. 09-0491
slezinger,m. s. 11-0296
slivka,peter 02-0218
slobodenjuk,m. 06-0432
slocombe,r. f. 07-0023 08-0009 09-0292 09-0460
slootweg,m. c. 06-0018
slopek,s. 12-0351
slozina,n. m. 06-0258
sluiter,w. 06-0342
slusher,steven h. 01-0277 04-0695 05-0303 06-0286
slusher,steven h. 08-0504
sluzhava,v. v. 09-0320
sluzhavaja,v. v. 09-0116
smaars,d. 12-0040
smail,a. j. 09-0510
smale,c. j. 02-0409
smart,i. j. 10-0562
smart,marion e. 09-0646
smart,nonie l. 11-0377
smart,wallace 04-0212
smeak,daniel d. 08-0608
smedly,l. a. 02-0264
smets,p. 04-0231
smidova,b. 06-0514
smidt,d. 01-0247 06-0259 11-0307
smidt,w. j. 07-0098 09-0432
smirnov,a. f. 03-0120
smirnov,n. f. 04-0529
smirnov,p. n. 12-0363
smirnov,v. v. 09-0353
smirnow,a. m. 01-0146
smith,a. e. 08-0220
smith,a. j. 11-0114
smith,a. m. 04-0119
smith,b. s. w. 02-0528
smith,barbara l. 06-0155
smith,bill 06-0685
smith,bradford b. 10-0492
smith,bruce j. 11-0218
smith,caroline a. 11-0121
smith,charles 01-0312
smith,charlie e. 08-0114
smith,curtis a. 07-0057
smith,d. j. 01-0212
smith,e. j. 09-0023
smith,e. jill 10-0220
smith,ernest k. 05-0558 09-0458
smith,gary 02-0504
smith,h. j. 02-0506 09-0506
smith,j. e. 01-0241
smith,jana m. 07-0541
smith,jonathan f. 02-0443
smith,k. 08-0413
smith,k. l. 05-0603 10-0569
smith,k. larry 01-0568 05-0019
smith,karen 09-0241
smith,larry 12-0561
smith,laura l. 05-0202
smith,lennart 06-0035
smith,m. c. 10-0143
smith,mary c. 08-0322
smith,n. ty 01-0666
smith,p. 02-0282
smith,r. david. 03-0509
smith,r. davis 11-0254
smith,roger 05-0176
smith,s. v. 06-0055
smith,thomas bates 12-0428
smith,w. david 03-0148
smith-buys,c. m. c. 06-0376
smithers,s. r. 10-0459
smokovitis,a. 09-0087
smolejj,a. i. 01-0088
smollich,a. 05-0632
smolowitz,r. m. 08-0138
smorag,z. 01-0065 09-0327
smrciak,milan 04-0612
smychenko,e. l. 05-0459
smyth,joan a. 02-0451 09-0443 10-0408
snasil,milan 10-0638
snelgrove-hobson,m. 03-0493
sneyers,m. 03-0537
snippe,h. 02-0251
snitzer,j. 02-0100
snitzler,j. 02-0099
snodgrass,david 08-0534
snow,d. h. 10-0195
snow,david 08-0047
snowdon,k. e. 09-0506
snowdon,k. l. 01-0526
snyder,d. b. 08-0334
snyder,jack r. 04-0197
snyder,patti s. 12-0611
sobiczewska,e. 09-0504
sobiech,krzysztof andrzej 11-0515
sobiraj,a. 06-0615
sobko,a. i. 12-0382
sobolev,v. s. 12-0076
sobonya,r. e. 04-0241
sobotkova,eva 08-0191
sobotkova,j. 11-0177
sobotkova,jaroslava 11-0378
socha,a. s. 01-0593
socha,daniela 02-0136
sochor,heinz 03-0194
soe,a. k. 08-0463
soeder,olof 11-0216
soegnen,erling 11-0139
soerensen,k. j. 01-0473 06-0471
soevenyi,jozsef 06-0107
sofronov,b. n. 08-0167
sogin,m. l. 03-0402
sokol,jozef 10-0625 11-0502
sokola,wlodzimierz 12-0608
sokolenko,a. a. 06-0172
sokolov,m. n. 04-0615 07-0335
sokolov,s. g. 08-0273
sokolov,v. d. 08-0272
sokolov,v. e. 04-0317
sokolova,a. s. 04-0396
sokolova,e. ja. 10-0298
sokolova,k. ja. 10-0410
sokolova,l. n. 08-0272
sokolova,m. a. 08-0006 08-0024
sokolova,n. a. 06-0593 06-0594
sokolova,o. j. 09-0685
sokolova,t. m. 02-0253
sokolovskaja,i. i. 07-0094 11-0221
sokolovskijj,a. v. 04-0032
solano,r. 07-0073 07-0082 07-0083 08-0224
solaro,k. l. 11-0031
solbach,w. 04-0494
soler-rodriguez,a. m. 04-0218
solignac,t. 09-0686
soliman,m. 11-0632
soliman,m. m. 07-0550 07-0562
solisch,p. 01-0415
soll,m. d. 11-0494
soloff,melvyn s. 06-0029
sologub,l. i. 03-0034
soloneko,a. a. 08-0307 09-0406
solorzano,n. m. 05-0071 05-0305
solorzano,r. f. 08-0346 09-0569
solov"ev,ju. v. 01-0157
solov"ev,n. a. 06-0253

solov"eva,l. f.. 05-0140
solov"eva,m. f. 04-0248
soma,lawrence r. 07-0458
somme,g. 04-0222
sommer,h. 02-0518 07-0456
somoens,p. 07-0163
son,d. van 08-0145
sonawane,s. a. 07-0099
sonea,i. 02-0059
sonea,ioana 09-0200
sonenshine,d. e. 12-0064
song,y. l. 09-0134
sonin,m. d. 01-0543
sonnenschein,p. 12-0625
sonnenwald,bernd manfred 04-0624
sonnichsen,h. v. 05-0550
sonobe,h. 09-0202
sonoda,kaname 08-0612
sopinska,antonina 01-0094
sordillo,l. m. 05-0593 10-0565
sorochenko,g. 04-0289
sorokulova,i. b. 09-0353
sosnicki,a. 10-0128
sosnik,udi 01-0299
sotirov,liljn 12-0217
sotnikov,a. n. 03-0169
soufir,j. c. 11-0272
soule,j. dianne 02-0544
soulsby,e. j. l. 04-0515
sourek,jiri 08-0274
souriau,a. 06-0623
sousa,candace 01-0596
sousa,candace a. 04-0489
southcott,w. h. 12-0462
southee,debra j. 07-0408
southee,j. a. 10-0274 10-0275 10-0276
southward,g. m. 07-0295
souza,w. de 01-0490
souza-spinosa, helenice de 06-0581
soveri,t. 02-0024
sow,a. d. 05-0330
sow abdoul,d. 06-0468
soyoola,e. 07-0078
spaan,jos a. e. 11-0024
spackman,claire j. a. 06-0160
spanel-borowski,k. 02-0102
spangler,william 01-0596
spannl,m. 06-0542
spano,joseph 08-0522
spanoghe,l. 01-0357
spanoghe,p. 01-0348
sparks,h. v. 11-0525
sparshott,s. m. 02-0238
spears,jerry w. 02-0524
specht,t. e. 12-0541 12-0644
speck,j. 06-0438
speer,c. a. 06-0509 11-0427 11-0431 12-0465
speiser,f. 11-0447
spence,j. a. 02-0528
spence,john 08-0595
spencer,pamela a. 09-0655
spengler,d. 01-0275
spensley,michael s. 09-0286
speranskaja,o. n. 10-0572
speranskij,d. l. 05-0178
spicer,l. l. 11-0095
spiegel,d. 02-0133
spieker,r. 12-0039
spielmann,c. 06-0678
spierenburg,th. j. 06-0299
spies,harols g. 09-0272
spiess,a. 02-0606
spijkers,h. 07-0368
spillmann,h. 03-0604 06-0713
spillmann,stephanie k. 10-0391
spincemaille,j. 04-0003 05-0407
spinks,g. a. 12-0139
spira,d. t. 12-0433
spira,william m. 07-0329
spiranti,n. o. 07-0127
spire,m. f. 06-0230
spirig,ch. 01-0466
spirito,michael 02-0567
spitz,i. m. 09-0097
spitzer,e. 03-0213
spivak,n. ja. 02-0254 02-0356
splitter,g. a. 02-0192
splitter,gary a. 08-0158 10-0159
spoerke,david g. 08-0517
spoerke,susan e. 08-0517
spohr,marlene 01-0170
sponenberg,d. 12-0127
spooner,r. l. 11-0096
spotts,c. b. 01-0011
spradbrow,p. b. 05-0422
sprague,randy s. 08-0038
sprangers,s. a. 07-0271
sprecher,d. j. 12-0222
spremberg,f. 04-0572
springbett,a. j. 06-0074
springmann,b. 10-0243
springmann,k. 04-0100 07-0276 09-0316 10-0243
sprotte,irina 11-0249 11-0401
sprouse,ronald f. 04-0379
spruck,c. h. 02-0222
spurlock,gareth h. 06-0559 06-0677 10-0647
spurlock,shauna l. 06-0559 10-0647
spychalski,grzegorz 12-0260
squara,gisela 09-0326
squires,e. l. 02-0327 02-0328 05-0064 06-0288 07-0102
squires,edward l. 06-0284 08-0154
sreenan,j. m. 06-0260
sridhar,b. 08-0593
srikumaran,s. 02-0213
srinivasappa,javaraiah 03-0364
srivastava,anil k. 05-0095
srivastava,r. k. 12-0223
srivastava,satya p. 02-0628
st-jaques,sylvie 05-0215
st-pierre,n. 11-0101
staak,ch. 08-0143
stabenfeldt,g. h. 07-0075 07-0084
stackhouse,l. l. 09-0282
staecker,b. 11-0623
staehr,r. 11-0601
staerz,uwe. 05-0197
stagel,georg 04-0097
stajjkova,valiana 07-0182
stajner,b. 12-0110 12-0111
stallbaumer,manice 10-0427
stallknecht,d. e. 09-0429
stamatovic,s. 04-0549 09-0027
stanberry,lawrence r. 07-0397
stanchev,khristo 12-0624
stancioiu,s. 05-0122
stanciulescu,v. 05-0122
standal,mari 03-0129
stanek,ch. 01-0680 02-0649 02-0650 05-0686 06-0318 10-0305
stanek,gerold 06-0647
stanislav,v. i. 06-0326
stanislavskij,e. s. 02-0365
stankiewicz,m. 09-0504
stankiewicz-berger, hanna 03-0601
stankov,b. m. 10-0285
stanley,e. r. 10-0328
stanley,w. 04-0225
stannard,anthony a. 04-0489
stansfield,s. c. 03-0098
stanton,hubert c. 07-0461
stanton,t. b. 11-0376
stanton,thomas h. 05-0202
stapleton,k. j. 09-0126
starick,e. 03-0338 03-0346 12-0364
starke,r. 10-0148
starling,g. c. 03-0195
starobinas,n. 08-0407
stashak,ted s. 07-0161 12-0636
staubesand,j. 12-0001
staudacher,g. 11-0569 12-0515 12-0571
staudacher,m. 12-0515
stave,j. w. 02-0410 05-0105
stavskaja,s. s. 05-0354
stebbins,k. e. 06-0154
stecenko,i. i. 04-0032
stecenko,o. n. 07-0210
steckel,r. r. 03-0578
stednick,j. d. 05-0529
steel,f. 12-0001
steel,j. b.chison 12-0598
steele,d. p. 11-0019
steele,p. 11-0509
steen,m. 11-0483
steenhoven,a. a. van 10-0016
stefanczyk-krzymowska, stanislawa 06-0017
stefanek,jan 10-0223
stefaniak,tadeusz 01-0396
stefanovic,j. 07-0537
stefanovich,g. v. 09-0313
steffan,p. 08-0449
steffen,m. j. 06-0190
steffens,w. 01-0089
steffert,i. j. 03-0004
steffey,e. p. 03-0029
stegelmeier,bryan l. 07-0546
steger,g. 09-0191
steiger,a. 03-0283
steiger,andreas 03-0285
steiger,victor 01-0019
stein,h. 02-0270 07-0235 08-0203 12-0204
stein,l. e. 12-0646
stein,roy a. 03-0150
stein,thomas e. 10-0226
steinbach,g. 04-0234 07-0322
steinbrink,h. 12-0480
steineck,theodora 05-0485
steiner,a. 02-0543
steinhagen,p. 02-0438 04-0453 05-0450 07-0370
steinhardt,m. 02-0576 12-0045 12-0046
steinhauer,d. a. 01-0408
steinhauser,hubert 05-0283
steinmann,corinna 03-0075 03-0076
steinstrass,ulbrich 04-0527
steiss,j. e. 10-0666
stella,a. 07-0043
stellflug,j. n. 06-0295 06-0632
stellmacher,hildegard 02-0401
stelwagen,j. 09-0291
stelzner,a. 12-0154
stelzner,axel 01-0228 12-0171
stenhouse,a. m. 11-0018
stenhouse,n. s. 11-0018
stenzel,d. j. 04-0496
stepanenko,v. s. 01-0426
stepanjan,r. a. 04-0034
stepanov,a. n. 02-0206
stephan,e. 01-0327 01-0338
stephan,r. 01-0356
stephens,d. b. 04-0303
stephens,l. r. 08-0217 11-0495
stephens,p. r. 04-0693

stephens,paul r. 09-0655
stephens,s. 02-0612
stephenson,alan h. 08-0038
stephenson,r. 03-0082
stepkowski,s. m. 02-0237
stepnaja,o. a. 11-0346
stepnicki,andrzej 04-0063
sterba,frantisek 02-0483 03-0409
sterk,a. 05-0161
stern,y. 05-0136
sternfeld,m. d. 03-0259
steroniewicz,zdzislaw 10-0330
stettner,m. 09-0447
steven,tracy l. 05-0172
stevens,dennis l. 03-0317
stevens,eric 03-0194
stevenson,j. s. 05-0025 11-0579
stevenson,jeffrey s. 08-0248 10-0237
stewart,d. r. 02-0288
stewart,david j. 08-0312
stewart,f. 02-0077
stewart,h. j. 05-0063
stewart,julie a. 06-0415
stewart,laurie j. 01-0575
stewart,t. bonner 11-0446
stewart-scott,i. a. 06-0243
stice,s. l. 12-0253
stick,john a. 03-0570 11-0518
stickle,russ. l. 02-0553
still,j. 01-0634
stills jun.,harold f. 04-0379
stilson jun.,a. e. 12-0002
sting,r. 12-0146
stipkovits,l. 12-0340
stirnimann,j. 09-0536 10-0127
stirtzinger,tatiana 04-0425
stitz,lothar 04-0224
stjoerne,p. 01-0052
stocker,a. d. 11-0176
stocker,h. 10-0245
stocking,carol 01-0418
stocks,d. c. 04-0267
stoddart,m. e. 05-0429
stoddart,r. c. 03-0456
stoeber,m. 06-0467 07-0380
stoeppler,h. 06-0697
stoermer,r. 04-0018
stoessel,eva-maria 04-0064
stojanov,khristo 05-0663 09-0626
stojanov,konstantin 11-0531
stojanov,stojan 05-0261
stojanov,tonju 02-0125
stojew,i. 04-0637
stojicevic,s. 08-0548 09-0359
stojkovic-atanackovic,milica 04-0407
stokes,c. r. 02-0229 11-0264
stoklosowa,s. 02-0101
stoklosowa,stanislawa 09-0086
stolen,s. 04-0145
stolk,p. w. th. 03-0062
stolla,r. 06-0290
stolp,r. 04-0201
stolpe,j. 01-0334
stone,b. a. 03-0247 07-0079
stone,d. k. 06-0080
stone,elizabeth arnold 10-0664
stopiglia,angelo joao 07-0586
storm,bernhard 04-0533
storm,p. k. 04-0341
stornetta,d. 06-0157
storts,r. w. 06-0550 06-0574
stott,e. j. 02-0424 03-0357 03-0498
stott,g. g. 06-0002 06-0007
stott,j. l. 01-0442 04-0446
stouffer,r. l. 09-0619
stover,susan m. 03-0579
stoya,w. 03-0168
strain,george m. 01-0402
straiton,edward c. 05-0524
strance,richard j. 09-0164
stranzinger,g. f. 06-0166
stranzinger,gerald 06-0048
strassburger,juergen 11-0550
straub,o. c. 01-0410 04-0606 06-0466 10-0362 11-0405
straub,r. 06-0620
strauch,d. 02-0341 10-0214
straw,rodney c. 03-0574
strebelow,g. 01-0414 01-0416
streck,h. 04-0494
streemannarayana,oruganti 04-0589
strelko,ju. a. 12-0080
strelkova,m. r. 04-0327
streu,j. 01-0281
strickler,ronald c. 09-0065
stringfellow,d. a. 05-0374
stringfellow,david a. 04-0368
strnad,z. 10-0561
strobbe,r. 03-0331 03-0334 06-0407
strobel,robert j. 06-0652
strojek,reiner manfred 02-0324
stromberg,b. e. 03-0422
stromberg,p. c. 08-0465
strupulis,a. p. 12-0361
struthers,j. k. 04-0432
struwe,r. 04-0187
stryszak,andrzej 03-0312
strzemienski,p. j. 02-0263 07-0528
strzezek,jerzy 01-0081 06-0092
stuart,e. s. 02-0188
stuart,f. a. 05-0401
stuart,l. d. 09-0296
stuart,larry d. 06-0582
stuart,noel 03-0140
stuart,robert l. 01-0566
stubbings,l. a. 11-0575
studdert,m. j. 10-0398
studer,arnold d. 12-0473
studer,peter 09-0177
studnicka,m. 04-0118
studzinski,tadeusz 01-0022
stuebgen,m. 12-0282
stuerenberg,f.-j. 08-0103
sturman,h. 07-0549
stuttard,e. 10-0195
stutts,m. j. 02-0040
styblo,m. 09-0525
su,h. c. 02-0099
suarez,v. h. 03-0434
subbotin,v. v. 06-0395
subotic,b. 08-0003
succi,giuseppe 03-0278
sudakov,k. v. 10-0039
sudaric,f. 04-0397
suess,gabriele 11-0237
suess,ursula 06-0048
suetina,l. a. 03-0094
sugane,kazuo 03-0432
sugano,shigeru 11-0061
sugejjl",kh a. 11-0020
sugimura,hajime 02-0651
sugiyama,hiromu 03-0423
suhayda,d. 09-0495
suhren,gertraud 06-0714 06-0715 12-0663
sukhareva,n. n. 08-0193
sukhdeo,m. v. k. 06-0515 08-0430
sukhikh,g. t. 04-0246
sukhin,a. b. 05-0048
suknidze,c. g. 10-0064
sula,karel 08-0191
sulcova,ivana 02-0483
sulila,p. 08-0181
sulk,i. 03-0332
sullam,paul m. 10-0326
sullivan,j. j. 06-0095 07-0532
sullivan,n. d. 05-0572
sulo,xhelo 10-0091
sultanov,g. i. 02-0154
sultanov,g. v. 10-0303
sumbung,f. p. 01-0297
sumi,n. 07-0071
sumida,c. 01-0064
summers,b. a. 09-0205
sun,daxi 12-0297
sun,ping 09-0244
sunaga,fujiko 04-0510 10-0435 10-0436 11-0439
sunagawa,katsunori 04-0046
sundberg,j. p. 01-0162 07-0564
sundberg,john p. 03-0178
sundrum,a. 04-0240
sundrum,albert 04-0239
sundstrom,deborah a. 10-0497
suranyi,a. 12-0333
suranyi,michael g. 10-0188
sureau,pierre 08-0354
surneva-nakova,ts. n. 09-0094
susani,m. 10-0200
susko-parrish,j. 09-0606
suslov,a. p. 08-0182 09-0258
suslova,a. i. 01-0014
sustrova,lubica 09-0613
suter,m. m. 09-0205
sutherland,s. s. 03-0327
sutherst,r. w. 09-0512
sutormina,t. m. 05-0335
sutra,j. f. 01-0660
sutra,l. 01-0376
suttie,j. m. 11-0119
suttle,n. f. 07-0523
sutton,b. j. 06-0198
sutton,r. h. 08-0468
suurd,g. j. 09-0063
suzina,n. e. 05-0354
suzu,shinya 02-0423
suzuki,hiroshi 01-0687 11-0416
suzuki,jun 03-0311
suzuki,osamu 08-0225
suzuki,shoko 07-0318
suzuki,taiko 04-0415
suzuki,yasuhiro 05-0481
suzuki,yoshinao 08-0466
svandova,iva 12-0444
svedberg,jan 12-0292
svennerholm,ann-mari 07-0330
sverin,a. i. 11-0346
svidron,v. 06-0684
svilenov,d. 01-0517
sviridov,l. p. 05-0194
svoboda,m. 01-0503
svobodova,marie 08-0191
svobodova,v. 01-0503
swaim,steven f. 02-0631
swaney,lois m. 09-0416
swartz,rodney p. 09-0220
swayne,d. e. 09-0542
sweeney,c. r. 01-0399
sweeney,corinne raphel 04-0351 07-0458 10-0512
sweeney,r. w. 01-0399
sweeney,raymod w. 06-0613
sweeney,raymond w. 09-0375
swenne,i. 04-0027
swerdloff,r. s. 12-0059
swerdloff,r.s. 02-0065
swiatecki,aleksander 12-0184
sydow,g. 01-0425
sykes,a. r. 07-0433

symington,w. m. 01-0653
symons,a. m. 06-0058 07-0269
syrcov,v. v. 11-0180 12-0570
syred,a. 09-0414
syrop,c. h. 04-0272
sysoev,a. v. 01-0118 01-0119
syuto,bunei 04-0216
szabo,bela 10-0061
szabo,e. 12-0309 12-0316
szabo,gyoengyi 05-0203
szakacs,j. 08-0617
szalak,marian 02-0001
szatkowska,cecylia 09-0050
szatkowski,edward 11-0012 11-0013
szeleszczuk,piotr 03-0335 11-0410
szell,a. 12-0248
szemeredi,gy-ne 12-0371
szent-ivanyi,t. 06-0311
szentkuti,laszlo 05-0044
szerman-joly,ethel 11-0272
szita,josef 05-0169
szoelloesi,d. 11-0300
szovatay,g. 12-0275
szteyn,joanna 01-0643 08-0627
szteyn,stanislaw 11-0012 11-0013
szuba,z. 03-0024
szubstarska,alicja 10-0321
szvobody,gyoergy 01-0185
szweda,wojciech 03-0376
szych,jolanta 05-0344
szydlowski,antoni 03-0608
szymonis-szymanowski, wieslaw 09-0656
szynkiewicz,zbigniew 06-0331 09-0614
taatjes,douglas j. 01-0366
tabaa,d. 09-0430
tabares,e. 01-0458
tabaru,hideki 07-0053
tabatabai,l. b. 01-0375
tabatschnik,alexander lwowitsch 03-0184
tabbaa,d. 02-0460 06-0421
taber,s. 07-0150
tabibzadeh,siamak s. 08-0149
taboada,joseph 08-0424
tabor,d. r. 03-0216
tadaki,eiko 01-0034
tadic,m. 08-0297
tadina,tatjana 05-0390
taffs,r. e. 12-0169
tafro,a. 08-0111
tagg,j. r. 09-0579
taguchi,hideaki 11-0416
taher,el. s. 04-0016
tai,c. 09-0120
tai,j. h. 10-0543
tai,j. j. l. 09-0120
tainturier,d. 05-0406 05-0588 09-0304 10-0258 10-0286 11-0310
taira,sumiko 02-0199
taisova,a. s. 10-0309
tajima,kenichi 09-0129
tajima,m. 07-0509 10-0342
tajima,masanori 08-0386 11-0406
tajima,motoshi 02-0176 04-0199
takada,hiroshi 04-0203
takada,kaoru 11-0175
takahashi,hideyuki 06-0512
takahashi,hiroshi 04-0046
takahashi,junichi 04-0043
takahashi,kiyoshi 03-0337
takahashi,osamu 03-0021
takahashi,shigeo 06-0305
takahashi,t. 10-0272
takahashi,toshio 08-0299 09-0393
takahashi,y. 12-0468 12-0469
takahashi,yukinori 09-0131
takahashi,yukio 08-0419
takai,shinji 04-0601
takamatsu,h. 07-0358
takano,s. 10-0080
takase,hiroyuki 04-0230
takase,k. 11-0573
takase,kozo 09-0252
takashima,ikuo 05-0386
takata,masakazu 10-0540
takats,c. 06-0514
takats,csilla 11-0561
takayanagi,naoya 07-0357
takayanagi,t. 07-0418
takeda,s. 04-0254
takeda,takao 02-0598 11-0503
takeda,takeo 07-0022
takemaru,iwao 03-0143
takemura,naoyuki 12-0490
takeshita,kiyoshi 05-0528
takeuchi,makoto 02-0199
takeuchi,shoshichi 01-0282
takeuchi,shotaro 04-0348
takuma,hiroshi 08-0318
takuwa 12-0496
tal"drik,a. a. 10-0298
talafantova,m. 12-0554
talanov,g. a. 09-0546
talanova,v. 07-0210
talavera,a. 03-0187
talavera,f. 02-0097
talbot,p. j. 03-0220
talbot,r. t. 02-0038 03-0080
taleb,o. 11-0003
talipov,m. s. 12-0047
talor,e. 06-0189
talwar,g. p. 05-0397 07-0220
tamai,t. 03-0321
tamang,r. k. 10-0535
tamanini,c. 06-0060
tamura,yutaka 08-0299
tanabayashi,kiyoshi 11-0633
tanabe,makoto 11-0332
tanaka,atsushi 04-0361
tanaka,david t. 01-0031
tanaka,hirofumi 12-0596
tanaka,hozumi 03-0177
tanaka,makoto 09-0141
tanaka,masayuki 11-0388
tanaka,shigetake 04-0278
tanaka,shuichi 06-0564
tanaka,t. n. 06-0451
tanaka,teruo 02-0083
tandon,s. k. 12-0534
tang,m. 03-0084
tang,s. s. 03-0188
taniguchi,k. 02-0255
taniguchi,norihiko 03-0137
tanimoto,t. 09-0202
tanimoto,tadashi 02-0178
tanimura,nobuhiko 07-0157
tanios,n. i. 05-0090
tannahill,lesley a. 06-0022
tanner,d. q. 05-0529
tannert,w. 04-0307
tanowitz,herbert 01-0501
tanowitz,herbert b. 02-0490
tantaswasdi,urasri 03-0384
tao,le van 11-0334
taoudi,a. 05-0388 07-0501
tappe,j. 09-0373
taradojnik,t. 04-0285
tarakanov,v. i. 01-0508
tarani,habibollah 05-0598
taraschewski,h. 02-0619
tarasiuk,kazimierz 01-0664
tardio,joseph l. 06-0333
targowski,s. p. 09-0577
tarloff,j. 11-0587
tarnawska,malgorzata 09-0086
tarodi,b. 04-0467
tarrier,m. p. 08-0520
tasei,j. n. 09-0180
tashev,stancho 09-0540
tashiro,takashi 03-0021
tasho,afroviti 03-0549
tasker,e. j. 08-0586
tasnadi,r. 05-0089
tat"jan,m. v. 06-0165
tatarincev,n. t. 04-0380
tatarov,genadi 09-0444
tatarov,genadijj marinov 02-0464 06-0436
tateno,h. 01-0076
tateyama,susumu 03-0449 06-0537 07-0157 09-0209
tatini,s. r. 04-0342 04-0344
tatner,m. f. 01-0102
taubman,m. a. 01-0212
tauc,ladislav 04-0215
taureck,karin 05-0412
tauritis,a. k. 04-0649
tauson,e. l. 02-0366
taussig,m. j. 05-0179
taverne,m. a. m. 09-0072
tawaki,seiichi 09-0127
tawfeek,f. 10-0434
taylir,w. p. 03-0355
taylor,a. 11-0078
taylor,a. e. r. (hrsg.) 08-0398
taylor,d. 02-0611
taylor,d. e. 12-0151
taylor,d. h. 03-0541 11-0466
taylor,d. j. 07-0343
taylor,david 08-0268
taylor,f. g. r. 04-0547
taylor,g. 02-0424
taylor,h. w. 06-0244
taylor,l. m. 06-0532
taylor,m. a. 10-0451 12-0464
taylor,m. g. 01-0514
taylor,m. j. 02-0208 03-0198 04-0268
taylor,s. m. 06-0525 06-0526 06-0534 09-0556 11-0475
taylor,s. p. 10-0280
taylor,ted 05-0348
taylor,w. p. 10-0371
taylor,wade a. 02-0172
taylor-edwards,cariel 04-0250
taylor-robinson,d. 05-0385
tazaki,m. 03-0020
tazulakhova,eh. b. 10-0593 12-0187
tchen,p. 07-0190
te punga,w. a. 03-0415
teale,a. j. 02-0214
tec,v. v. 02-0601
tech,virginia 02-0521
tegoshi,t. 01-0506
tehteh,esmaranda 10-0368
teisseire,bernard p. 11-0062
teitler,joan 04-0406
tejedor,francisco 04-0666
tekpetey,f. r. 09-0106
tekwani,babu l. 11-0481
telfer,e. 03-0273
telhelm,b. 03-0577
tellhelm,b. 11-0622
tellhelm,bernd 03-0484
temirbekov,d. a. 01-0541
temnikhanov,ju. d. 07-0110 07-0116
templeton,joe w. 05-0176
tenenhouse,a. 03-0093
tenhunen,e. 01-0608
tenter,astrid m. 11-0433
tenter,astrid margareta 01-0195
teranishi,haruka 01-0361 06-0339
terplan,g. 01-0692 06-0704 11-0630 12-0657
terporten,p. 01-0656
terpstra,c. 05-0435 06-0465 07-0382 07-0400
terqui,m. 04-0105
tesarcik,j. 01-0095
tesic,m. 04-0603
tess,michael w. 10-0133
teterev,i. i. 11-0338
tetsumoto,toru 11-0175

tetzlaff,christine l. 12-0447
teuber,michael 12-0648
teuffert,j. 09-0428
teuscher,e. 02-0352
tewes,s. 11-0374
tezuka,tomoyuki 02-0284
thacker,b. j. 05-0440 07-0263
thacker,richard r. 02-0520
thalmann,alfred 02-0556
thalmann,g. 01-0416 01-0417 03-0330
tham,w. a. 06-0716
thanawala,a. j. 07-0099
thatcher,craig d. 01-0567
thatcher,e. f. 05-0213
thatcher,w. w. 05-0075 08-0083 09-0074
thawley,david 02-0462
thawley,david g. 08-0374
theilen,gordon h. 12-0122
thein,p. 05-0626 07-0392
theisen,lori k. 01-0245
thelestam,m. 01-0193
thelu,jacques 03-0403
theron,a. 01-0512
thibault,c. 06-0256
thibier,m. 07-0100 07-0273 09-0610 12-0070
thiebaud,g. 02-0641
thiebault,j. j. 10-0548
thiemann,gerald 06-0312
thiemann,k.-g. 04-0586 07-0473
thiemoko,c. 05-0330 06-0468
thiermann,a. b. 06-0179
thieulant,m.-l. 03-0109
thijssen,r. 02-0429
thirloway,larry 03-0495
thiry,e. 02-0406
thodte,c. 11-0397
thoen,o.arles 08-0306
thom,r. 03-0201
thomaneck,uwe 03-0298
thomas,a. a. m. 06-0404
thomas,a. d. 10-0514 11-0347 12-0139
thomas,chester 12-0270
thomas,d. b. 02-0233
thomas,d. l. 12-0646
thomas,e. m. 01-0527 04-0641
thomas,g. b. 09-0077
thomas,i. 04-0458 12-0401
thomas,j. g. 01-0535
thomas,l. h. 03-0357 03-0498
thomas,p. 01-0129 04-0123 04-0167
thomas,ph. 09-0275
thomas,phillip c. 06-0626
thomas,r. r. 12-0328
thomas,steven a. 11-0064
thomas 3,henry m. 03-0035
thomassen,ragnar 09-0112
thompson,catherine c. 01-0015
thompson,d. e. 11-0486
thompson,f. n. 07-0260
thompson,h. 02-0616 03-0370 07-0391
thompson,j. g. e. 02-0093
thompson,j. s. 04-0165
thompson,l. h. 11-0128
thompson,michael r. 07-0191
thompson,r. c. a. 06-0521
thompson,suzanne 11-0616
thompson,w. j. 02-0579
thompson,william 03-0230
thompson jun.,d. l. 09-0013 11-0091
thomsen,gerd 05-0511
thomsen,i. 12-0423
thomsen,karen 03-0573
thomson,j. a. 02-0077
thomson,j. r. 03-0514
thonier,f. 10-0606
thoonen,h. 08-0541
thorburn,g. d. 04-0084
thordarson,g. 06-0055
thornburg,larry p. 07-0465 08-0263 08-0510 09-0630 10-0504 11-0324
thornton,r. f. 12-0604
thornton,s. n. 01-0080 11-0063
thorpe,colin 07-0035
thouin,m. h. 05-0660
thouvenot,j. p. 10-0231 12-0498
thrall,donald e. 08-0133
thrasyvoulou,andreas 10-0113
threlfall,w. r. 05-0266 07-0256
thrusfield,michael 10-0299
thun,rico 10-0032
thurmon,john c. 01-0626
thurom,j. c. 12-0044
thysen,iver 07-0294
tiba,t. 04-0094
tibbitts,f. d. 08-0071
ticer,james 02-0544
tielen,m. j. m. 10-0515
tielens,a. g. m. 12-0456
tiemann,u. 05-0061
tienken,hans-juergen 04-0672
tiesse,d. 07-0486
tietz,h. j. 02-0485
tietz,h.-j. 06-0177
tietze,e. 01-0178
tijssen,p. 03-0361 06-0435
tikhomirov,s. m. 04-0643
tillack,p. 08-0259
tillet,yves 09-0015
tilly,j. l. 07-0080
tilton,james e. 12-0052
timbrell,john a. 12-0533
timchenko,n. f. 06-0351
timkovicova,m. 11-0333
timm,karen i. 04-0563
timofeev,b. a. 09-0631
tinnikov,a. a. 11-0038 11-0086
tinquist,j. d. 01-0557
tinsley jun.,philip e. 05-0688
tipold,andrea 02-0551 05-0659
tirgari,m. 09-0652
tirrell,s. m. 02-0188
tischer,ilse 11-0382
tischner,marian 06-0096
tisdall,d. j. 08-0373
tishhenko,l. g. 01-0519
titchen,d. a. 02-0035 02-0068 03-0041 05-0503 07-0032
titova,l. g. 08-0624
tivchev,georgi 12-0285
tiwari,r. p. 01-0169
tixier,michele 09-0121
tizard,ian 04-0232
tjeerdema,ronald s. 09-0153
tjuleneva,g. v. 05-0038
tjurin,v. g. 06-0300
tjurin,v. v. 06-0108
tkachenko,e. g. 01-0176
tleukhanov,a. 05-0482
to,masaharu 10-0480
toal,robert l. 07-0611
toan,ph. v. 09-0677
todd,d. 10-0408
todhunter,d. a. 05-0603 10-0569
todhunter,rory j. 12-0639
todorov,jancho 02-0317
todorovic,d. 07-0262
toepfer-petersen, edda 01-0026
toernquist,mats 12-0579
toerzsoek,k. 06-0634
togawa,kazuhiko 02-0461
toigombaeva,v. s. 04-0459
tojo,hiroyuki 05-0526
tol,hubert h. m. van 03-0106
tolkunov,ju. a. 06-0021
tollis,m. 09-0640
tomanek,j. 01-0105
tomanek,josef 01-0103
tomanek,robert j. 03-0054
tomar,r. s. 02-0475
tomas,juan m. 10-0163
tomasso,j. r. 08-0117
tomasz,alexander 07-0538
tomaszewska,alicja 03-0443
tomaszewska,barbara 10-0119
tomescu,v. 01-0350
tomimura,tamotsu 03-0423
tomita,masanobu 05-0483
tomizawa,yasushi 09-0132 09-0149
tomnatik,v. e. 07-0120
tomonari,kyuhei 11-0203
tomori,o. 08-0331
tomov,trifon 03-0280 05-0520 12-0041
tompkins,mary b. 09-0419
tompkins,ronald g. 11-0612
tompkins,w. a. f. 10-0365
tompkins,wayne a. f. 09-0419
tonelli,quentin 12-0356
tonetta,s. a. 09-0090
tonevickijj,a. g. 04-0243
tonew,e. 08-0366 08-0578
tonew,marion 08-0578
tong,j. m. j. 08-0601
tonkinson,l. v. 09-0609
tonnesen,m. g. 02-0264
tontis,a. 01-0160
too,kimehiko 07-0443
topolko,s. 04-0325
toquin,d. 10-0396
toranzo,alicia e. 12-0655
torchy,corinne 04-0134 04-0137
toriyabe,kazushige 03-0385
torner,h. 10-0265
torp,mona 04-0295
torpier,gerard 04-0526
torrens,s. 06-0296
torres,efrain perez 04-0096
torres,p. 10-0105
torres,sheila 09-0541
torres,suzanne 02-0319
torres-anjel,m. j. 02-0375
torroba,m. 04-0126
tort,l. 10-0105
torten,d. n. 06-0381
tortonese,d. j. 03-0266
toshmatov,o. 07-0142
tosti,m. 03-0455
tota,jiri 01-0659
toth,istvan 01-0185
toth,j. 10-0510
toth,l. 11-0507
toth,linda a. 07-0040
totolian,a. a. 09-0374
touati,k. 06-0242 11-0284
touil,f. 09-0377
tournaire,c. 11-0022
tournefier,a. 03-0221
toutain,p. l. 01-0649
townsend,donald r. 04-0158
townsend,k. g. 04-0534
townsend,m. p. 10-0248
townson,d. h. 01-0074 09-0069
townson,simon 10-0471
toyofuku,toshihiko 09-0048
toyohara,haruhiko 04-0260
traaven,madeleine 09-0287
traber,d. l. 04-0688
traber,daniel lee 05-0568

traber,l. d. 02-0066
trabulsi,luiz r. 09-0357
tracy,c. h. 06-0666
traeder,w. 01-0530
trah,michael 03-0592
traisov,b. b. 01-0240
trajani,andrea 10-0091
trap,daniele 07-0354
trapani,giovanna di 12-0258
trapp,allan l. 09-0535
tratwal,z. 08-0290
traub,walter h. 01-0170
traub-dargatz,j. l. 08-0526 12-0510
traub-dargatz,josie lynn 07-0476 09-0605
trautmann,alfred 05-0145
trautmann,m. 04-0663
trautvetter,eberhard 10-0145
trautwein,g. 12-0177
trawinska,beata 04-0236
trbojvic,g. 04-0603
trebichavsky,l. 08-0165 12-0554
tregear,g. w. 08-0344
trenholm,h. l. 03-0279
trenner,p. 05-0325
trenner,peter 05-0323 05-0324
trent,a. m. 09-0646
tret"jakov,a. v. 10-0107
tret"jakov,v. a. 06-0370
trifonov,s. 04-0202
trifunovic,z. 04-0400 06-0596
trigo,e. 04-0340
tripathi,lalit m. 11-0481
tripp,r. a. 04-0111
trishkina,e. t. 06-0334
troeger,f. 04-0060
trofimov,a. f. 05-0584
trojanowska-bielak, halina 01-0658
trombickijj,i. d. 07-0123
trommer,g. 01-0392
tron"ko,n. d. 08-0034
trondina,g. a. 12-0086
troneci,mihaela 06-0319
troop,mike w. 11-0326
troppmair,j. 03-0199 05-0153
troshko,e. v. 08-0239
trotter,gayle w. 07-0522
trounson,a. 01-0266
trounson,a.o. 06-0278
troutman,c. michael 10-0224
troxler,j. 01-0678
troy,gregory c. 02-0538
troyer,brett e. 03-0317
troyer,d. l. 12-0646
trubickijj,a. n. 09-0386
trudeau,v. l. 10-0027
trudgett,a. g. 03-0421
truffa-bachi,p. 05-0186
truman,p. 02-0282
trushule,m. a. 07-0544
truszczynski,marian 01-0411 05-0416
trutko,s. m. 11-0345
truyen,u. 11-0383
trybala,e. 08-0332
trybala,edward 06-0433
trykina,t. a. 09-0249
trznadel,k. 11-0085
tsang,b. k. 09-0089
tsang,john y. 04-0069
tsangueu,p. 05-0514
tscharner,c. von 08-0389
tschauschev,p. 08-0238
tschentschev,i. 03-0369
tschinkel,inge 12-0235
tschirch,w. 04-0385
tschomakow,ch. 04-0324
tschomakow,christo 05-0347
tsilibary,effie c. 02-0236
tsonis,c. g. 09-0083 10-0074
tsubaki,shiro 04-0601
tsuchimoto,mayumi 04-0441
tsuchiya,ryo 04-0562
tsuda,tomoyiki 09-0477
tsuiki,mikinori 02-0081
tsuji,miho 05-0420
tsujioka,takashi 09-0461
tsukahara,jun-ichiro 09-0137
tsukamoto,hiroshi 04-0020
tsukise,azuma 06-0003
tsukiyama,kyoko 08-0323
tsunoda,yukio 06-0010
tsutsui,t. 02-0288
tsutsui,toshihiko 02-0284 02-0308 06-0075
tsvetkov,tsvetan 03-0017
tuan,l. a. 07-0534 07-0535 07-0536
tubbs,roderick c. 08-0507
tuboly,s. 12-0553
tuch,bernard e. 10-0188
tuchscherer,margret 09-0343
tuemmler,burkhard 01-0360
tuga,isuf 08-0194
tujakov,m. m. 01-0600
tulip,kathryn 12-0533
tulkibaev,k. a. 03-0253
tully,richard 09-0266
tulodziecka,iwona 12-0306
tumanjan,m. a. 02-0355 12-0186
tumaszewska,barbara 06-0145
tume,r. k. 12-0604
tupaj,czeslaw 12-0277
turaga,p. 04-0124
turba,elga 02-0183
turchin,i. s. 08-0034
turcotte,r. 01-0232
turdyev,a. a. 03-0175
turek,f. w. 06-0071
turek,peter 11-0629
turk,j. l. 05-0184
turkevich,d. a. 08-0239
turnbull,p. c. b. 05-0336
turner,andrew f. 07-0487
turner,c. m. r. 08-0405 10-0438
turner,claudia 03-0567
turner,d. m. 11-0492 11-0493
turner,m. j. 11-0342 11-0369
turner,tracy a. 07-0597 09-0653
turnquist,susan e. 01-0402
turrel,j. m. 06-0570
turrel,jane m. 11-0169
tutt,s. m. 04-0073 11-0072
tuuleners,eric p. 03-0569
tverdokhlib,v. p. 10-0038
tverskojj,g. , b. 02-0064 03-0066
twardock,a. robert 06-0543
twardon,jan 11-0262
twedt,d. c. 03-0496
tyc,zofia 05-0344
tyler,d. e. 09-0542
tyler,john w. 11-0443
tyler,ronald d. 06-0382
tymczyna,leszek 05-0317
tyshhenko,i. p. 04-0475
tzipori,saul 11-0540
ubaldo,ernestina 04-0255
ubashev,a. u. 09-0361
uchacz,stefan 04-0520
uchida,eiji 08-0361
uchida,takashi 12-0017
uchida,yousuke 09-0127
uchikawa,r. 12-0467
uchimura,tetsuya 09-0252
uchiyama,j. 07-0202
udala,j. 02-0134
udala,jan 12-0260
udem,stephen a. 01-0501
udy,g. b. 01-0309
ueda,hideo 08-0141
ueda,katsumoto 02-0190
ueda,shuichi 09-0002
ueltschi,g. 10-0659 10-0662
uematsu,masami 12-0193
uemura-sumi, masanori 04-0008
ueno,saburo 11-0136
ueno,yoshio 02-0630
uhlenbruck,g. 07-0090
uhlenbruck,gerhard 11-0183
uhlinger,christine 07-0575
uilenberg,g. 04-0405
uilenbroek,j. th. j. 03-0107
uksila,jaakko 11-0216
ul"chenko,l. i. 12-0095
ul"janinskijj,l. s. 10-0039
ulbrich,f. 01-0472 12-0650
ulbrich,manfred 05-0312
ullmann,uwe 11-0187
ullrich,evelin 02-0400
ulman,l. 04-0702
ulrici,v. 11-0007
ulukhanov,ch. b. 12-0481
ulvund,martha j. 04-0613
umatov,e. a. 04-0075
umbrashko,ju. b. 06-0171
umbreit,thomas h. 09-0043
umeda,a. 10-0322
umemura,t. 09-0197
umene,k. 01-0460
umezu,motoaki 06-0091
umluft,k. d. 12-0549
umphlet,randall c. 07-0175
ungar,b. l. p. 02-0482
ungar-waron,h. 05-0640
ungemach,f. r. 12-0206
uni,s. 03-0408
uno,t. 12-0468 12-0469
unshelm,j. 01-0324
untermann,f. 02-0664
uppal,r. p. 01-0285
upton,c. 09-0454
uradzinski,jan 01-0643
urbain,j. 12-0157
urbakh,victor 01-0434
urban,v. p. 06-0322 08-0159
urbaneck,d. 04-0636 06-0302 11-0205 12-0576
urbanovich,n. a. 09-0685
urbanski,henryk f. 10-0086
urgel,j. camon 12-0237
urguev,k. r. 08-0298
urjupina,n. v. 09-0290
urmambetov,k. u. 03-0117
urosevic,d. j. 10-0114
usatjuk,p. v. 08-0015 11-0219
usenik,e. a. 09-0602
ushakov,b. p. 03-0060
ushakov,v. t. 01-0388
usman,murthala 12-0432
utno,l. ja. 04-0025
uttenthal,aase 06-0461
v. mickwitz,g. 12-0580
vaagsholm,ivar 09-0571
vacheron,f. 04-0231
vaden,shelly l. 08-0464
vagt,a. 12-0283
vaillancourt,d. 05-0068
vaillancourt,jean-pierre 10-0347
vainio,olli 05-0192
vaissaire,josee 05-0362 06-0341 08-0265 09-0376
vajjsman,eh. i. 08-0270

vakulenko,s. b. 07-0185
valberg,peter a. 10-0174
valder,w.-a. 01-0337
valenta,josef 06-0592
valentin,ariana 06-0573
valentin-weigand,p. 03-0288 12-0143
valentine,b. a. 05-0158 07-0174
valenza,f. 12-0407
valette,l. 06-0360
valetto,l. 06-0357
valjakina,t. i. 06-0191
vallely,p. j. 12-0174
vallet,j. l. 02-0104 09-0078
vallez,ph. 10-0533
valli,v. e. o. 07-0231
valli,victor e. c. 04-0425
valone,frank h. 10-0326
valova,v. n. 12-0079
valtonen,e. t. 06-0122
valtonen,e. tellervo 03-0145
valtonen,v. 07-0206
valueva,g. v. 01-0577
van,tam dao 04-0633
van aarde,r. j. 09-0273
van der meulen,j. 10-0271
van wees,c. 12-0338
van"ko,l. v. 04-0246
vandamme,j. p. j. 01-0001
vande voort,c. a. 09-0619
vanden bossche,g. 02-0557 02-0558 04-0583
vandenbooren,c. j. m. a. 08-0036
vandeputte-messom, g. van 10-0568
vandeputte-van messom,g. 03-0525
vandevelde,m. 03-0460
vanha-perttula,t. 10-0087
vanha-perttula,tapani 02-0114
vanjatinskijj,v., f. 07-0121
vankova,s. 11-0309
vann,j. m. 04-0345
vannelli,g. b. 01-0066
vannier,p. 01-0470 01-0475 09-0232 09-0415
vannier,ph. 09-0448
vanparijs,o. 02-0613 10-0457
vanparijs,oscar 12-0440
vansteenhouse,jan l. 08-0392
vanteev,v. v. 07-0460
vanyi,a. 12-0438
vanzura,j. 08-0568
varadinova,t. 09-0453
varadinova,tatjana 09-0444
vardanjan,v. a. 05-0011
varenichev,a. a. 02-0495
varga,i. 06-0508 12-0574
varga,j. 01-0180
varga,zsuzsanna 12-0232
vargas,i. 01-0225
vargas,martin 11-0556
varma,t. k. 09-0492
varner,d. d. 05-0253 05-0304 06-0099 06-0271 07-0255 09-0602
varshneya,c. 11-0223
vartanian,maurice der 07-0324
vasavada,p. c. 12-0661
vasconcellos,silvio arruda 08-0353
vasel"ev,a. a. 11-0222
vashkulat,n. p. 04-0315
vasicek,lore 05-0659
vasil,milan 03-0524 03-0545
vasil"ev,d. a. 04-0357 05-0333 11-0356
vasil"ev,i. m. 08-0233 11-0296
vasil"eva,e. 04-0286
vasil"kov,g. v. 12-0101
vasilenko,a. m. 10-0189 12-0188
vasilenko,g. f. 09-0584
vasilev,v. a. 08-0021
vasilov,r. g. 12-0158
vassiliades,g. 05-0491
vaughan,mike 08-0348
vaughan-jones,r. d. 11-0058
vaughn,d. m. 10-0411
vazhnik,a. v. 05-0227
vazquez,f. 02-0296
veatch,j. k. 05-0565
vecchione,michael 05-0119
vecerek,vladimir 06-0708
vedder,l. 10-0570
veel,t. 10-0057
veenhuizen,l. p. 01-0295
vegad,j. l. 07-0158 09-0195 09-0196
veijalainen,p. 04-0466
veissier,isabelle 07-0554
vel"mozhnyjj,b. n. 08-0223
veldhuis,j. d. 02-0098
velge,p 10-0437
velhuis,johannes d. 09-0032
veligorskaja,e. v. 12-0096
veljanov,d. k. 08-0168
vellenga,l. 10-0557 10-0559
velleuer,reinhard 03-0318
veltjens,catharina 07-0456
veltkamp,c. j. 01-0116
venaille,t. j. 11-0440
venediktov,v. s. 06-0351
venev,stefan 01-0284
vengen,o. a. 02-0072
vengrov,p. r. 01-0372
venien,anne-marie 03-0113
ventura,t. m. 05-0102
venturini,a. 02-0646
verbov,v. n. 09-0436
vercelli,donata 03-0204
vercruysse,j. 08-0451 12-0460
verdi,r. j. 05-0602
veremejj,i. 01-0669
verevkina,s. v. 05-0037
vergas peixoto,paulo fernando de 03-0181
verger,j. m. 04-0370
vergroesen,isabelle 11-0024
verhagen,j. m. f. 08-0044
verheijden,j. h. m. 08-0557
verheyen,a. 12-0441
verhoeff,j. 08-0531 09-0555
verhoeven,guido 03-0110
verma,o. p. 07-0078
verma,p. c. 03-0215
verner,g. 06-0051
vernerova,eva 01-0595
verschooten,f. 01-0668
verschuer,louise 07-0533
verstegen,j. 05-0013 05-0015 06-0242
verstegen,m. w. a. 09-0502 09-0515
verstraete,frank j. m. 10-0637
verstraeten,c. 09-0517
verter,w. 05-0549 12-0509
vertogradova,t. p. 03-0527
vertommen,m. 10-0380
vesanen,m. 09-0071
veselinovic,s. 06-0280 06-0473
veselinovic,snezana 06-0473
vesper,meikel 03-0114
vestre,w. a. 11-0553
vetter,h. 05-0318
vettermann,joerg 05-0049
vetulani,jerzy 06-0027
vial,henri j. 04-0526
viana,g. 06-0236 06-0289
vicentie,h. m. 09-0669
vicini,donna s. 06-0693
vick,klaus-peter 06-0538
vickerman,k. 08-0405
vidal,philippe ernest raymond 05-0373
vidruk,e. h. 11-0059
vieillefond,annick 11-0272
viel,henri noel marie 05-0001
vielitz,e 04-0322 10-0373 12-0286 12-0385 12-0387
vignali,d. a. a. 01-0514
vigneron,p. 08-0008
vigo,d. 09-0598 09-0608 10-0239
vijil,e. 02-0115
viktorova,v. f. 07-0114 07-0115
vilcek,stefan 09-0413
vilhardt,h. 10-0079
viljumsons,z. r. 12-0360
villalba,r. 09-0039
villanueva,nieves 01-0432
villar,p. 10-0293
villena,a. 06-0114
villeneuve,p. 11-0094
villiers,m.-b. 03-0226
villon,a. 06-0341
vilson,b. 05-0601 07-0580
vincent,p. 11-0365
vindevogel,h. 02-0279
vines,j. 04-0221
vingerhoets,m. 01-0159 06-0157
vink-berg,j. c. van den 06-0646
vinnikov,a. i. 11-0180 12-0570
vinson,g. p. 11-0204
vintukhov,a. a. 02-0206
vinuela,e. 01-0456 01-0459
virakul,p. 04-0452
virella,g. 04-0225
virk,k.j. 02-0491
viro,mona f. 07-0012
vishneveckaja,o. ju. 05-0170
vishneveckijj,f. e. 09-0407
visser,l. j. r. 01-0594 06-0725
visuntin,j. a. 08-0240
vit,jaroslav 04-0418
vita,natalio 01-0384
vitanov,ivan 09-0474 12-0443
vjalova,g. p. 07-0137
vlasov,a. a. 11-0232
vlasov,g. s. 05-0223
vlassoff,a. 06-0531
vodas,kostas 01-0173 12-0262
vodop"janov,s. o. 12-0148
voegeli,klaus schulzeff 02-0201
voemel,t. 09-0263
voeten,a. c. 09-0468 10-0429 11-0429
voetz,n. 05-0235
vogel,a. 11-0007
vogel,b. 08-0602
vogel,carl-wilhelm 09-0220
vogel,p. 08-0276
vogel,r. f. 03-0299
vogelbein,w. k. 04-0154 05-0132
vogelbein,wolfgang k. 09-0125
vogelsang,m. m. 06-0285
vogl,christa 05-0569
vogt,j. e. 09-0497
voigt,w. p. 01-0551
voinova,r. g. 05-0024
vojjcheva,margarita 12-0287
vojjtenkova,e. v. 04-0327
vokoun,p. 10-0443
vokurka,bohumir 07-0275
volchkov,ju. a. 06-0109
volcsik,roland 02-0501
volejnicek,vladimir 08-0320
volgareva,g. m. 05-0223
volkolupova,v. a. 07-0435
vollmer,lizabeth a. 05-0157

volodin,v. a. 02-0302
volonte,cinzia 09-0117
volotko,i. i. 04-0692
volpi,m. 05-0229
von baehr,r. 02-0207
voorhout,g. 04-0201
vorob"ev,a. a. 02-0164
vorob"ev,v. v. 08-0421
vos,a. j. de 09-0589
vos,g. j. 11-0442
vos,j. h. 01-0594 08-0137
vos,l. de 01-0525
vosilene,m.-z. e. 05-0092
voskanjan,a. v. 04-0070
voskresenskijj,a. m. 05-0194
voskressenkaja,t. g. 10-0319
voss,anne k. 12-0257
voss,j. l. 09-0330
voss,james l. 06-0284
voss,m. 10-0373 12-0385 12-0387
voss,matthias 04-0440
vostrikova,v. n. 07-0544
votjakov,v. l. 09-0513
voutoulou,n. 05-0517
vozhdaev,n. s. 04-0366
vrajova,hana 06-0706
vrati,sudhanshu 05-0464
vray,b. 01-0525
vree,jeroen b. 12-0613
vree,t. b. 09-0621 09-0623
vree,tom b. 12-0613
vries-chalmers,h. r. de 08-0137
vroom,m. a. 06-0568
vroonen,r. 09-0363
vrtiak,otto j. 09-0413
vrzal,vladimir 10-0356 10-0584 12-0402
vrzgula,leopold 01-0197 11-0502
vrzgulova,natasa 07-0205
vtjurin,b. v. 11-0225
vu tien khang, jacqueline 08-0099
vucko,m. 10-0261
vujovic,m. 08-0492
vukotic,m. 03-0258
vukovic,d. 04-0275 04-0294
vukovic,v. 01-0538
vustina,u. d. 04-0329
vyhnalek,jiri 01-0659
vysockaja,r. u. 10-0107
vyszenski-moher,d. l. 08-0475
wachendoerfer,g. 03-0168
wachs,k. b. 01-0268
wachtel,g. 09-0256
wachtel,st. 09-0256
wachtler,f. 12-0022
wacker,r. 02-0169
wackowiez,g. 07-0553
wada,ryuichi 02-0656
wadstroem,torkel 11-0351
waeber,c. 09-0586
waechter,k. g. 02-0569
waehner,m. 12-0251
waehner,martin 08-0232
wael,l. de 07-0151
waelchli,r. o. 01-0283 01-0296 11-0165
wafula,j. s. 06-0434 08-0337
wagener,christel 11-0187
wagenseil,f. 11-0404
wagerle,l. craig 09-0033
wagner,barbara 01-0186
wagner,benno 02-0137
wagner,c. 07-0529
wagner,elizabeth m. 11-0053
wagner,h. d. 01-0250
wagner,h.-j. 01-0621 06-0424
wagner,pamela c. 07-0593
wagner,w. c. 01-0271 08-0206
wagner,wilma 01-0352
wagstaffe,p. j. 02-0519
waibl,h. 01-0005
waindi,e. n. 03-0100
wainwright,robert b. 08-0623
waitkins,s. a. 07-0200 08-0310
waitkins,sheena a. 01-0393 11-0188
wakabayashi, hisatsugu 09-0128 09-0146
wakao,shouji 02-0423
wakao,yoshito 08-0131 09-0651
wakelin,d. 02-0242
wakenell,p. 08-0573
wakisaka,satoshi 03-0019
wakita,masaaki 10-0580
wakizaka,hitomi 02-0235
wakuri,h. 07-0004
wakuri,hidekazu 02-0004
waldeland,harald 04-0613
waldenmeier,g. 06-0645
waldmann,k.-h. 01-0355 02-0287 03-0077
waldrup,k. a. 07-0427
wales,r. g. 02-0093 04-0036
waligora,joanta 07-0226
waligora,jolanta 03-0261
walker,a. r. 01-0549 01-0550 01-0552
walker,i. g. 06-0218
walker,j. h. 10-0147
walker,m. 05-0280
walker,m. a. 01-0288
walker,r. l. 09-0578
walker,richard l. 12-0150
walker,richard l. 12-0446
walker,robert d. 04-0339 11-0602
walker,t. l. 05-0557
walker,tommy l. 10-0419
walker,w. allan 03-0202
walker,warren f. 09-0001
wall,r. j. 07-0274 10-0235
wallace,j. 08-0487
wallace,j. f. 11-0580
wallace,j. m. 07-0076 12-0245
wallace,james 12-0129
wallen,l. d. 05-0043
waller,p. j. 02-0502
wallis,michael 04-0646
wallschlaeger,d. 09-0058
wallstabe,j. 02-0580
walser,k. 06-0616
walsh,k. b. 01-0039
walsh,s. j. 11-0381
walter,eike 06-0440
walter,g. 09-0144
walter,jakob 08-0338
walter,patricia a. 11-0527
walter,u. 06-0121
walters,bruce j. 02-0073
walton,j. r. 02-0623
walton,j. s. 01-0295
walton,john 10-0558
walzel,r. 02-0121 03-0115
walzer,peter d. 03-0348
wamwayi,h. m. 08-0337
waner,t. 02-0010 10-0667
wang,c. h. 02-0508
wang,ching hua 11-0477
wang,j. y. 04-0080 06-0252
wanke,ruediger 01-0586
wanyangu,s. w. 01-0393
ward,alton c. s. 09-0574
ward,c. david 07-0563
ward,d. e. 12-0432
ward,g. s. 01-0453
ward,marsha d. w. 06-0431
ward,n. e. 08-0518
ward,r. e. 02-0248
ward,r. h. r. 03-0226
ward,rosalind e. m. 03-0426
ward,w. r. 02-0305 09-0288 11-0257
wardzinski,stanislaw 05-0377
ware,c. b. 12-0241
ware,wendy 03-0445
warez,p. 02-0003
warnecke,h.-w. 02-0415
warner,c. m. 02-0112
warner,david o. 11-0073 11-0074 11-0075
warrell,m. j. 01-0453
warren jun.,j. e. 12-0588
warrlich,dirk 04-0282
wartenberg,klaus 05-0371 11-0185 12-0149
warton,a. 11-0440
washburn,leigh rice 07-0353
washizu,tsukimi 03-0385
wasinska,barbara 05-0377
wasserman,david h. 02-0533
wasserstrom,j. andrew 07-0028
wastlhuber,u. 12-0304
watanabe,daisaku 04-0498
watanabe,kazuo 12-0490
watanabe,kiyotaka 04-0333
watanabe,masanobu 05-0156
watanabe,takashi 03-0012 08-0564
watanabe,tatsuo 02-0049
watanabe,toshifumi 08-0131
watanabe,y. 03-0309
watanabe,yoshitsugu 09-0379
watase,hiroshi 07-0342 11-0186 11-0366
waterhouse,a. 10-0632
waterman,arvril e. 10-0324
wathanga,j. 09-0476
wathes,c. m. 11-0331 12-0274 12-0539
wathes,d. c. 09-0031 11-0093
watrous,barbara j. 04-0563 07-0593
watson,a. d. j. 10-0344
watson,d. l. 02-0216 02-0369 04-0347 04-0521 07-0216
watson,dennis k. 06-0420
watson,e. d. 09-0066 11-0264
watson,h. 09-0500
watson,p. f. 02-0128
watson,t. g. 03-0546
watt,c. f. 03-0438
watters,christopher r. 03-0087
watters,diane 05-0467
watts,b. m. 02-0562
watts,d. j. 11-0468
watts,j. l. 02-0368 09-0371
watts,jeffrey l. 03-0508 08-0549
watts,t. l. 07-0052
watts,trent c. 11-0340
watzke,m. 12-0629
wawron,wladyslaw 06-0673 06-0674 06-0675
wawrzenska, malgorzata 02-0044 07-0037
wayne,nancy l. 06-0070
wazel,w. 01-0415
weaver,a. david 07-0603
weaver,b. m. q. 08-0593
weaver,leon d. 02-0272 11-0278
weaver,m. a. 06-0366
webb,r. 12-0250
webb,robert 06-0054
webel,st. k. 07-0284
weber,a. 01-0172 04-0214 06-0368 06-0385 06-0386 07-0622 12-0136 12-0294 12-0332 12-0343
weber,markus 05-0380
weber,ph. 01-0466
weber,roy e. 02-0259
weber-werringhen,r. 08-0442

webser,j. 03-0245
webster,a. j. f. 01-0631 11-0242
webster,b. w. 03-0244
webster,john 07-0304
webster,robert g. 12-0581
wechsler,s. j. 05-0101
wedrychowicz,h. 04-0528
wedrychowicz,halina 10-0472
weeren-keverling buisman,a. van 08-0536
wegener,ludger 05-0405
wegmann,p. 12-0269
wegner,j. 06-0691
wegner,w. 01-0258 01-0589 02-0168
wehowsky,g. 04-0619
wehsling,maria 01-0360
weidman,e. 01-0539
weidner,w. jeffrey 08-0031
weigelt,brigitte 01-0278
weigelt,r. 01-0278
weiher,ottfried 12-0236
weijer,k. 07-0362
weil,m. 03-0427
weiler,horst 10-0136
weill,jean-claude 02-0256
weinandy,h. 08-0409
weinberger,cary 01-0015
weiner,rudolf 01-0043
weinman,jacqueline 01-0044
weinstock,shelley b. 11-0081
weir,r. p. 11-0380 11-0381
weis,j. 11-0141
weisbrode,s. e. 01-0155
weisbrode,steven e. 07-0490 07-0587
weiser,m. g. 03-0231
weiskopf,s. 02-0585
weiss,eugen 05-0144
weiss,louis m, 01-0501
weiss,r. 12-0314
weiss,r. c. 10-0411
weiss,reinhard 01-0585 07-0201 09-0459
weiss,richard c. 04-0427
weissbrodt,matthias 10-0657
weissenborn,bernd 10-0269
weisser,w. 10-0314
weitze,k.-f. 07-0104
wekerle,j. 08-0258
welch,siao-kun wan 11-0394
welchman,d. de b. 11-0242
welcome,f. l. 10-0440
welento,janusz 02-0001
welke,g. 01-0061
wellemans,g. 10-0401
weller,r. f. 06-0631
weller,ulrich 09-0627
welling,a. a. w. m. 05-0664
wells,catherine 01-0534
wells,g. a. h. 12-0125
wells,james a. 06-0182
wells,m. y. 01-0155
wells,william w. 09-0035
welp,c. 05-0077
welsch,clifford w. 02-0075
welsh,t. h. 09-0099
welte,v. r. 07-0239
welter,m. w. 05-0586
welu,m. 05-0473
wemheuer,w. e. 06-0083
wendland,b. 07-0316
wendler,anthony 02-0283
wendt,i. r. 02-0046
wendt,k. 07-0512 11-0253
wendt,m. 03-0256
wenig,harry 08-0094
weninger,j. h. 06-0507
weninger,juergen 05-0371 11-0185 12-0149
wennmalm,m. 04-0051 05-0035
wens,hanns martin 11-0163
wensing,c. j. g. 10-0002
wensing,th. 10-0557 10-0559
wensvoort,g. 05-0435 06-0465 07-0382
wentink,g. h. 02-0393 08-0495
wentz,a. c. 11-0500
wentz,ivo 05-0276
wenzel,d. 12-0426
wenzel,s. 11-0595
wenzel,ulf d. 06-0237
wenzel,ulf dieter 05-0243
weonska,danuta 11-0055
werffeli,p. 10-0547
wernars,karel 05-0359
werner,e. 05-0632 07-0481
werner,ernst r. 05-0203
werner,gudrun 04-0483
werner,h. 11-0208
wernicka-furmaga, romana 08-0575
wernicke,r. 11-0247 12-0213
wernicki,andrzej 03-0499 04-0335
werquin,g. 09-0544
werth,d. 05-0393
west,d. m. 03-0531 04-0365 05-0375
west,h. j. 04-0193 08-0604
west,n. b. 03-0259
westbury,h. a. 08-0319
westendorf,p. 07-0618
westendorff,m. 03-0213
westerhof,i. 05-0615
westlin-van aarde,l. m. 09-0273
wetzstein,d. 02-0347
weyden,g. c. van der 09-0072
whalley,j. m. 07-0394
wharton,d. a. 11-0473
wheat,john d. 11-0618
wheatley,l. e. 05-0534
wheaton,lynn g. 06-0693
wheeler,a. g. 05-0280
wheeler,j. l. 12-0462
whelehan,o. p. 11-0242
whetstone,c. a. 02-0452
whippey,p. w. 10-0381
whipple,d. l. 06-0179
whitaker,d. a. 09-0023 10-0220
whitaker-dowling, patricia 01-0407
white,a. 04-0122
white,d. g. 01-0603
white,david a. 01-0571
white,h. 10-0400
white,i. g. 05-0084
white,i. r. 09-0338
white,j. g. 03-0033
white,j. r. 09-0435
white,john r. 03-0366
white,k. l. 01-0077 09-0013
white,m. e. 01-0612
white,m. g. 04-0150
white,mark 05-0587
white,maurice e. 01-0318 05-0585
white,nathaniel a. 03-0580
white,stephen d. 01-0575 10-0519
white 2,n. a. 10-0642
whitehead,c. c. 04-0554
whitehouse,b. j. 11-0204
whitelaw,d. d. 07-0420
whiteley,h. ellen 09-0520 09-0521
whitley,r. david 10-0146
whitlock,r h. 02-0603
whitlock,robert h. 04-0351 10-0549
whitmer,mary e. 04-0382
whitmire,william m. 11-0427
whitmore,h. l. 06-0250
whitney,wayne o. 11-0615
whittaker,s. j. 10-0537
whittam,thomas s. 10-0312 10-0313
whittier,w. d. 12-0222
whittington,r. j. 10-0131 10-0537
whyte,s. k. 04-0148
wian,j. m. 09-0163
wibberley,g. 03-0343
wicher,victoria 02-0397
wichtel,j. j. 06-0233
wichtel,jeffrey j. 08-0209
widemann jun., robert j. 09-0539
widera,p. 06-0177
widiastuti,r. 07-0480
wiebe,carl 08-0063
wiebold,j. l. 09-0034 09-0104
wiecklewicz,jerzy 12-0313
wieda,j. 05-0627
wiedemann,elke 04-0363
wiegner,j. 03-0617
wiel,d. f. m. van de. 07-0223
wieler,l. 12-0586
wieliczko,alina 12-0302
wiemann,b. 07-0543
wienand,alexander 04-0182
wienecke,peter 05-0056
wiener-kronish, jeanine p. 02-0032
wiens,g. 04-0124
wiercinski,j. 12-0499
wierda,a. 09-0555
wierenga,h. k. 02-0340
wierenga,h.-h. 09-0342
wierich,m. 11-0090
wierup,m. 01-0630
wiesner,ekkehard (hrsg.) 12-0484
wiesner,h. 02-0171
wiest,walter g. 09-0065
wiezorek,w.-d. 12-0625
wigand,r. 04-0456
wigzell,s. 12-0245
wijffels,r. 11-0361
wiklund,n. p. 03-0031
wilcke,jeff r. 11-0584
wilcock,b. p. 04-0577
wilcox,c. s. 11-0583
wilcox,g. e. 12-0420
wilde,c. j. 11-0304
wilde,colin j. 07-0034
wilder,martin s. 06-0344 08-0284
wildeus,s. 05-0080
wildt,d. e. 06-0084
wildt,d.e. 05-0251
wilesmith,j. w. 09-0348 09-0687 12-0125
wilhelm,a. 04-0586
wilhelm,b. 04-0264 11-0249
wilhelm,j. 05-0260 11-0260
wilhelms,dorathea 11-0563
wilk,stanislaw 01-0321
wilke,ingeburg 11-0395
wilkens,h. 07-0002
wilkie,bruce n. 02-0363 04-0478
wilkins,clive a. 09-0224
wilkins,l. j. 12-0667
wilkins,m. f. 03-0415 06-0505
wilkins,tracy d. 06-0373
wilkinson,f. c. 11-0355
will,k. 07-0290
willard,m. d. 03-0180 03-0440 06-0566 09-0194
wille,hans 04-0183
wille,k.-h. 10-0018
willeke,h. 11-0129
willemart,j. p. 08-0581 09-0624
willemse,t. 06-0568
willepart,j. p. 04-0639
willer,s. 02-0181 02-0183 04-0206
willham,r. l. 08-0571
williams,a. j. 12-0462
williams,b. d. 07-0218

williams,b. l. 08-0217
williams,d. j. l. 05-0212
williams,d. r. 06-0456
williams,david a. 03-0481
williams,david j. 09-0645
williams,diana l. 10-0358
williams,e. a. 04-0376
williams,g. 12-0050
williams,j. 11-0105
williams,p. c. w. 02-0305 11-0257
williams,paul 07-0227
williams,r. 05-0316
williams,r. a. 09-0452
williams,r. j. 04-0128
williams,r. joel 02-0647
williams,rosemarie 07-0566
williams,thomas d. 02-0544
williams,w. f. 04-0081 09-0277
williams,w. v. 12-0161
williams,w.f. 07-0253
williams jun.,leslie p. 08-0293
williamson,j. holt 03-0149
williamson,n. b. 03-0517 03-0518 03-0519
williamson,p. 01-0297
willinger,h. 03-0483
willinger,hermann 06-0312
willms,n. 01-0469
wills,j. m. 09-0395
willwand,kurt 08-0387
wilmot,sheila j. 11-0178 12-0135
wilms-schulze-kump, a. 03-0255
wilmut,i. 06-0074
wilsdorf,g. 07-0481
wilson,christopher b. 04-0353
wilson,doris b. 01-0013
wilson,g. b. 02-0257
wilson,gary l. 01-0565
wilson,j. roger 04-0596
wilson,james w. 03-0600
wilson,m. l. 12-0418
wilson,r. a. 02-0492 08-0437 11-0460
wilson,richard a. 10-0312 10-0313
wilson,robert c. 02-0593 04-0647
wilson,robert c. 06-0643
wilson,terrance m. 03-0479
wilson,william t. 06-0137
windberger,ursula 08-0375
winder,n. c. 01-0283 02-0166
windon,r. g. 05-0506 11-0474
windyga,bozena 09-0678
winer,m. a. 09-0606
wing,edward j. 07-0192
wingfield,w. e. 08-0249
winkelmann,j. 03-0559
winkelstein,j. a. 03-0356
winkle,webb van 05-0125
winkler,g. 01-0530
winkler,g. c. 06-0383
winkler,m. 07-0316
winkler,u. 07-0252
winn,robert k. 03-0176
winston,s. 02-0448
winter,a. j. 05-0175 10-0335
winter,roger b. 02-0542
winterhager,elke 04-0023
winters,stephen j. 12-0597
wintzer,h.-j. 10-0511
wintzer,h.j. 01-0252
wintzer,hanns-juergen 01-0561
wirsing koenig,c. h. 08-0281
wirsing koenig,c. h. von 05-0369
wirth,reinhard 04-0210
wirtz,r. a. 10-0446
wise,david j. 08-0117
wise,gilbert h. 05-0233
wise,m. e. 05-0275 09-0067
wishkovsky,a. 04-0116 04-0121 04-0130
wisingerova,eva 09-0221
wisniewski,eugeniusz 02-0431
wisniewski,jerzy 05-0447 12-0184
wissdorf,h. 01-0004
witherell,p. c. 08-0125
withrow,stephen j. 10-0138
witkowski,w. 08-0069
witt,w. 01-0330 12-0397
witte,christoph 04-0608
witte,k. h. 12-0411
witte,w. 02-0370
witte,wolfgang 01-0362 11-0562
wittenbrink,m. m. 02-0388
wittig,w. 01-0178
wittkowski,g. 07-0393
wittmann,g. 11-0295
wittmann,w. 01-0425 03-0346 12-0364
wittner,sybille 12-0288
wizigmann,gustav 04-0471
wlk,w. 08-0204
woergoetter,j. 02-0551
wohanka,k. 04-0297
woiciechowska,anna 10-0472
wojcik,j. 05-0439
wojcik,kinga 12-0313
wojda,ryszard 12-0078
wojnarski,krzysztof 11-0514
wojtusiak,a. 10-0071
wold-troell,m. 01-0630
wolf,alice m. 01-0588 07-0472
wolf,h. 12-0166
wolf,m. 10-0277
wolf,ulrich 09-0016
wolfe,p. l. 02-0089
wolfe,s. g. 10-0248
wolfenson,d. 05-0273
wolff,allen 06-0668
wolffram,s. 01-0027
wolfle,thomas l. 01-0050
wolfswinkel,j. 09-0587
woliner,m. j. 03-0029
wolke,r. e. 01-0131 01-0132
wollett,g. 03-0402
wollgien,d. 09-0659
woloszyn,stanislaw 10-0414
wolter,h. 06-0158
wolter,r. 05-0016 12-0602
woltersdorf,birge 09-0053
wolvekamp, w. th. c. 04-0704
wolvekamp,w. th. c. 06-0692
wondrak,p. 08-0109
wong,d. michael 08-0296
wong,m. h. 07-0031
wong,m. m. 03-0446
wong,m. s. f. 07-0287
woo,p. t. k. 05-0113 09-0142
wood,a. k. w. 01-0058
wood,b. p. 04-0149
wood,c. m. 09-0162
wood,chris m. 06-0124
wood,e. n. 02-0362
wood,gary w. 09-0241
wood,l. 02-0442
wood,l. m. 11-0077
wood,linda lee h. 06-0554
wood,m. 12-0325
wood,p. a. 09-0543
wood,t. c. 09-0013
woodall,p. f. 02-0285
wooding,f. b. p. 04-0013
woodmansee,douglas b. 04-0502 12-0445
woods,l. c. 05-0101
woods jun.,marion l. 01-0194
woodward,bill 09-0243
woodward,colleen caldwell 09-0164
woodward,wayne d. 09-0574
wooley,richard e. 04-0326
woollen,n. 07-0567
woolman,laura 09-0328
woortmeijer,r. j. 06-0404
worbes,h. 01-0281 07-0337
worley,r. t. s. 08-0088
wornle,h. 12-0373
worsaae,anne 01-0391
worsfold,a. i. 05-0062
worthen,g. s. 02-0264
wosu,l. o. 05-0438
wottge,h.-u. 02-0240
wotton,s. b. 11-0627
woutersen,p. j. a. 03-0107
woyke,jerzy 02-0160 02-0161 11-0159
wozencraft,a. o. 03-0399
wozniak,tadeusz 10-0359
wrathall,a. e. 04-0463 05-0455 09-0449
wrathmell,a. b. 04-0128
wright,l. a. 09-0338
wright,k. a. 01-0539 08-0455
wright,p. 01-0374
wright,p. f. 06-0359
wright,p. j. 07-0077
wright,roy p. 09-0642
wright jun.,r. w. 05-0009
wrigley,r. w. 12-0510
wrigley,robert h. 07-0171
wrobel,k.-h. 12-0010
wrobel,karl-heinz 04-0014
wroth,r. h. 11-0508
wu,chih-hsiung 11-0054
wu,ming-che 10-0357
wuensche,anita 07-0003
wuethrich,kethelijne 06-0048
wuijckhuise-sjouke,l. a. van. 08-0532
wulff,karin 08-0490
wunder,w. 08-0119
wunderlich,frank 12-0162
wurst,wolfgang 07-0211
wuttke,silvia 01-0012
wyatt,c. r. 09-0238
wyatt,carol r. 05-0211
wyatt,darlene p. 01-0013
wyckoff 3,john h. 08-0369
wyder,w. e. 10-0603
wyers,monique 09-0451
wyeth,p. d. 06-0445
wyeth,p. j. 05-0453
wyffels,r. 05-0407 07-0257
wyhowski de bukanski,brigitte 08-0582
wyk,j. a. van 09-0494
wyler,r. 08-0587
wyrost,piotr 04-0030
wyrzykowska,k. 06-0016
wyrzykowska, krystyna 11-0005 11-0027
wyrzykowski,krystyna 11-0006
wyrzykowski,z. 06-0016
wyrzykowski,zygmunt 11-0005 11-0006
wyrzykowski,zygmut 11-0027
wyss,c. 11-0194
wystub,thomas 04-0019
xi,mu-shi 07-0428
xu,h. 03-0087
xu,k. p. 08-0228 08-0229 09-0073
xu,s. 04-0170
xu,y. m. 09-0355
yabu,y.. 07-0418
yacnambe,s. 08-0403
yadav,m. p. 02-0466
yager,j. a. 04-0403

yager,julie a. 01-0401
yagi,j. 12-0469
yagi,yukio 06-0512
yagihashi,t. 10-0342
yajima,t. 11-0023
yakimova,k. 11-0039
yakimova,k. s. 07-0558
yaling,zhou 12-0379
yamaashi,kiyoshi 02-0651
yamada,haruo 08-0506
yamada,junzo 03-0014 03-0015
yamada,kazuyori 06-0003
yamada,m. 08-0378
yamada,takatsugu 02-0209
yamada,yoichi 02-0308
yamada,yutaka 01-0024 09-0052
yamaguchi,ryoji 09-0209
yamakawa,h. 05-0081
yamamoto,michitaka 09-0252
yamamoto,minako 06-0328
yamamoto,sadaki 12-0026
yamamoto,shigeki 02-0190
yamamoto,shinji 04-0333
yamamoto,shouzou 09-0138
yamamoto,t. 08-0150
yamamoto,treuji 12-0490
yamamura,takaaki 04-0203
yamanaka,akira 01-0150
yamanaka,hidenori 04-0597 05-0493
yamanaka,miles 08-0335 08-0336
yamanaka,morimasa 11-0396
yamanoi,j. 05-0081
yamanouchi,kazuya 03-0381
yamashita,takao 10-0084
yamauchi,k. 11-0010
yamawaki,keisuke 08-0101
yamini,b. 09-0292
yan,w. 12-0151
yanagawa,r. 06-0393
yanagawa,ryo 04-0230 04-0355
yanagihara,d. l. 09-0090
yanagihara,y. 06-0394
yanagisawa,toshio 03-0551
yanai,yoshinori 11-0327
yang,chuen mao 03-0073
yang,chyng s. 10-0250
yang,h. 02-0306
yang,k. 06-0059
yang,t. j. 08-0550
yano,akihiko 08-0190
yano,hideo 02-0055
yano,tomoki 03-0155
yarmush,martin l. 11-0612
yarney,t. a. 04-0044
yasoshima,akira 04-0660
yassin,t. t. m. 06-0384
yastu,minoru 04-0548
yasuba,m. 09-0199
yasuda,akimori 05-0272
yasuda,jun 03-0465 07-0443
yasuda,kazuo 07-0024
yasuda,m. 11-0010
yasuda,masayuki 06-0187
yasuda,paulo hideki 05-0402
yasuhara,hisao 06-0444
yasumoto,susumu 09-0136
yasunaga,norio 09-0136 09-0137
yasutomi,yasuhiro 03-0337
yates,fred 04-0476
yeaman,g. r. 06-0217
yeang,f. 12-0455
yee,jiing-kuan 01-0419
yeoman,h. 02-0241
yeoman,peter 01-0177
yeruham,i. 09-0410
yesberg,nancy e. 07-0533
yeung,w. s. b. 08-0088
yewdell,jonathan w. 01-0433
yilmaz,k. 04-0277
yokohama,hiromitsu 02-0083
yokohama,michinari 05-0173
yokomizo,yuichi 10-0555
yokosuka,osamu 10-0376
yokoyama,hideaki 09-0212
yokoyama,m. 02-0255
yoneda,kokichi 01-0032
yong,j. 11-0592
yori,jennifer j. 02-0465
yoshida,h. 09-0402 10-0343
yoshida,k. 10-0322
yoshida,kosaku 09-0214 12-0142
yoshida,t. 04-0127
yoshida,tatsumi 07-0401
yoshida,y. 01-0506 01-0507
yoshihara,toyohiko 04-0538
yoshikawa,h. 01-0506 01-0507
yoshikawa,hiromasa 11-0136
yoshikawa,hiroyasu 05-0403
yoshikawa,koichi 08-0201
yoshikawa,y. 11-0392
yoshikawa,yasuhiro 03-0381
yoshimizu,mamoru 05-0099 08-0105 09-0139 09-0140 09-0141
yoshimura,y. 02-0325
yoshinaga,kaoru 09-0098
yoshinaga,tomoyoshi 09-0146
yoshino,masazumi 03-0611
yoshino,tomoo 05-0496
yoshizawa,takumi 08-0368
yoshizuka,mitsuaki 10-0021
youinou,p. 04-0166
younan,mario 11-0343
younes,a. ben 10-0553
young,a. s. 06-0511 10-0441
young,b. a. 04-0061
young,judy c. 09-0424
young,lowell s. 06-0391
young,s. p. 02-0203
young-perkins, kathleen e. 08-0296
youngleson,jonathan s. 06-0050
youngner,julius s. 01-0407 01-0454
younis,m. 07-0550 08-0087
yousaf,n. 07-0218
yousef,ahmed e. 12-0654
youssef,y. i. 06-0609
yovich,j. v. 02-0632
yovich,john v. 07-0161 07-0522
yssel,h. 11-0209
yu,e. 03-0093
yu,l. 02-0441
yu,winston c. y. 01-0071
yuan,x. 12-0059
yuanming,cheng. 03-0125
yuasa,n. 07-0508
yudin,ashley i. 02-0109
yuhara,m. 06-0088
yunker,c. e. 03-0365
yvore,p. 03-0405
zablockaja.k. s. 08-0061
zabolotskijj,v. 03-0538
zabotkina,e. a. 08-0104
zacepina,o. g. 04-0038
zachary,james f. 06-0693
zackel,bernd 10-0257
zagorski,dragomir 02-0125
zagrodnik,g. 04-0264 11-0249
zagulski,tadeusz 07-0331
zaidan,w a. r. 11-0331
zajicek,dalibor 01-0487 10-0421
zajjcev,s. v. 12-0341
zajjceva,l. g. 05-0345 12-0186
zakarija,dolores 07-0321
zakharenko,n. a. 11-0020
zakharova,l. a. 10-0189 12-0188
zaki,a. a. 11-0632
zakrevskaja,a. l. 11-0246
zaleski,stanislaw j. 01-0689
zalis,mariano 08-0408
zalka,anna 02-0517
zalkovicova,m. 07-0537
zaman,a. 09-0385
zaman,z. 01-0117
zamanov,i. b. 01-0504
zamarin,l. g. 11-0504
zamfir,g. 03-0209
zamri-saad,m. 11-0344
zanchetti,a. 07-0043
zanetti,m. 05-0185
zanetti,marco 01-0227
zanisi m. 07-0088
zanoni,r. 10-0353
zapata,a. 04-0125
zapata,a. g. 04-0126
zaporozhec,n. f. 04-0580
zarco,l. 07-0075 07-0084
zareckijj,v. v. 06-0046
zaremba,maria 07-0183
zarembka,f. r. 06-0297
zarkov,ivan 09-0442
zaroza,v. g. 07-0325
zasadowski,arkadiusz 11-0501
zasadzinski,joseph a. n. 04-0009
zatlozkal,libor 12-0402
zatravkin,m. n. 01-0111
zatta,alberto 10-0581
zavy,m. t. 04-0283 05-0274 08-0219 09-0105
zawadzki,zbigniew 07-0478
zawie,dennis a. 02-0548
zawirska,bozenna 04-0599
zbinden,g. 05-0660
zbinden,gerhard 05-0661
zdeear,f. 04-0552
zdunczyk,s. 11-0092
zdunczyk,slawomir 11-0241
zdzitowiecki,krzysztof 03-0145 03-0146
zechner,g. 07-0607
zechner,u. g. 07-0607
zeco,f. 09-0561
zeddam,j.-l. 06-0118
zeeb,k. 01-0148 10-0283
zeh,roland 11-0048
zeitler,margit h. 08-0253
zeitler-feicht,margit h. 10-0290
zelarney,pearlanne t. 08-0157
zelenjak,n. k. 06-0090
zelenka,vaclav 07-0275
zelfel,s. 02-0315
zeller,g. 12-0396
zeller,r. 01-0253 10-0413
zeller,w. 03-0544
zeman,d. h. 07-0427
zeman,m. 11-0106
zemke,martina 05-0248
zemskov,a. m. 10-0596
zen"kov,a. v. 04-0529 08-0325
zendulkova,d. 12-0583
zeng,q.y. 11-0451
zenger,elisabeth 11-0533
zenin,l. v. 01-0381
zentgraf,hanswalter 04-0444
zepeda,hector 06-0371
zepezauer,z. 02-0386
zerbe,c. a. 08-0516
zert,zdenek 01-0583

zetner,k. 08-0602
zettl,k. 05-0363
zeydanli,m. m. 12-0372
zeytin,fuesuen n. 03-0032
zgorniak-novosielska, izabella 08-0216
zgurskaya,g. n. 04-0459
zhang,x. m. 06-0427 07-0373
zhang,xuming 12-0414
zhazykov,i. zh. 06-0338
zhegunov,g. f. 11-0032
zhelikhovskaja,z. l. 08-0325
zhemchuzhina,a. a. 03-0452
zhesterev,v. i. 06-0470
zhil"skaja,zh. ja. 06-0298
zhilevich,a. v. 12-0173
zhong,guangming 04-0332
zhukov,v. n. 07-0558
zhukova,e. a. 04-0327
zhukovskaja,l. n. 07-0107
zhumagulov,a. d. 08-0555 09-0361
zhvirblis,g. s. 01-0205
zicarelli,l. 10-0082
zicerelli,l. 10-0247
zicker,steven c. 09-0532
ziecik,a. j. 04-0089
ziedler,k. 04-0428 06-0447
ziegler,k. 03-0306
ziegler,kornelia 05-0039
ziegler,l. 09-0428
zielinski,henryk 05-0030 07-0036 11-0026
zielinski,jan 09-0408
ziesack,j. 02-0580
zijpp,a. j. van der 07-0203
zil"fjan,v. n. 12-0345
zilkova,jana 06-0592
zimber,a. 01-0644
zimmerli,b. 09-0681
zimmerman,j. 04-0251
zimmermann,f. 05-0443
zimmermann,h. 02-0367 02-0370 09-0369
zimmermann,sonja 06-0169
zimmermann,th. 02-0438 04-0453
zimmermann,w. 09-0093
zinchenko,a. a. 08-0560
zingler,gerhard 03-0298
zini,d. 01-0516
zink,m. c. 04-0403
zink,m. christine 01-0401
zinke,sylvia 11-0401
zinnicq bergman,h. m. s. van 11-0522
zinov"ev,e. l. 03-0274
zittlau,e. 04-0654
ziv,e. 11-0266
ziv,g. 07-0514
zivkovic,d. 04-0493
zivkovic,radmila 07-0360
zlatkin,i. v. 05-0170
znaniecki,ryszard 07-0283
zocchi,l. 03-0473
zochowski,w. j. 07-0200
zoellner,m. 05-0623
zoellner,w. 08-0599
zogmal,alain 07-0574
zohmann,a. 08-0588
zolotukhina,l. z. 11-0576
zon,a. a. j. c. van 11-0438
zonew,p. 04-0417
zonew,petr 03-0342
zorawski,cezariusz 06-0387 06-0390
zowghi,e. 06-0356 06-0364
zrelli,m. 10-0553
zrenner,k. 01-0686
zrunek,a. 10-0340
zrunek,albert 02-0353
zschiesche,k.-h. 07-0486
zschoeck,m. 04-0378 05-0166 08-0143 12-0301
zschoeck,michael 01-0585
zubkov,m. n. 05-0335
zubricky,p. 11-0543
zubricky,pavol 12-0413
zucker,h. 02-0086
zuffa,t. 05-0460
zuidberg,c. 07-0098
zumbuehl,o. 03-0430
zurbrick,brenda g. 08-0305
zurlijjski,petahr 09-0474
zurochka,a. v. 07-0214
zverev,s. g. 05-0333
zvereva,a. p. 11-0131
zvereva,e. l. 03-0452
zwadlo,gabriele 02-0201
zwahlen,r. d. 01-0160
zwalmen,p. van der 09-0311 11-0284 12-0240
zwart,p. (hrsg.) 01-0622
zwerner,d. e. 06-0113
zwers,a. d. 02-0657
zwies,g. 12-0594 12-0595
zwingmann,w. 03-0345
zygraich,n. 09-0422
zykin,l. f. 12-0320
zyska,wojciech 01-0636

Bei Fragen zur Produktsicherheit wenden Sie sich bitte an:
If you have any questions regarding product safety,
please contact:

Walter de Gruyter GmbH
Genthiner Straße 13
10785 Berlin
productsafety@degruyterbrill.com